AF366021

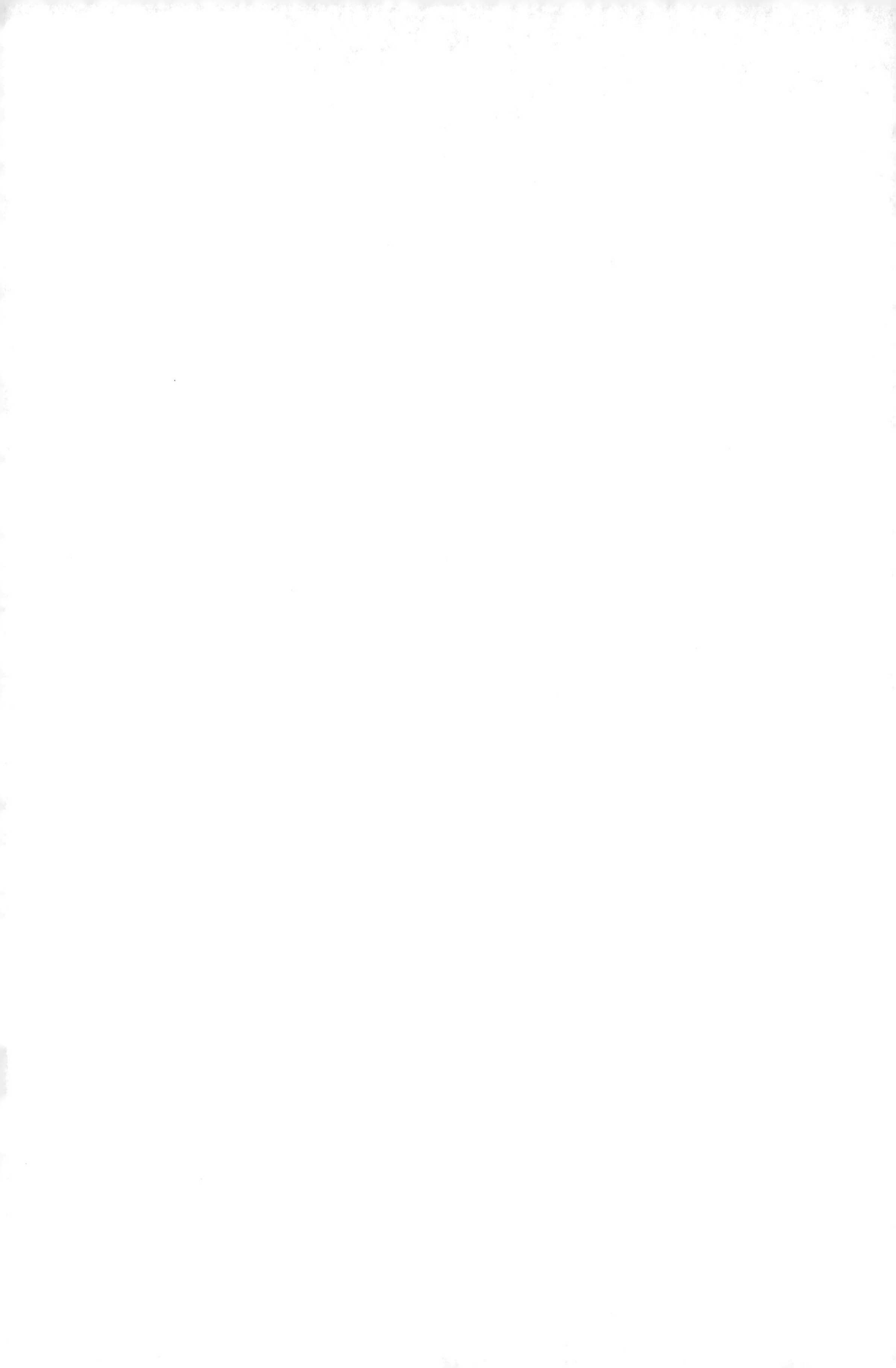

Fisiopatología de la isquemia cerebral

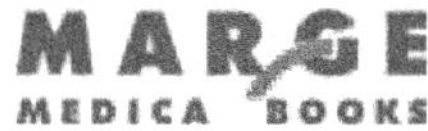

Fisiopatología de la isquemia cerebral

Dr. Joan Montaner

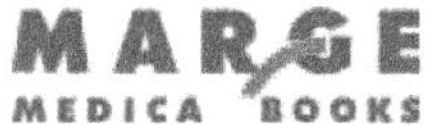

Colección: **A**VANCES EN PATOLOGÍA NEUROVASCULAR

FISIOPATOLOGÍA DE LA ISQUEMIA CEREBRAL
Editor: Dr. Joan Montaner

1.ª edición, diciembre de 2007

© *Copyright* de esta edición: ICG Marge, SL

Edita
ICG Marge, SL
Valencia, 558, ático 2.ª
08026 Barcelona (España)
Tel. +34-932 449 130
Fax +34-932 310 865
www.marge.es

Director editorial
Héctor Soler

Coordinación editorial
Ana Soto

Realización editorial
Estela Serrano
Laura Matos

Producción editorial
Miguel Ángel Roig

Compaginación
Rosa Grafisme

Impresión
Novoprint (Sant Andreu de la Barca)

ISBN: 978-84-86684-83-9
Depósito Legal: B-

Índice

Autores

Enrique Alborch
Unidad de Circulación Cerebral
Experimental
Hospital Universitario La Fe. Valencia

Carine Ali
INSERM-Avenir «tissue type plasminogen
activator in the working brain»
GIP CYCERON – Caen University
Caen Cedex, France

Nahuai Badiola
Instituto de Neurociencias
Departamento de Bioquímica
y Biología Molecular
Universitat Autònoma de Barcelona
Barcelona

Amadine Baron
INSERM-Avenir «tissue type plasminogen
activator in the working brain»
GIP CYCERON – Caen University
Caen Cedex, France

José Castillo
Servicio de Neurología - Unidad de Ictus
Laboratorio de Investigación en
Neurociencias Clínicas
Hospital Clínico Universitario
Universidad de Santiago de Compostela
Santiago de Compostela

Ángel Chamorro
Unidad Funcional de Patología
Cerebrovascular
Hospital Clínic i Provincial de Barcelona
Barcelona

Joan X. Comella
Instituto de Neurociencias
Departamento de Bioquímica
y Biología Molecular
Universitat Autònoma de Barcelona
Barcelona

David Fernández-López
Departamento de Neurología
División de Neurología Vascular
Laboratorio de Investigación en
Neurociencias Clínicas
Hospital Clínico Universitario
Universidad de Santiago de Compostela
Santiago de Compostela

John Gaffney
School of Biology
Chemistry and Health Science
Manchester Metropolitan University
Manchester

Olivia Hurtado
Departamento Farmacología
Facultad de Medicina
Universidad Complutense de Madrid
Madrid

Teresa Jover-Mengual
Unidad de Circulación Cerebral
Experimental
Hospital Universitario La Fe
Valencia

Jerzy Krupinski
Servicio de Neurología
Unidad de Ictus
Institut Català de Ciències Cardiovasculars
Hospital Universitari de Bellvitge
Hospital de la Santa Creu i Sant Pau
Barcelona

Ignacio Lizasoain
Departamento de Farmacología
Facultad de Medicina
Universidad Complutense de Madrid
Madrid

Eng H. Lo
Departments of Radiology and Neurology
Massachusetts General Hospital, and
Program in Neuroscience
Harvard Medical School
Charlestown

Joan Montaner
Director del Laboratorio de Investigación
Neurovascular
Hospital Vall d'Hebrón
Barcelona

María A. Moro
Departamento de Farmacología
Facultad de Medicina
Universidad Complutense de Madrid
Madrid

Mingming Ning
Departments of Radiology and Neurology
Massachusetts General Hospital, and
Program in Neuroscience
Harvard Medical School
Charlestown

Anna M. Planas
Instituto de Investigaciones Biomédicas (IIBB)
Consejo Superior de Investigaciones
Científicas (CSIC)
Instituto de Investigaciones Biomédicas
August Pi i Sunyer (IDIBAPS)
Barcelona

Jesús M. Pradillo
Departamento de Neurología
División de Neurología Vascular
Laboratorio de Investigación en
Neurociencias Clínicas
Hospital Clínico Universitario
Universidad de Santiago de Compostela
Santiago de Compostela

José Rodríguez-Álvarez
Instituto de Neurociencias
Departamento de Bioquímica
y Biología Molecular
Universitat Autònoma de Barcelona
Barcelona

Anna Rosell
Laboratorio de Investigación Neurovascular
Hospital Vall d'Hebron
Barcelona

Juan B. Salom
Unidad de Circulación Cerebral
Experimental
Hospital Universitario La Fe
Valencia

Miguel F. Segura
Instituto de Neurociencias
Departamento de Bioquímica
y Biología Molecular
Universitat Autònoma de Barcelona
Barcelona

Mark Slevin
School of Biology
Chemistry and Health Science
Manchester Metropolitan University
Manchester

Mónica Sobrado
Departamento de Farmacología.
Facultad de Medicina
Universidad Complutense de Madrid
Madrid

Tomás Sobrino
Servicio de Neurología – Unidad de Ictus
Laboratorio de Investigación en
Neurociencias Clínicas
Hospital Clínico Universitario. Universidad
de Santiago de Compostela
Santiago de Compostela

Germán Torregrosa
Unidad de Circulación Cerebral
Experimental
Hospital Universitario La Fe
Valencia

Marta M. Turu
Servicio de Neurología - Unidad de Ictus
Institut Català de Ciències Cardiovasculars
Hospital Universitari de Bellvitge
Hospital de la Santa Creu i Sant Pau
Barcelona

Denis Vivien
INSERM-Avenir «tissue type plasminogen
activator in the working brain»
GIP CYCERON – Caen University
Caen Cedex, France

Xiao Ying Wang
Departments of Radiology and Neurology
Massachusetts General Hospital, and
Program in Neuroscience
Harvard Medical School
Charlestown

Capítulo 1. Fisiopatología básica: de la oclusión arterial a la muerte neuronal

G. Torregrosa[1,2], J. B. Salom[1,2], T. Jover-Mengual[2], E. Alborch[1,2]

[1] Unidad de Circulación Cerebral Experimental
Centro de Investigación
Hospital Universitario La Fe
Valencia

[2] Departamento de Fisiología
Universidad de Valencia

Dirección para correspondencia
Hospital Universitario La Fe
Centro de Investigación
Dr. E. Alborch
Enrique.Alborch@uv.es

1 Introducción

El ictus es un trastorno neurológico originado por la disminución brusca del aporte sanguíneo cerebral. Pese al mejor control de los factores de riesgo vascular, el envejecimiento de la población explica el incremento en la incidencia y prevalencia del ictus en los últimos años, aunque cada vez se detectan más casos en la población joven. En España, la incidencia del ictus es de 200 casos por cada 100.000 habitantes. Estas cifras suponen que alrededor de 84.000 personas cada año sufren algún tipo de accidente cerebrovascular agudo. Quienes sobreviven a un primer ictus presentan un riesgo muy alto de sufrir otro durante los 6 meses posteriores, y el riesgo de recidiva durante los 5 años siguientes es muy elevado. La mortalidad, en el caso de los infartos cerebrales, es del 10 al 12 % antes de los 30 días. En España el ictus constituye la segunda causa de muerte (la primera entre las mujeres); además, está considerado como la primera causa de invalidez permanente y la segunda de demencia. De los supervivientes, dos tercios viven en condiciones razonablemente buenas o con déficits moderados, y un tercio queda completamente incapacitado tras el accidente cerebrovascular. En la actualidad, hay unos 150.000 incapacitados a consecuencia de ictus en España. Según la Sociedad Española de Neurología, la asistencia precoz al ictus puede disminuir la mortalidad en un 20 % y reducir también el porcentaje de pacientes que quedarán incapacitados. El ictus es la primera causa de ingreso hospitalario por enfermedad neurológica y la causa más frecuente de demanda asistencial en los servicios de urgencias por enfermedad neurológica grave. Esta patología, por lo tanto, conlleva grandes cargas socio-económicas, en términos de atención sanitaria y servicios sociales.

La mayor parte de ictus (85 %) son de tipo isquémico, y tienen su origen en el estrechamiento gradual (aterotrombosis) o en la oclusión súbita (embolismo) de alguna de las grandes arterias cerebrales. El resto (15 %) son de tipo hemorrágico, y están originados por la rotura de un vaso sanguíneo, bien sea en el parénquima (hemorragia intracerebral) o en la superficie cerebral (hemorragia subaracnoidea). El fenómeno común a los distintos subtipos etiológicos de ictus isquémicos es la «isquemia cerebral», que se define como *la reducción del aporte sanguíneo hasta unos niveles insuficientes para mantener el metabolismo y funcionamiento normales de las células cerebrales*. En el ictus la reducción de la perfusión cerebral se circunscribe al territorio irrigado por la arteria afectada (isquemia cerebral focal). Como consecuencia de la isquemia intensa y/o prolongada, se produce una pérdida celular irreversible con lesión destructiva localizada, lesión a la que se hace referencia con el término *infarto cerebral.*[1,2]

2 Anatomía funcional del lecho cerebro-arterial: aspectos más relevantes en la isquemia cerebral

2.1 Circulación colateral

Por su falta de sistemas de almacenamiento de sustratos energéticos, el cerebro humano depende absolutamente del aporte continuado de sangre. Bastan 10 segundos de isquemia cerebral global para que un humano pierda la consciencia; después de 20 segundos cesa la actividad eléctrica, y al cabo de unos pocos minutos se manifiestan déficits neurológicos que pueden persistir durante toda la vida del individuo o incluso ocasionar la muerte. El cerebro se protege frente a la isquemia mediante determinados mecanismos anatómicos y funcionales que tienden a preservar el flujo sanguíneo en territorios isquémicos a partir de la irrigación de territorios normalmente perfundidos. Únicamente cuando se saturan estos sistemas de seguridad empieza a desarrollarse el daño cerebral isquémico. A este respecto, la principal característica anatómica es la existencia de numerosas anastomosis arterio-arteriales, cuyos rasgos principales se exponen a continuación.

Las seis arterias principales que irrigan el cerebro (arterias cerebrales anterior, media y posterior, todas bilaterales) están interconectadas mediante dos sistemas principales: el polígono de Willis y las anastomosis leptomeníngeas de Heubner. El polígono de Willis se localiza en la base del cerebro y en él se establecen conexiones de baja resistencia entre los orígenes de las citadas arterias. Por su parte, las anastomosis leptomeníngeas de Heubner interconectan las ramas corticales distales.

El polígono de Willis es responsable de la redistribución del aporte sanguíneo en condiciones de oclusión vascular extracraneal, principalmente de las arterias carótidas o vertebrales. Al aumentar la resistencia al flujo en estas arterias, la presión de perfusión desciende en el polígono de Willis, y cuando el rango de autorregulación se sobrepasa, el flujo sanguíneo disminuye, primero en las ramas más periféricas de las arterias cerebrales. Este fenómeno explica la inducción de lesiones en las zonas limítrofes entre los territorios irrigados por las grandes arterias cerebrales.

Por otra parte, la red pial de las anastomosis de Heubner determina, de manera crítica, la extensión y la intensidad de la isquemia focal inducida por la constricción u oclusión de una arteria cerebral distalmente a su origen desde el polígono de Willis. Cuanto mayor sea el número y diámetro de estas anastomosis, más eficiente será el aporte colateral desde los territorios vasculares adyacentes no ocluidos. La variabilidad individual de estas anastomosis es la responsable de que, en condiciones clínicas, la oclusión vascular dé lugar a un rango muy amplio de daño cerebral: desde lesiones pequeñas localizadas en las regiones centrales (infarto mínimo) hasta grandes infartos que implican a la totalidad del territorio afectado (infarto máximo).[3]

Cuando el aporte sanguíneo colateral no es suficiente para mantener una presión de perfusión normal en el territorio de la arteria obstruida, la reducción inicial del aporte sanguíneo puede compensarse durante algún tiempo por el mecanismo fisiológico de regulación del flujo: la dilatación de los vasos de resistencia. Posteriormente, la estimulación inicial del metabolismo anaeróbico causa lactoacidosis y, en consecuencia, un incremento adicional de la vasodilatación. Una vez los vasos de resistencia están completamente dilatados, tanto la autorregulación como la reactividad al CO_2 quedan suprimidas, y el flujo sigue pasivamente las fluctuaciones de la presión arterial sistémica. La supresión de la reactividad al CO_2 también origina el desacoplamiento de la actividad metabólica, lo cual explica la disociación entre el flujo sanguíneo y el metabolismo energético.[3]

2.2 *Microcirculación*

La característica más sobresaliente de la microcirculación cerebral (especialmente en la corteza) y que la distingue de otros lechos vasculares es lo tortuoso e irregular del curso de los capilares, así como la alta velocidad de los glóbulos rojos. La visualización de la microcirculación cortical mediante microscopia láser confocal pone de manifiesto que la velocidad de los eritrocitos se sitúa entre 0,3 y 3,2 mm/seg. La gran amplitud de este intervalo indica que, en condiciones basales, existe una considerable heterogeneidad en la velocidad del flujo entre diferentes redes microvasculares e incluso entre capilares de una misma red. Este hecho suscita la cuestión de si, en condiciones basales, todos los capilares están permanentemente perfundidos. Los estudios de microscopia láser confocal han demostrado que efectivamente esto es así, si bien en una pequeña fracción de capilares la perfusión puede detenerse aunque nunca más de unos cuantos segundos. De este modo, la teoría del «reclutamiento capilar», según la cual en condiciones basales existen capilares perfundidos y no perfundidos, y solamente en determinadas situaciones la totalidad de ellos pasan a estar perfundidos, queda refutada. Por lo tanto, la ausencia de flujo capilar durante la isquemia determina la falta de oxigenación en el parénquima cerebral. El reclutamiento capilar tampoco está implicado en la fase hiperémica que sigue al cese de oclusiones vasculares de corta duración.[4,5,6]

Uno de los factores que más repercute sobre el transporte de oxígeno al tejido cerebral es el tiempo de tránsito microvascular, el cual depende de la longitud del vaso y de la velocidad del flujo. Un tiempo de tránsito mayor permite una desoxigenación más completa de la sangre, mientras que un tiempo de tránsito más corto incrementa el gradiente de difusión de oxígeno desde la sangre hasta el tejido. En el cerebro, lo intrincado del patrón capilar y la alta velocidad de los eritrocitos tienden a contrarrestar los efectos de cada uno de ellos sobre el tiempo de tránsito. Debido a la heterogeneidad del flujo capilar, no existe un único tiempo de tránsito o longitud de trayecto para los glóbulos rojos o el plasma. De hecho, el tiempo de tránsito de los eritrocitos y del plasma son diferentes porque los glóbulos rojos discurren por la corriente axial más rápidamente (tiempo de tránsito 2,5 veces más corto) que el plasma (efecto Fahraeus). Estas diferencias sugieren que los glóbulos rojos y el plasma no sólo viajan a velocidades diferentes, sino que viajan por vías distintas: los glóbulos rojos transitan por las vías rápidas de flujo, mientras que el plasma lo hace por las vías más lentas.[4]

2.3   La barrera hematoencefálica

Las neuronas, la glía y los microvasos se organizan en el cerebro formando lo que se denomina *unidad neurovascular*, mediante la cual se regula el flujo sanguíneo cerebral (FSC).[7] Dentro de esta organización se detecta la «unidad gliovascular», una estructura modular adicional en la que los astrocitos individuales, por una parte, sustentan la función de poblaciones y territorios neuronales particulares, y, por otra, se comunican con segmentos de la microvascularización asociados.[8]

La barrera hematoencefálica (BHE) es una barrera selectiva formada por las células endoteliales que tapizan los microvasos cerebrales. Su función restrictiva se lleva a cabo por tres tipos de mecanismos: estructurales, de transporte y metabólicos. Desde el punto de vista estructural, el hecho más importante es que en las zonas donde se establece el contacto entre dos células endoteliales adyacentes se forman las denominadas *uniones estrechas*. Éstas obligan a muchas moléculas a seguir la ruta transcelular antes que la ruta paracelular a través de dichas uniones, como ocurre en el endotelio de otros territorios vasculares.

En cuanto a los mecanismos de transporte, existen sistemas específicos, tanto en la cara luminal como en la abluminal, que regulan el tráfico transcelular de pequeñas moléculas lipofílicas. Otra característica exclusiva relativa al transporte es la escasa actividad de endocitosis/transcitosis.

Por último, los mecanismos metabólicos incluyen a determinadas enzimas intracelulares (monoamino oxidasa, citocromo P450) y extracelulares (peptidasas, nucleotidasas).[9]

Los capilares cerebrales están rodeados de varios tipos celulares: los pies terminales de los astrocitos, los pericitos, las células de microglía y las prolongaciones neuronales. Según esta disposición, los cuerpos neuronales nunca se encuentran a una distancia superior a 10 μm del capilar más cercano. Aunque todos los tipos celulares parecen participar en la función de barrera del endotelio, la asociación que quizás resulte más relevante es la que se establece entre el endotelio y los astrocitos. En esta asociación se da una modulación bidireccional de las funciones del uno por el otro. Así, los astrocitos segregan diferentes factores como el factor de crecimiento transformante-β (TGF-β), el factor neurotrófico derivado de la glía (GDNF), el factor básico de crecimiento de los fibroblastos (bFGF) o la angiopoyetina 1, que influyen en las características de la BHE. Por su parte, el endotelio segrega factores como el factor inhibidor de la leucemia derivado del endotelio (LIF), que influye en la diferenciación de los astrocitos.[9]

3 Fisiopatología de la isquemia cerebral

3.1 La penumbra isquémica

Cuando se produce la oclusión arterial, la isquemia subsiguiente no es homogénea en todo el territorio afectado, sino que se establece la denominada *lesión de ictus*. En ésta existe un núcleo central densamente isquémico, que evolucionará a infarto, y unas áreas de isquemia alrededor de menor intensidad, en las que las células se encuentran estructuralmente intactas pero funcionalmente inactivas. Esta zona perifocal se denomina *penumbra isquémica* [10] e incluye dos tipos de áreas: las isquémicas, que se recuperan espontáneamente (oligoemia benigna) y las que progresan hacia cambios irreversibles, a menos que se instaure un tratamiento adecuado. Los factores que determinan la progresión de la penumbra al infarto son el grado de circulación arterial colateral, la duración de la isquemia y el estado funcional y metabólico previos de la célula. Desde el punto de vista clínico, la penumbra es la diana más relevante y el foco de las investigaciones más numerosas.

Se sabe que el tratamiento trombolítico con el activador del plasminógeno tisular recombinante (rtPA) mejora el resultado final del ictus, pero se sabe también que sólo una pequeña proporción de pacientes tienen el perfil idóneo para recibir dicho tratamiento. La limitación del tratamiento se debe, en parte, al hecho de que una gran proporción de pacientes son admitidos en los hospitales cuando la ventana terapéutica aprobada para la instauración del mismo (3 horas desde la aparición de los síntomas) ya se ha cerrado. La discriminación entre el núcleo del infarto y la penumbra es muy importante, ya que podría aconsejar este tipo de tratamiento en pacientes con una penumbra amplia y un núcleo de infarto reducido aunque se hubieran superado las 3 horas desde la aparición de los síntomas.[11]

En torno a este tema, inmediatamente se suscita la mayor cuestión: ¿cómo diferenciar la penumbra isquémica y el núcleo del infarto para identificar así a los pacientes idóneos para el tratamiento que se acaba de describir? En la confluencia entre las técnicas de imagen basadas en mediciones del FSC y el concepto de «umbrales de FSC» podría hallarse la respuesta. Las técnicas de imagen basadas en la medición del FSC se clasifican en dos categorías:

1. Las que usan un trazador difusible, como la tomografía computerizada intensificada por Xe (Xe-CT), la tomografía computerizada por emisión de fotón simple (SPECT) o la tomografía por emisión de positrones (PET).

2. Las que utilizan un trazador no difusible, como la tomografía computerizada de perfusión (CTP) o la imagen de resonancia magnética de perfusión ponderada (PWI).

Veamos, brevemente, las diferencias entre unas y otras. La PET se ha convertido en el estándar de referencia, es cuantitativa y mide el FSC en valores absolutos. Por su parte, los valores de FSC registrados mediante PWI son relativos. En este último caso, los valores absolutos de FSC se calculan aplicando los porcentajes a la cantidad de 50 ml 100 g^{-1} min^{-1}, considerada el FSC medio en adultos jóvenes.[11]

Los umbrales de FSC más aceptados son aproximadamente de 20 y 10 ml 100 g^{-1} min^{-1} (40 % y 20 % del valor control, respectivamente). El tejido sano (incluyendo la oligoemia benigna) registra tasas de FSC superiores a 20 ml 100 g^{-1} min^{-1}; la penumbra registra tasas de FSC de entre 20 y 10 ml 100 g^{-1} min^{-1}; y el núcleo isquémico registra tasas de FSC inferiores a 10 ml 100 g^{-1} min^{-1}. Debe destacarse que estos umbrales de FSC se han registrado en experimentos con animales,[12] y su fiabilidad diagnóstica en humanos aún no ha sido establecida. Una revisión reciente de las evidencias disponibles acerca de umbrales de FSC para la penumbra y el núcleo isquémico en pacientes de ictus ha demostrado que la variabilidad de dichos umbrales es muy elevada: entre 14,1 y 35,0 ml 100 g^{-1} min^{-1} para la penumbra, y entre 4,8 y 8,4 ml 100 g^{-1} min^{-1} para el núcleo isquémico. Aunque se han aducido diferentes razones para explicar esta dispersión, actualmente no es recomendable utilizar los umbrales de viabilidad (valores de perfusión de los tejidos isquémicos) como criterio para administrar o no el tratamiento trombolítico.[11]

3.2 La cascada isquémica

El cese de flujo sanguíneo que se produce a consecuencia de un ictus altera el equilibrio, finamente regulado entre los componentes de la unidad neurovascular. A continuación, se analizarán los principales fenómenos que, a nivel celular, desencadenan la isquemia. En su globalidad, estos fenómenos se conocen con el nombre de *cascada isquémica* y se detallarán cada uno de ellos en los siguientes apartados: excitotoxicidad, estrés oxidativo, inflamación, señalización intracelular y muerte neuronal.

3.2.1 Excitotoxicidad: el binomio glutamato-Ca^{2+}

Cuando se instaura la isquemia, de manera inmediata, el contenido energético de las células, ATP y fosfocreatina desciende y, en consecuencia, cesan también todas las reacciones y los mecanismos dependientes de ATP, entre los que se encuentran las bombas intercambiadoras de iones. Con el descenso de ATP, la célula va perdiendo su capacidad de recaptar K$^+$ y sufre despolarizaciones («despolarizaciones isquémicas»), que resultan finalmente en la «despolarización anóxica» con entrada masiva de Ca^{2+} y el consiguiente incremento de su concentración intracelular ([Ca^{2+}]$_i$) (véase la figura 1). Otros flujos relevantes son la entrada de Na$^+$ y agua, y el posterior desarrollo de edema celular.[13]

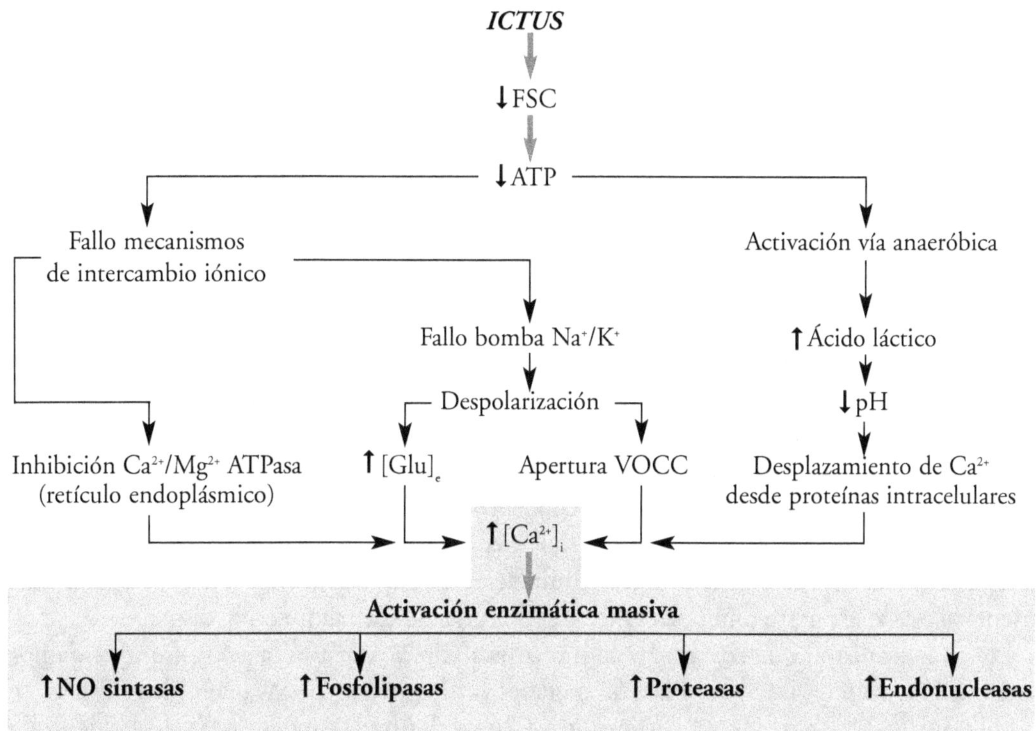

Figura 1. Consecuencias del agotamiento de energía en la fase hiperaguda de la isquemia cerebral. La disfunción de las bombas intercambiadoras de iones, junto con la lactoacidosis originada por la activación de la via anaeróbica, determinan la sobrecarga intracelular de Ca²⁺ y la activación masiva de enzimas catabólicas. [Ca²⁺]ᵢ = concentración intracelular de Ca²⁺; [Glu]ₑ = concentración extracelular de glutamato; FSC = flujo sanguíneo cerebral; VOCC = canales de Ca²⁺ operados por voltaje.

A estos fenómenos de permeabilidad alterada de la membrana celular (y como consecuencia de los mismos), le sigue la liberación masiva de neurotransmisores al espacio extracelular; de todos los neurotransmisores liberados, el glutamato es el más relevante. El término *excitoxicidad* fue acuñado para denominar el *efecto tóxico del glutamato y otros neurotransmisores excitadores sobre las neuronas*. Posteriormente, se puso de manifiesto que los efectos tóxicos del glutamato están mediados por la sobrecarga de Ca²⁺ en el interior celular, de manera que la «teoría glutamato-Ca²⁺» se ha convertido en una de las más ampliamente aceptadas para explicar la muerte celular isquémica. Por otra parte, la liberación por exocitosis de otros neurotransmisores (noradrenalina y adenosina) activa la adenilato ciclasa unida a la membrana y hace que los niveles de AMPc y la permeabilidad de la membrana de las células gliales aumenten. Estas células captan Na⁺, Cl⁻ y agua, y de esta forma contribuyen aún más al edema astrocítico perivascular y perineuronal.[14]

Los efectos celulares del glutamato están mediados por receptores específicos. Atendiendo a criterios farmacológicos, se clasifican por su afinidad hacia tres agonistas selectivos: N-metil-D-aspartato (NMDA), α-amino-3-hidroxi-5-metil-4-isoxazol propionato (AMPA) y kainato (KA). En el contexto de los flujos de Ca²⁺, los receptores NMDA han sido, sin duda, los mejor estudiados. Con un potencial de membrana normal, el canal iónico asociado al receptor de glutamato posee una baja permeabilidad para los iones bivalentes, especialmente el Ca^{2+}, ya que el Mg^{2+} alojado en el canal actúa a modo de tapón que impide el paso de Ca^{2+}. Puesto que el papel regulador del Mg^{2+} depende del potencial de membrana, la despolarización originada por la unión del glutamato a su receptor desplaza al Mg^{2+} de su localización original, y el canal queda permeable para el flujo de Ca^{2+}. La liberación masiva de glutamato durante la isquemia determina, por consiguiente, la entrada masiva de Ca^{2+} hacia el interior de la célula.[15]

Otro aspecto importante de la función del glutamato es su retirada desde la hendidura sináptica. Durante la neurotransmisión normal, las moléculas de glutamato que no se han unido a sus receptores son retiradas de la hendidura sináptica por el transportador de glutamato, una proteína presente en la membrana de las neuronas y de los astrocitos. Con una carga energética normal, ambos tipos celulares recaptan y procesan el glutamato no unido a receptores, proceso que está acoplado al gradiente de concentración transmembrana Na^+/K^+. Como consecuencia del fallo energético durante la isquemia, este gradiente desaparece y la recaptación de glutamato cesa; en contrapartida, la acumulación de glutamato en el espacio sináptico aumenta y, por lo expuesto anteriormente, la sobrecarga de Ca^{2+} también se dispara.[15]

Otro mecanismo que contribuye al incremento de la $[Ca^{2+}]_i$ es la acidosis inducida por la isquemia. Ante la imposibilidad de metabolizar la glucosa por vía aeróbica normal, se activa su degradación por vía anaeróbica. Como resultado se genera ácido láctico que se acumula y hace bajar el pH hasta valores de 6,5. Esta acidosis desplaza al Ca^{2+} de su unión a proteínas intracelulares y hace aumentar su concentración intracelular.[16]

Por último, puede mencionarse la disfunción del retículo endoplásmico como cuarto mecanismo responsable del incremento de la $[Ca^{2+}]_i$. La posible implicación de este orgánulo subcelular en la muerte neuronal isquémica ha sido prácticamente ignorada hasta hace poco tiempo, a pesar de su reconocida importancia en el mantenimiento de la homeostasis celular del Ca^{2+}. En la célula intacta, los sistemas transportadores de Ca^{2+} aseguran los gradientes adecuados de Ca^{2+} entre los compartimentos extracelular e intracelular por una parte, y entre el citosol y el retículo endoplásmico por otra. La despolarización anóxica por acumulación de K^+ inhibe la Mg^{2+}/Ca^{2+} ATPasa del retículo endoplásmico, lo cual determina el flujo de Ca^{2+} desde el retículo endoplásmico hasta el citosol, con el consiguiente incremento de la $[Ca^{2+}]_i$.[16]

El incremento de la $[Ca^{2+}]_i$ ocupa un lugar central en la cascada isquémica en tanto en cuanto activa numerosas enzimas catabólicas que contribuyen a la muerte celular (véase la figura 1). A continuación, se detallan algunos ejemplos en el contexto del estrés oxidativo, la inflamación y la señalización intracelular.

3.2.2   *Estrés oxidativo (I): óxido nítrico y otros radicales libres derivados de la actividad NO sintasa*

Los radicales libres y las especies reactivas del oxígeno (ROS) están implicados en el funcionamiento normal de las células. En condiciones fisiológicas, los radicales libres y las

ROS son eliminados tanto por mecanismos enzimáticos (superóxido dismutasa, catalasa y glutatión peroxidasa) como por mecanismos no enzimáticos (vitaminas E y C y glutation). Sin embargo, la exposición de las células a concentraciones anormalmente elevadas de radicales libres y de ROS resulta nociva; es lo que se conoce como *estrés oxidativo*. El estrés oxidativo participa en la etiología de numerosos desórdenes crónicos y enfermedades degenerativas del sistema nervioso, así como en el envejecimiento y en la isquemia cerebral.

En comparación con otros órganos, el cerebro parece particularmente vulnerable al estrés oxidativo por los siguientes motivos:

1. Aún constituyendo un 2 % del peso corporal, las células del cerebro humano utilizan el 20 % del oxígeno consumido por el organismo completo; esto indica que el cerebro genera muchos más radicales libres y ROS que otros órganos.
2. Varias regiones cerebrales contienen altas concentraciones de hierro, con lo que se cataliza la generación de radicales libres.
3. El cerebro es rico en lípidos con ácidos grasos insaturados, los cuales constituyen dianas para la peroxidación lipídica.
4. En comparación con otros órganos, como el riñón o el hígado, el cerebro posee una capacidad antioxidante protectora más bien baja o moderada.[17]

Tras la isquemia cerebral, y especialmente tras la reperfusión, la producción de radicales libres sobrepasa la capacidad de los sistemas antioxidantes endógenos y se activan las rutas que conducen a la muerte celular.

El óxido nítrico (NO) es un mensajero multifuncional que tiene un importante papel en la modulación de diferentes funciones del sistema nervioso central (SNC). Se sintetiza en muchos tipos celulares a partir de L-arginina por una familia de tres isoenzimas denominadas *NO sintasas* (NOS): neuronal (nNOS), endotelial (cNOS) e inducible (iNOS). Las isoformas nNOS y eNOS se expresan constitutivamente en las neuronas y en el endotelio, respectivamente, y su actividad está regulada por el Ca^{2+}. Por su parte, la isoforma iNOS se expresa como respuesta a diferentes estímulos, se regula principalmente a nivel transcripcional y es independiente del Ca^{2+}. Esta isoforma es responsable de la mayor producción de NO, y se ha indentificado en varias poblaciones de células cerebrales, entre las que se encuentran las células gliales (astroglía y microglía), las células vasculares (músculo liso y endotelio), los neutrófilos infiltrados en el tejido cerebral, las neuronas corticales y cerebelares, etc.[18]

Está demostrado que la isquemia causa la sobreproducción de NO en el cerebro como consecuencia de la sobreactivación de las tres isoformas de la NOS. A su vez, la sobreactivación de las isoformas eNOS y nNOS se produce por el incremento de la $[Ca^{2+}]_i$. Por el contrario, y como ya se ha mencionado anteriormente, la actividad de la iNOS no depende del Ca^{2+}, sino de la influencia de determinados mediadores de la inflamación a los que se hará referencia más adelante. La participación del NO en la fisiopatología de la isquemia cerebral aún es motivo de debate ya que parece tener efectos opuestos: mientras que el NO resultante de la actividad de la eNOS es beneficioso, el NO producido por las actividades de la nNOS y la iNOS es nocivo. En cuanto a los efectos beneficiosos del NO, se ha visto que participa, de manera directa, en la regulación hemodinámica local a través de sus efectos antiagregante y vasodilatador, los cuales protegen al tejido cerebral y mantienen su adecuada perfusión. Por el contrario, los efectos tóxicos del NO parecen estar relacionados con los mecanismos que se analizan a continuación.[18,19,20]

1. Formación de peroxinitrito ($ONOO^-$). Este radical se genera mediante la reacción del NO con el anión superóxido (O_2^-) (véase la figura 2). Cuando el NO se produce en grandes cantidades reacciona más rápidamente con el O_2^- que con la enzima detoxificadora, superóxido dismutasa, dando lugar a la formación de $ONOO^-$, un oxidante que es más fuerte que el propio O_2^-. El $ONOO^-$ es el responsable de los efectos deletéreos del NO sobre las principales biomoléculas, esto es, la peroxidación lipídica, el daño a proteínas por nitración de tirosinas y el daño al ADN. Si éste último es lo suficientemente severo, la activación de la enzima de reparación nuclear, la poli-ADP ribosa polimerasa (PARP), provoca una disminución masiva de las reservas energéticas de la célula y, además, estimula la síntesis de factores proinflamatorios a través del factor de transcripción nuclear κB (NF-κB). El $ONOO^-$, al igual que el NO, también es capaz de inducir la liberación de neurotransmisores. Se han identificado diferentes fuentes de O_2^- a través del cual se llega a formar el $ONOO^-$. Estas fuentes son las siguientes:
   a) El desacoplamiento en la síntesis de NO a partir de L-arginina en condiciones de escasez de L-arginina y del cofactor de la NOS, la tetrahidrobiopterina (BH_4).
   b) La metabolización del ácido araquidónico por las enzimas ciclooxigenasa (COX), lipoxigenasa (LOX) y epoxigenasa (EPOX).
   c) La degradación de los nucleótidos de adenina por las enzimas xantina oxidasa y NADPH oxidasa.
   d) La inhibición de la respiración mitocondrial por inhibición de la enzima citocromo *c* oxidasa.
2. Inhibición enzimática. Parte del efecto deletéreo del NO se desarrolla porque inhibe enzimas tan fundamentales como la glutatión peroxidasa (antioxidante) o la propia citocromo *c* oxidasa mitocondrial antes mencionada. Pero la acción deletérea del NO puede darse también a través de otros mecanismos como la nitrosilación de enzimas (como la fosfokinasa C y la gliceraldehído-3-fosfato deshidrogenasa) o mediante la interactuación con el hierro asociado con enzimas presentes en grupos hemo o no hemo, como el citocromo P450. También son nitrosiladas enzimas localizadas en la vía apoptótica, como p21[RAS] en las células T humanas, y algunos miembros de la familia de las caspasas, nitrosiladas en el sitio activo de la enzima.
3. Intensificación de la excitotoxicidad. El NO modula la fusión de vesículas a la membrana y libera neurotransmisores como el glutamato. Contribuye, así, al daño por excitotoxicidad.

3.2.3 Estrés oxidativo (II): radicales libres derivados de la actividad fosfolipasa A2

En los fosfolípidos de las membranas neuronales, el ácido araquidónico (AA) y el ácido docosahexaenoico (DHA) se localizan exclusivamente en la posición *sn-2* de la mitad glicerol. Las fosfolipasas A_2 (PLA_2) son un grupo de enzimas que hidrolizan fosfolípidos de membrana en la posición *sn-2* liberando ambos ácidos grasos (AA y DHA) y lisofosfolípidos. Los ácidos grasos libres pueden reincorporarse a los fosfolípidos de membrana, o pueden ser oxidados por mecanismos enzimáticos y no enzimáticos a distintos metabolitos con importantes funciones neuroquímicas. Las enzimas COX, LOX y EPOX metabolizan el AA a un grupo de sustancias llamadas genéricamente *eicosanoides*, entre las que se encuentran las prostaglandinas, los tromboxanos, los leucotrienos y el ácido epoxieicosatrienoico. Los eicosanoides se localizan en diferentes tipos celulares (neuronas, astrocitos y células endoteliales) y participan en importantes funciones, como la transducción de señal, la transcripción génica y la inducción y el mantenimiento de la respuesta inflamatoria aguda. Por su parte, las enzimas COX y LOX metabolizan el DHA a un grupo de sustancias conocidas, genéricamente, como *docosanoides*, entre las que se encuentran las resolvinas, los docosatrienos y las neuroprotectinas. Los docosanoides no sólo antagonizan los efectos de los eicosanoides, sino que también participan en la regulación del tráfico de leucocitos y en la regulación a la baja de la expresión de citoquinas. Por último, otro producto de la actividad catalítica de las PLA_2 es la 1-alquil-2-liso-*sn*-glicero-3-fosfocolina, precursora inmediata del factor de activación plaquetaria (PAF), un potente mediador inflamatorio con otras funciones, como la modulación de factores de transcripción y de la expresión génica (véanse las figuras 2 y 3).[21]

Se han caracterizado isoformas de las PLA_2, tanto citosólicas ($cPLA_2$) como de secreción ($sPLA_2$). Entre otros parámetros, las PLA_2 pueden clasificarse según su peso molecular y su actividad catalítica dependiente o no de Ca^{2+}. En condiciones fisiológicas, la producción y el reciclaje de los ácidos grasos libres se encuentran equilibrados y dependen, principalmente, de la actividad $cPLA_2$ independiente de Ca^{2+}. La función más importante de la actividad $cPLA_2$ es el remodelado de los fosfolípidos de membrana, y no induce la síntesis neta de eicosanoides porque la tasa de liberación de AA y DHA es menor o igual a la de su incorporación a la membrana.[22] Durante la isquemia, la elevación de la $[Ca^{2+}]_i$ activa a las isoformas de las $cPLA_2$ dependientes de Ca^{2+}, y si esta sobreestimulación es lo suficientemente prolongada en el tiempo, activa también a las isoformas $sPLA_2$. La sobreactivación de las PLA_2 da como resultado la acumulación de los productos de la degradación de los fosfolípidos de membrana, una acumulación que puede llegar a ser deletérea. En primer lugar, la acumulación de AA y DHA puede producir el desacoplamiento de la fosforilación oxidativa y originar cambios en la permeabilidad de la membrana celular regulando los canales iónicos; además, la acumulación de AA puede iniciar una cascada incontrolada de producción de AA capaz de modular directamente la actividad de canales iónicos, de numerosas enzimas y transportadores, e incluso la expresión de ciertos genes. Por su parte, los lisofosfolípidos acumulados no sólo tienen una acción detergente sobre la membrana a altas concentraciones, además alteran la homeostasis iónica del Ca^{2+}, provo-

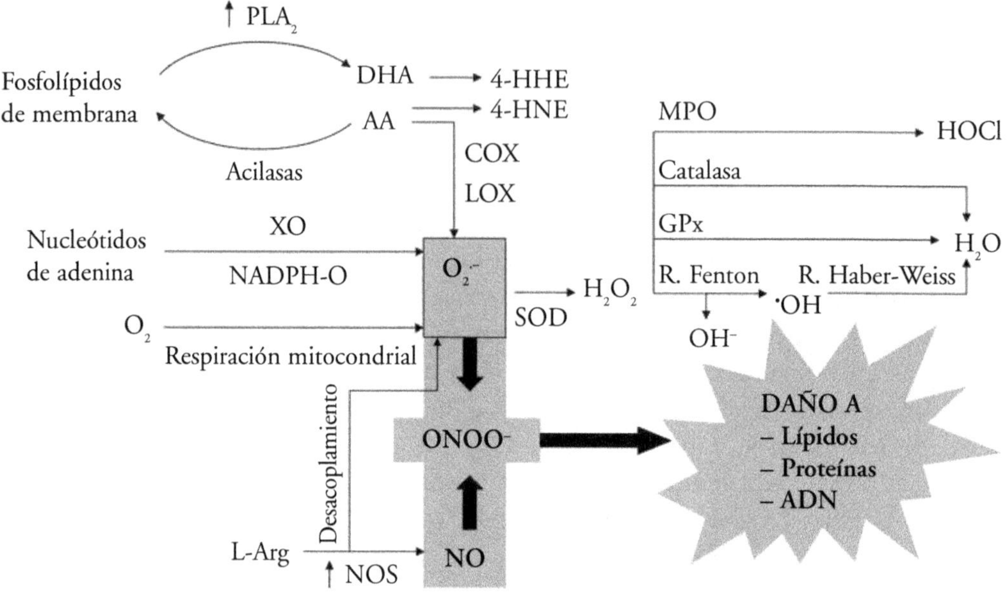

Figura 2. Principales vías de formación de radicales libres y especies reactivas de oxígeno. En condiciones fisiológicas, el anión superóxido ($O_2^{·-}$) generado por diferentes vías enzimáticas es catalizado por el enzima superóxido dismutasa (SOD) a H_2O_2, el cual sigue las vías de detoxificación que se indican. Cuando durante la isquemia se produce en exceso, el $O_2^{·-}$ reacciona con el NO generado tras el aumento de la actividad NO sintasa (NOS), dando lugar a peroxinitrito (ONOO⁻), el cual degrada a las biomoléculas principales. La peroxidación no enzimática de los ácidos grasos libres, ácido araquidónico (AA) y ácido docosahexaenoico (DHA), genera los aldehídos 4-hidroxinonenal (4-HNE) y 4-hidroxihexenal (4-HHE), respectivamente, los cuales contribuyen a la degradación de las biomoléculas principales. L-Arg = L-Arginina; COX = ciclooxigenasa; GPx = glutatión peroxidasa; LOX = lipoxigenasa; MPO = mieloperoxidasa; NADPH-O = NADPH oxidasa; PLA_2 = fosfolipasa A_2; XO = xantina oxidasa.

can vasoconstricción y son fácilmente convertibles en PAF por acetilación. Por último, PAF es un factor proagregante que media la adhesión y agregación de leucocitos, con las que se inicia la respuesta inflamatoria en la superficie endotelial.[21]

Como se verá en el epígrafe siguiente, algunos de los mediadores lipídicos mencionados participan fundamentalmente en la respuesta inflamatoria que se desencadena tras la isquemia. Cabe destacar, asimismo, que los ácidos grasos libres constituyen el sustrato a partir del cual las enzimas COX, LOX y EPOX generan radicales libres y ROS: $O_2^{·-}$, radical hidroxilo (·OH) y radical alkoxilo. Por otra parte, la peroxidación no enzimática de AA y DHA resulta en la producción de 4-hidroxinonenal (4-HNE) y 4-hidroxihexenal (4-HHE), respectivamente. Estos aldehídos reactivos son mediadores importantes del daño neuronal puesto que tienen capacidad para unirse covalentemente a diferentes biomoléculas y deteriorar funciones celulares de primer orden. Otros productos de la oxidación no enzimática de AA y DHA son los isoprostanos y los neuroprostanos, respectivamente.[21]

### 3.2.4	*Inflamación: la invasión de los leucocitos*

Aunque actualmente existe un debate en torno a los beneficios y perjuicios de la respuesta inflamatoria en la isquemia, la mayoría de evidencias experimentales indican que ésta contribuye a la progresión del daño cerebral, al menos en su fase aguda. Esta reacción inflamatoria se manifiesta de manera más evidente cuando a la isquemia le sigue la reperfusión del tejido hipoperfundido (isquemia transitoria), y se caracteriza fundamentalmente por dos procesos: la infiltración de los leucocitos circulantes en la sangre hacia el tejido cerebral y la activación de la microglía (véase figura 3).

Debido a la reperfusión del tejido dependiente del vaso ocluido, ya sea por compensación por la circulación colateral, ya sea por recanalización espontánea o terapéutica, se generan ra-

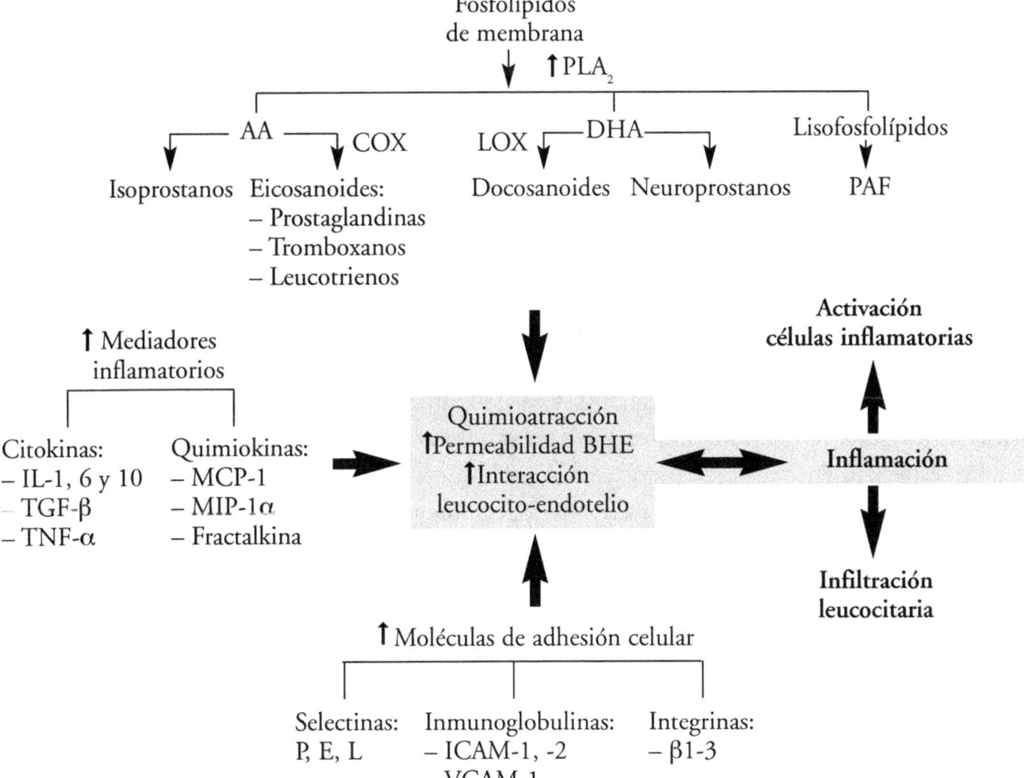

Figura 3. Rutas que contribuyen al desarrollo de la respuesta inflamatoria durante la isquemia. La acción conjunta de los productos de degradación de los fosfolípidos de membrana (parte superior), la producción de otros mediadores inflamatorios como las citoquinas y las quimioquinas (parte izquierda), y la expresión de moléculas de adhesión celular (parte inferior), contribuyen al deterioro de la BHE y a la infiltración de los leucocitos en el tejido cerebral. AA = ácido araquidónico; COX = ciclooxigenasa; DHA = ácido docosahexaenoico; ICAM = molécula de adhesión intercelular; IL = interleuquina; LOX = lipoxigenasa; MCP-1 = proteína quimioatrayente de monocitos-1; MIP-1α = proteína inflamatoria de macrófagos-1α; PAF = factor activador de las plaquetas; PLA$_2$ = fosfolipasa A$_2$; TGF-β = factor de crecimiento transformante-β; TNF-α = factor de necrosis tumoral-α; VCAM = molécula de adhesión celular vascular.

dicales libres y ROS por los mecanismos mencionados anteriormente. En las células endoteliales, las ROS promueven la expresión de múltiples elementos: receptores de adhesión leucocitaria, como las selectinas (P, E y L) y las moléculas de adhesión intercelular (ICAMs); elementos pro-angiogénicos, como el factor de crecimiento vascular endotelial (VEGF) y la integrina $\alpha_v\beta_3$; transportadores de nutrientes, como la proteína transportadora de glucosa (GLUT-1); metaloproteinasas que degradan las proteínas de la matriz extracelular (colágenos, proteoglicanos, fibronectina y laminina), etc. Parte de estas respuestas provocan que la BHE y la matriz extracelular pierdan su integridad, y franquean el paso de los leucocitos circulantes previamente adheridos al endotelio hacia el tejido cerebral, proceso central en la respuesta inflamatoria (véase figura 3). En estas condiciones, el cerebro deja de ser un órgano «privilegiado» desde un punto de vista inmunológico y se convierte en un órgano más susceptible de sufrir inflamación. Otras consecuencias de la reperfusión son la formación de edema, la inducción de fenómenos de coagulación y la angiogénesis. Los dos primeros fenómenos contribuyen al «fenómeno de no-reflujo», por el cual los microvasos permanecen obstruidos tras liberarse la oclusión que inicialmente causaba la isquemia.[23]

Una vez infiltrados en el parénquima cerebral, los leucocitos promueven el daño neuronal liberando sustancias citotóxicas que se suman a las segregadas por las células de glía. Las células de microglía son los macrófagos residentes en el cerebro, y desempeñan importantes funciones como células inmunocompetentes y fagocíticas, además de actuar como secuestradoras de radicales libres en infecciones, inflamaciones, traumatismos, neurodegeneración e isquemia. Sin embargo, tras la isquemia, las células de microglía sufren una transformación morfológica que las convierte en fagocitos, y no se pueden distinguir de los macrófagos. Por otra parte, durante la isquemia, los astrocitos también se activan (astrocitos reactivos) y expresan la proteína acídica fibrilar glial (GFAP), exhibiendo, además, el fenómeno denominado *gliosis reactiva*. Dicho fenómeno se caracteriza por cambios funcionales y estructurales; destaca especialmente un incremento en la expresión de citoquinas, quimioquinas, factores de crecimiento y neuropéptidos. Tanto los leucocitos (especialmente los neutrófilos) como las células endoteliales y las células de glía producen citoquinas, como la interleuquina 1 y la interleuquina 6 (IL-1 e IL-6) y el factor de necrosis tumoral α (TNF-α). La microglía posee, además, una gran capacidad sintética de mediadores neurotóxicos: radicales libres y ROS, aminoácidos excitotóxicos y enzimas proteolíticas activadas. Citoquinas como el TNF-α, interleuquinas, como la IL-1β, la IL-2, la IL-6, la IL-10, histamina, trombina, PAF, proteínas quimiotácticas monocíticas (MCP), la proteína inflamatoria 1 de macrófagos (MIP-1), etc., son también sintetizadas y liberadas al plasma (véase figura 3). Es importante señalar que no todos estos factores contribuyen a la muerte neuronal; algunos de ellos, como la IL-6, la IL-10 y el TGF-β podrían contribuir a la supervivencia celular.[23,24,25]

3.2.5 *Señalización intracelular: transmitiendo los estímulos extracelulares hasta el núcleo*

A consecuencia del estrés oxidativo, determinadas vías de señalización intracelular se activan. En éstas intervienen diferentes mensajeros secundarios que se ocupan de transmitir las señales extracelulares al núcleo. Entre estos mensajeros se encuentran las quinasas de proteínas activadas por mitógenos (MAPKs), la quinasa de proteína A (PKA), la quinasa de proteína C (PKC) y la quinasa de proteína B (PKB, también denominada Akt). A su vez, estas quinasas inducen la expresión de los denominados *genes de expresión inmediata* (IEGs) y la subsiguiente formación de determinados factores de transcripción que regulan una gran variedad de respuestas génicas y que son responsables bien de la degeneración, bien de la supervivencia neuronal secundaria a la isquemia. Algunos IEGs, cuya expresión se ve incrementada durante la isquemia, son: c-*fos*, c-*jun*, *jun-B* y *jun-D*.[14,24]

La familia de las MAPKs incluye a las quinasas reguladas por señal extracelular (ERK) y a las quinasas de proteínas activadas por estrés (SAPK), p38 y la quinasa c-jun N-terminal (JNK/SAPK). Ante diferentes estímulos (factores de crecimiento, estrés oxidativo, incremento de la $[Ca^{2+}]_i$ o estimulación de los receptores de glutamato) ERK se activa y media la señalización desde la sinapsis hasta el núcleo. En cuanto a las MAPKs activadas por estrés, p38 y JNK/SAPK, funcionan principalmente como mediadoras de estrés celular fosforilando a enzimas intracelulares, factores de transcripción y proteínas citosólicas involucradas en la supervivencia celular, y activando la producción de citoquinas inflamatorias y la apoptosis (véase figura 4).[14,24]

Algunos factores de crecimiento y neurotrofinas participan también en la transducción de la señal mediante una cascada de fosforilación de proteínas. Este proceso es el resultado final de la activación de diferentes factores de transcripción nuclear, muchos de los cuales contribuyen a la supervivencia y proliferación celular. Los factores de crecimiento pueden iniciar la señalización siguiendo la ruta PI3K/Akt, la ruta Ras/MAPK, o ambas. La activación de los receptores de glutamato puede dar lugar a la producción y liberación del factor neurotrófico derivado del cerebro (BDNF), el cual puede señalizar a través de las rutas PI3K/Akt o Ras/MAPK. Los efectos pro-supervivencia de las neurotrofinas (BDNF y factor de crecimiento nervioso [NGF]) así como de otros factores de crecimiento, como el factor de crecimiento semejante a la insulina-1 (IGF-1), se ejecutan, al menos en parte, a través de la ruta PI3K/Akt. Las neurotrofinas y otros factores de crecimiento pueden promover también la supervivencia a través de la ruta Ras/MAPK (véase la figura 4).[26]

En el SNC las dianas de señalización de los factores de crecimiento son las quinasas 1 y 2 extracelulares reguladas por señal (ERK1 y ERK2). ERK fosforila y activa factores de transcripción nuclear como el factor de transcripción nuclear-1 (ELK-1) y el factor de unión a los elementos de respuesta al AMPc (CREB). Otras dianas de ERK son las proteínas del citoesqueleto, las moléculas de adhesión celular y los canales iónicos. CREB estimula la supervivencia celular activando directamente la transcripción de Bcl-2. Además, CREB estimula la transcripción de IEGs. Éstos, a su vez, inducen la respuesta génica tardía que influye sobre la actividad neuronal, incluyendo factores de crecimiento, enzimas que catalizan la formación de neurotransmisores, proteínas de las vesículas sinápticas, proteínas estructurales y de los canales iónicos. Por lo tanto, aunque hay una divergencia en las rutas de señales de supervivencia corriente abajo de los receptores de neurotrofinas, tanto la ruta PI3K como la MAPK convergen en el mismo grupo de proteínas (Bad y CREB) para inhibir la muerte neuronal apoptótica (véase figura 4).[24,26]

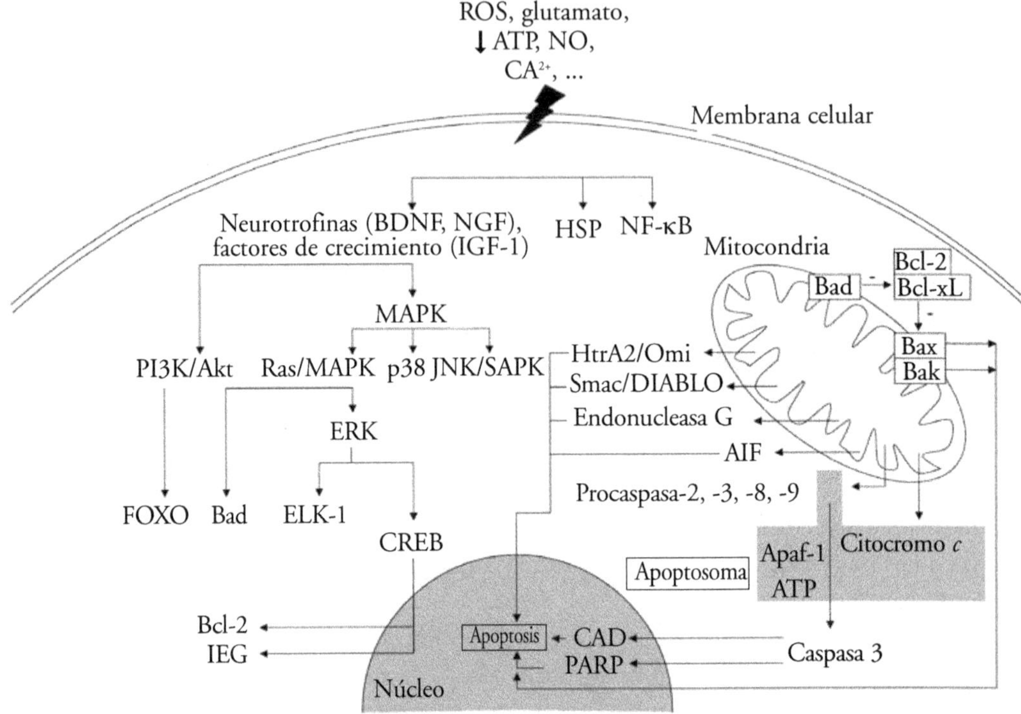

Figura 4. Principales vías de señalización intracelular activadas por la isquemia. En la parte derecha se muestran los principales factores procedentes de la mitocondria, cuyas interacciones conducen a la apoptosis. En la parte izquierda se esquematizan las vías de señalización cuya activación tiene efectos antiapoptóticos. AIF = factor inductor de apoptosis; Apaf-1 = factor-1 de actividad proteasa apoptótico; BDNF = factor neurotrófico derivado del cerebro; CAD = DNasa activada por caspasas; CREB = unión a los elementos de respuesta AMPc; ELK-1 = factor de transcripción nuclear-1; ERK = quinasas reguladas por señal extracelular; FOXO = forkhead box subgrupo O; HSP = proteínas de estrés térmico; IEG = genes de expresión inmediata; IGF-1 = factor de crecimiento semejante a la insulina-1; JNK/SAPK = quinasa c-Jun N-terminal/kinasa de proteínas activada por estrés; MAPK = quinasas de proteínas activadas por mitógenos; NF-κB = factor nuclear-κB; NGF = factor de crecimiento nervioso; PI3K/Akt = quinasa de proteína B; PARP = poli-ADP ribosa polimerasa; ROS = especies reactivas del oxígeno; Smac/DIABLO = segundo activador de caspasas derivado de la mitocondria/proteína directa de unión IAP con bajo pI.

Otros mensajeros intracelulares son las proteínas de *shock* térmico (HSP). Este grupo constituye una extensa familia de chaperonas moleculares que, en condiciones fisiológicas, participan de manera decisiva en la agregación, el ensamblaje, el transporte y el plegamiento de las proteínas. Participan, por lo tanto, en el crecimiento y el mantenimiento celular, así como en la señalización, diferenciación y migración neuronal. La más representativa es la HSP con una masa molecular de 70 kDa (HSP-70). Desde que se observó por primera vez que la isquemia cerebral inducía la expresión de HSP, se ha prestado mucha atención al papel de estas proteínas en la fisiopatología de la isquemia. Las evidencias experimentales sugieren que las HSP tienen un efecto inhibidor sobre la ruta apoptótica (interrupción de la cascada de las caspasas) que conduce a la muerte neuronal, y que contribuyen, por lo tanto, a la supervivencia neuronal. Se ha observado también que la expresión de HSP se ve incrementada en la penumbra isquémica y que este hecho no se da en el núcleo isquémico (véase la figura 4).[15]

En último lugar, cabe destacar la importancia del factor de transcripción nuclear-kB (NF-κB), otro de los mensajeros intracelulares implicados en la respuesta inflamatoria. Normalmente se localiza en el citoplasma unido a su inhibidor endógeno, IkB. La fosforilación de este inhibidor libera al NF-κB, lo cual permite su translocación al núcleo y la subsiguiente transcripción de determinados genes implicados en la respuesta inflamatoria. Si la activación del NF-κB en el ictus resulta perjudicial o beneficiosa es una cuestión que suscita controversia en la actualidad (véase figura 4).[23]

4 Muerte neuronal isquémica

4.1 *Necrosis: mecanismo pasivo de muerte neuronal*

La necrosis se produce en el cerebro de manera indiscriminada y desordenada como consecuencia de la pérdida de la homeostasis celular secundaria a la anoxia, la interrupción brusca del aporte de nutrientes o la exposición a condiciones físicas o químicas extremas. Morfológicamente, la célula necrótica se identifica principalmente porque ha perdido la integridad de la membrana plasmática y mantiene la membrana nuclear. Habitualmente, afecta a un gran número de células, especialmente del núcleo del infarto. Éstas se hinchan a medida que captan agua, y al final terminan por romperse y vierten todo el material celular al tejido circundante. La fragmentación del ADN es un evento tardío que sucede de manera desorganizada a través de un mecanismo dependiente de las proteinasas de serina.[24]

4.2 *Apoptosis: mecanismo activo programado de muerte neuronal*

La apoptosis es un tipo de muerte celular en el que tiene lugar un proceso activo de síntesis de nuevas proteínas. Este proceso está estrechamente regulado y es altamente eficiente en la homeostasis de sistemas multicelulares que requieren una sofisticada relación entre multitud de factores. Los componentes necesarios para la señalización apoptótica están codificados genéticamente, y permanecen inactivos hasta que determinados estímulos deletéreos los activan. Durante la isquemia, la apoptosis se desencadena como respuesta a diferentes estímulos, algunos de los cuales ya han sido mencionados: glutamato, Ca^{2+}, radicales libres, TNF-α, déficit de factor de crecimiento y neurotrofinas, liberación de citocromo *c* durante el daño mitocondrial, etc. La célula sufre entonces una serie de cambios morfológicos y bioquímicos a través de diferentes etapas que finalizan con la degradación del ADN y de la infraestructura celular. La neurona apoptótica presenta unas características morfológicas definidas que la diferencian de la neurona necrótica: el citoplasma se encoge, la cromatina se condensa y aparecen los llamados *cuerpos apoptóticos*. A diferencia de las células necróticas, donde la membrana plasmática resulta dañada en etapas tempranas, la célula apoptótica mantiene intacta la membrana plasmática hasta las últimas etapas de la muerte. En cierta manera, la célula se ve abocada a su autodestrucción para evitar el vertido de su contenido intracelular potencialmente peligroso. Este fenómeno se produce principalmente en la penumbra isquémica, donde aún se mantiene la integridad celular y existe energía disponible. Los mecanismos propuestos de apoptosis involucran a la mitocondria, a los «receptores de muerte» (en adelante nos referiremos a ellos como «receptores letales»), a las caspasas y al retículo endoplásmico. A continuación, se expone, de manera resumida, la participación de los mecanismos mejor conocidos en la apoptosis.

La mitocondria tiene un papel importante en la apoptosis como reservorio de múltiples proteínas apoptogénicas: citocromo *c*, «segundo activador de caspasas derivado de la mitocondria/proteína directa de unión IAP con bajo p/» (Smac/DIABLO), factor inductor de apoptosis (AIF), endonucleasa G, procaspasas-2, -3, -8 y -9, y la proteasa de serina mitocondrial de codificación nuclear, HtrA2/Omi (véase la figura 4). Respondiendo al estrés celular, estos factores se liberan desde la mitocondria a través de los poros de transición de permeabilidad mitocondrial (mPTP). El citocromo *c*, junto con la procaspasa-9, el factor-1 de actividad proteasa apoptótico (Apaf-1) y el ATP forman el apoptosoma, el cual cataliza la activación de procaspasa-9 a caspasa-9. A su vez, la caspasa-9 activa a la caspasa-3, verdadero ejecutor que origina la fragmentación del ADN mediante la activación de la endonucleasa DNasa activada por caspasas (CAD). La caspasa-3 también cataliza a PARP, lo que resulta en la inhibición del consumo de ATP y en el mantenimiento del apoptosoma. Por otra parte, la liberación de Smac/DIABLO y HtrA2/Omi anula la inhibición de caspasa-9 y caspasa-3, con lo que contribuye a la apoptosis. La apertura de los mPTP está regulada por varias proteínas de la familia Bcl-2. Mientras que las proteínas proapoptóticas Bax, Bak y Bad estimulan el estado abierto de los mPTP, las proteínas antiapoptóticas Bcl-2 y Bcl-xL lo inhiben (véase la figura 4).[27]

Los receptores letales contienen una secuencia citoplásmica denominada *dominio de muerte* que acopla estos receptores a las caspasas. El receptor letal mejor caracterizado es Fas, miembro de la familia TNF. La unión del ligando Fas (FasL) a Fas inicia una cadena de eventos intracelulares que terminan con la activación de caspasas y la muerte de las células diana. Esta unión conduce a la asociación con la proteína adaptadora citoplasmática, proteína con dominio de muerte asociada a Fas (FADD), la cual a su vez recluta a la caspasa-8 iniciándose la cascada apoptótica. El miembro de la familia de factores de transcripción *forkhead box* subgrupo O (FOXO), FOXO-1, regula transcripcionalmente la expresión de FasL (véase la figura 4).[28,29]

Bibliografía

1. Hossmann K-A. Treatment of experimental cerebral ischemia. J Cereb Blood Flow Metab 1982; 2: 275-97.
2. García JH. Experimental ischemic stroke: a review. Stroke 1984; 1: 5-14.
3. Hossmann K-A. Pathophysiology and therapy of experimental stroke. Cell Mol Neurobiol 2006; 26: 1057-083.
4. Hudetz AG. Cerebral microcirculation. En: Welch KMA, Caplan LR, Reis DJ, Siesjö BK, Weir B, editores. Primer on cerebrovascular diseases. San Diego: Academic Press; 1993, p. 45-51.
5. Seylaz J, Charbonné R, Nanri K, Von Euw D, Borredon J, Kace K, *et al.* Dynamic *in vivo* measurement of erythrocyte velocity and flow in capillaries and of microvessel diameter in the rat brain by confocal laser microscopy. J Cereb Blood Flow Metab 1999; 19: 863-70.
6. Morris DC, Zhang Z, Davies K, Fenstermacher J, Chopp M. High resolution quantitation of microvascular plasma perfusion in non-ischemic and ischemic rat brain by laser-scanning confocal microscopy. Brain Res Brain Res Protoc 1999; 4: 185-91.

7. Iadecola C. Neurovascular regulation in the normal brain and in Alzheimer's disease. Nat Rev Neurosci 2004; 5: 347-60.

8. Anderson CM, Nedergaard M. Astrocyte-mediated control of cerebral microcirculation. Trends Neurosci 2003; 26: 340-44.

9. Abbott NJ, Rönbäck L, Hansson E. Astrocyte-endothelial interactions at the blood-brain barrier. Nat Rev Neurosci 2006; 7: 41-53.

10. Astrup J, Siesjö BK, Symon L. Thresholds in cerebral ischemia – the ischemic penumbra. Stroke 1981; 12: 723-25.

11. Bandera E, Botteri M, Minelli C, Sutton A, Abrams KR, Latronico N. Cerebral blood flow threshold of ischemic penumbra and infarct core in acute ischemic stroke. A sytematic review. Stroke 2006; 37: 1334-339.

12. Ginsberg MD. Adventures in the pathophysiology of brain ischemia: penumbra, gene expression, neuroprotection. The 2002 Thomas Willis Lecture. Stroke 2003; 34: 214-23.

13. Siesjö BK. Calcium in the brain under physiological and pathological conditions. Eur Neurol 1990; 30: 3-9.

14. Kermer P, Klöcker N, Bähr M. Neuronal death after brain injury. Models, mechanisms, and therapeutic strategies *in vivo*. Cell Tissue Res 1999; 298: 383-95.

15. Ogawa S, Kitao Y, Hori O. Ischemia-induced neuronal cell death and stress response. Antioxid Redox Signal 2007; 9: 573-87.

16. Folbergrová J, Minamisawa H, Ekholm A, Siesjö BK. Phosphorilase alpha and labile metabolites during anoxia: correlation to membrane fluxes of K^+ and Ca^{2+}. J Neurochem 1990; 55: 1690-696.

17. Dringen R. Metabolism and functions of glutathione in brain. Prog Neurobiol 2000; 62: 649-71.

18. Rodrigo J, Fernández AP, Serrano J, Peinado MA, Martínez A. The role of free radicals in cerebral hypoxia and ischemia. Free Radic Biol Med 2005; 39: 26-50.

19. Margaill I, Plotkine M, Lerouet D. Antioxidant strategies in the treatment of stroke. Free Radic Biol Med 2005; 39: 429-43.

20. Moro MA, Almeida A, Bolaños JP, Lizasoain I. Mitochondrial respiratory chain and free radical generation in stroke. Free Radic Biol Med 2005; 39: 1291-304.

21. Phillis JW, Horrocks LA, Farooqui AA. Cyclooxigenases, lipoxigenases, and epoxygenases in CNS: their role and involvement in neurological disorders. Brain Res Rev 2006; 52: 201-43.

22. Hirabayashi T, Murayama T, Shimizu T. Regulatory mechanisms and physiological role of cytosolic phospholipase A_2. Biol Pharm Bull 2004; 27: 1168-173.

23. Wang Q, Tang XN, Yenari MA. The inflammatory response in stroke. J Neuroimmunol 2007; 184: 53-68.

24. Mehta SL, Manhas N, Raghubir R. Molecular targets in cerebral ischemia for developing novel therapeutics. Brain Res Rev 2007; 54: 34-66.

25. Planas AM, Gorina R, Chamorro A. Signal pathways mediating inflammatory responses in brain ischemia. Biochem Soc Trans 2006; 34: 1267-270.

26. Zukin RS, Jover T, Yokota H, Calderone A, Simionescu M, Lau CG. Molecular and cellular mechanisms of ischemia-induced neuronal death. En: Mohr JP, Choi DW, Grotta JC, Weir B, Wolf PA, editores. Stroke: pathophysiology, diagnosis, and management. Philadelphia: Churchill Livingstone; 2004, p. 829-54.

27. Christophe M, Nicolas S. Mitochondria: a target for neuroprotective interventions in cerebral ischemia-reperfusion. Curr Pharm Des 2006; 12: 739-57.

28. Dietrich P-Y, Walker PR, Saas P. Death receptors on reactive astrocytes. A key role in the fine tuning of brain inflammation? Neurology 2003; 60: 548-54.

29. Dalkara T, Moskowitz M. Apoptosis in cerebral ischemia. En: Mohr JP, Choi DW, Grotta JC, Weir B, Wolf PA, editores. Stroke: pathophysiology, diagnosis, and management. Philadelphia: Churchill Livingstone; 2004, p. 855-66.

Capítulo 2. Modelos *in vivo* e *in vitro* de isquemia cerebral

A. Rosell

Laboratori d'Investigació Neurovascular
Hospital Vall d'Hebron
Barcelona

Dirección para correspondencia
Hospital Vall d'Hebron
Dra. A. Rosell
anna.rosell@gmail.com

Agradecimientos: Dra. Lidia García Bonilla, Dra. Maria Borell Pagès y Dr. Yoshihiro Murata.

1 Introducción

Gran parte del conocimiento actual sobre la patología cerebrovascular se debe a los estudios experimentales que han contribuido al mejor entendimiento de los mecanismos fisio-patológicos que contribuyen al desarrollo de esta enfermedad. Además, en el estudio de la isquemia cerebral humana, la necesidad de recurrir a los modelos experimentales ha sido, y es, especialmente relevante debido al carácter agudo de la enfermedad, a la rapidez con la que se produce el daño cerebral, y, obviamente, por la limitada accesibilidad al cerebro humano.

Los modelos experimentales de isquemia cerebral permiten estudiar y conocer mejor la patogénesis de la enfermedad y determinar los mecanismos celulares y moleculares que se hallan implicados. Dichos modelos pueden agruparse en dos categorías: modelos *in vivo* que se llevan a cabo con animales y permiten, bajo unas condiciones muy controladas, reproducir la patología humana; y modelos *in vitro* a nivel celular o tisular. Los modelos *in vivo* permiten un estudio más general, aunque más cercano de la isquemia cerebral humana. Por su parte, los modelos *in vitro* permiten efectuar un estudio a nivel más celular y molecular de esta patología.

En el presente capítulo se revisan los modelos experimentales de isquemia cerebral más utilizados y los parámetros o variables que hay que tener en cuenta para diseñar un modelo, tanto a nivel de organismo como tisular o celular. La revisión de protocolos detallados y específicos se podrá encontrar en algunas de las referencias citadas a lo largo del texto, aunque cada investigador deberá establecer las condiciones más adecuadas para definir un modelo experimental adecuado en su laboratorio.

2 Modelos *in vivo*

El uso de modelos experimentales es, hoy en día, imprescindible para estudiar cómo se producen o evolucionan las enfermedades y, sobretodo, para estudiar el efecto de posibles fármacos u otras terapias que puedan ser aplicados en humanos. Dichos modelos, por lo tanto, resultan imprescindibles tanto para prevenir como para tratar la enfermedad de estudio. En el caso de la isquemia cerebral humana, los modelos animales tienen como próposito privar que la glucosa llegue al cerebro y que el oxígeno acceda al tejido cerebral dado que lo que se intenta es reproducir el daño cerebral que acontece después del ictus. A pesar de las diferencias entre especies, el parecido anatómico y fisiológico entre el cerebro humano y el de algunos vertebrados superiores hace que en estos últimos se hayan desarrollado multitud de modelos *in vivo* de isquemia cerebral. Concretamente, han sido los modelos en roedores (principalmente, en ratas y ratones) los más utilizados, por su menor coste, mejor manejo y mayor aceptación ética.

2.1 *Consideraciones generales*

El estudio científico a través del uso de modelos animales pretende imitar o reproducir de la manera más estricta posible los fenómenos biológicos implicados en la enfermedad de estudio. La validez o utilidad del modelo y de la extrapolación de los resultados a la patología humana dependerá de la elección del modelo y de la rigurosidad con que se aplique. Es muy importante definir de forma clara cuáles son los objetivos del estudio ya que determinarán, en gran medida, el modelo que hay que elegir y las circunstancias en las que éste deberá llevarse a cabo. Por ello, hay ciertas consideraciones generales que deben tenerse en cuenta ya que serán claves para dar validez a los resultados obtenidos.[1-3]

2.1.1 *Animales de laboratorio*

a) Modelo inducido, espontáneo o transgénico

El origen de la enfermedad determina una primera clasificación general de los distintos modelos que se pueden generar. Los principales modelos experimentales *in vivo* son los inducidos (si el investigador produce la isquemia), los modelos espontáneos y, finalmente, los transgénicos (debidos a una modificación genética de la especie).[3] La elección del modelo *in vivo* empezará por aquí.

El estudio de la isquemia cerebral en un modelo inducido es el más habitual, ya que la enfermedad no se manifiesta de manera natural con la frecuencia deseada en las especies utilizadas y porque trabajar con individuos totalmente sanos y casi idénticos permite generar un modelo con unos parámetros iniciales más controlados.

Como modelo espontáneo podríamos considerar el uso de la cepa de ratas espontáneamente hipertensas (SHR, del inglés *spontaneous hypertense rats*) desarrollada hace más de 30 años, a partir de ratas Wistar Kyoto.[4,5] Sometiendo a estrés crónico a esta cepa, se observó que desarrollaba hipertensión arterial de manera espontánea entre las 7 y las 15 semanas de edad y que un 30 % se veía afectada por una isquemia cerebral. Por otra parte, se observó que las SHRSP (del inglés, *stroke-prone spontaneously hypertensive rats*), una sublínea derivada de la descendencia de las SHR, que morían por isquemia desarrollaron, de forma innata y espontánea, esta patología. Un 82 % de los machos de esta cepa presentaban un infarto o hemorragia cerebral a los 100 días, mientras que un 58 % de las hembras lo hacían a los 150 días. Aunque estas cepas pueden presentar una elevada incidencia de isquemia cerebral espontánea, debido a la variabilidad inherente entre individuos de un modelo espontáneo, normalmente tanto las SHR como las SHRSP se utilizan para generar un modelo inducido por su elevada sensibilidad a la isquemia cerebral.

Debido al carácter multifactorial de la patología isquémica cerebral, con la implicación de factores genéticos y ambientales, no existe ningún modelo transgénico que produzca estrictamente la enfermedad en el ser humano en el 100 % de los individuos. A pesar de ello, multitud de especies transgénicas son utilizadas para estudiar los mecanismos que acontecen al evento isquémico. Entendemos por *transgénicos* las especies en las que la expresión total de un gen se suprime *(knock-out)* o se sobreexpresa *(knock-in)*. El uso de estas cepas modificadas genéticamente es de gran utilidad para estudiar la implicación de un gen o una proteína dentro de los muchos mecanismos que acontecen durante la cascada isquémica. En este caso, los efectos de la inhibición o sobreexpresión del gen deberán ser comparados con individuos control con el genotipo salvaje, comúnmente llamados *wild-type*, sobre el que se llevó a cabo la modificación genética.

b) Elegir la especie y la cepa

Los diferentes modelos de isquemia cerebral pueden llevarse a cabo a partir de numerosas especies: ratones, ratas, gerbos, conejos, gatos, perros, cerdos, primates no-humanos. Cada una de ellas tiene sus ventajas y sus inconvenientes.[2]

En animales grandes, como primates no-humanos, cerdos, perros o gatos, es sencillo llevar un control de distintas variables fisiológicas a lo largo del tiempo (presión arterial, niveles de glucosa, gasometrías, monitorización de biomarcadores sanguíneos, etc.). Además, el cerebro de estos animales es estructuralmente y funcionalmente más parecido al humano. Sin embargo, los modelos que utilizan este tipo de animales son económicamente muy costosos, menos manejables y éticamente cuestionables.

Por otro lado, el uso de pequeños animales, especialmente de roedores resulta más económico, más manejable y permite obtener resultados en un tiempo menor. Además, los modelos en ratón han permitido llevar a cabo gran cantidad de estudios en individuos genéticamente modificados. Los inconvenientes de utilizar estas especies son las diferencias anatómicas y funcionales con el cerebro humano (los roedores poseen cerebros sin circunvoluciones) así como el reducido tamaño y/o volumen de muestras biológicas que se pueden obtener de ellos. Pese a estas limitaciones, los modelos en roedores son los más utilizados y los que han aportado conclusiones más relevantes para entender mejor esta patología. Por esta razón, más adelante se describirán con detalle algunos modelos de isquemia cerebral en roedor.

A modo de ejemplo, las cepas más utilizadas en modelos de isquemia cerebral son: la New Zealand en conejo; las Sprague-Dawley (SD), Wistar, Fisher, Wistar-Kyoto (WKY) o las Spontaneous Hypertense Rats (SHR) en rata y las CD1, C57BL/6, BALB/c o C57BL/6J en ratón, entre muchas otras.

c) Género y edad

Las diferencias de género también contribuyen a la reproducibilidad de la isquemia experimental en animales. La mayor parte de los estudios experimentales utilizan modelos con machos ya que los estrógenos tienen un efecto protector durante el período fértil de las hembras, y esto introduce una mayor variabilidad en el modelo. A parte de la variabilidad que pueden presentar las hembras en el tamaño del infarto, éstas también suelen mostrar volúmenes de infarto inferiores a los de los machos.

Respecto a la edad de los individuos, existe un margen relativo en el número de semanas y/o peso de cada animal según el diseño del estudio; de todos modos estos parámetros deben mantenerse siempre constantes y homogéneos entre los individuos del estudio. Así por ejemplo, en ratas, el peso habitualmente oscila entre los 250-350 g; en conejos es de unos 2-4 kg y en ratones está entre los 25-40 g.

En general, se utilizan individuos jóvenes, pero con un tamaño mínimo que permita el abordaje quirúrgico con comodidad y el desarrollo del modelo sin problemas. En cualquier caso es importante llevar a cabo el estudio con individuos de edades muy parecidas.

d) Variables fisiológicas

El daño isquémico depende del tiempo de isquemia y de otras variables que se han comentado anteriormente. Pero depende también de otros parámetros fisiológicos que es necesario controlar y/o medir con precisión para mantener el modelo lo más estable posible.

La temperatura, por ejemplo, es una variable fisiológica determinante en el tamaño de la lesión isquémica ya que la hipotermia tiene un efecto neuroprotector y reduce el tamaño del infarto. En un animal anestesiado, la temperatura corporal tiende a aproximarse a la temperatura ambiental. Para controlar la temperatura corporal y evitar oscilaciones entre individuos, se suele monitorizar la temperatura rectal mientras se controla entorno a los 37º C con unas mantas térmicas en las que se coloca al animal durante todo el procedimiento quirúrgico.

La presión sanguínea, las presiones parciales de oxígeno (PO_2) y de dióxido de carbono (PCO_2) o el pH son otras variables fisiológicas determinantes en el tamaño de la lesión isquémica. Conviene monitorizar estos parámetros y asegurarse de que todos ellos se mantienen dentro de unos rangos de normalidad antes y después del evento isquémico. Actualmente, existen aparatos que permiten medir dichos parámetros a partir de un mínimo volumen de sangre arterial.

e) Anestesia y eutanasia

La elección y el uso del anestésico durante el procedimiento quirúrgico constituye un aspecto de gran importancia ya que puede afectar y modificar los resultados del modelo. Principalmente, existen dos grandes grupos de anestésicos: los inhalados y los de administración intraperitoneal.

El uso de anestésicos inhalados permite un control constante y continuo durante todo el procedimiento quirúrgico. Habitualmente, se induce una anestesia profunda al 4-5 % en una atmósfera normóxica con una mezcla al 30 %:70 % O_2/N_2O, y luego se mantiene al 1-2 % en la misma mezcla de gases. La respiración puede ser espontánea o mecánica mediante un tubo endotraqueal. Ciertos anestésicos inhalados, como el isoflurano o el halotano, tienen efectos neuroprotectores a corto plazo,[6] pero su uso sigue creando algunas controversias. Aun así, son muy utilizados porque al tratarse de anestesia continua resultan muy cómodos de aplicar y porque los barbitúricos intraperitoneales también ofrecen un cierto grado de neuroprotección. La administración intraperitoneal de anestésicos (de ketamina-xilazina, por ejemplo) puede ser menos cómoda ya que el efecto de éstos será limitado y probablemente habrá que inyectar nuevas dosis antes del final del procedimiento quirúrgico. A pesar de ello, también siguen siendo muy usados.

El procedimiento de eutanasia deberá efectuarse de la manera más rápida posible y menos estresante para el animal. Antes de escoger el método hay que considerar varias cuestiones: ¿Cómo se van a procesar las muestras de cerebro? ¿Será necesario obtener sangre periférica u otro tipo de muestras biológicas? Por ejemplo, puede ser de gran ayuda la perfusión de los vasos cerebrales con salino, para eliminar la sangre residente en ellos para la mejor fijación del tejido. Para ello es necesario llevar a cabo la perfusión desde el corazón (mediante una inyección directa al ventrículo) cuando éste aún late con el animal profundamente anestesiado; otros métodos, como la decapitación directa o la administración de fármacos, no serían adecuados.

f) Procedimiento quirúrgico

El procedimiento quirúrgico que requiere un modelo de isquemia cerebral, independientemente de si se precisa una craneotomía, es mayor y puede que cause alteraciones más allá de las puramente relacionadas con el daño cerebral. En la mayoría de modelos, además, es necesario efectuar pequeñas cirugías secundarias, como la colocación de catéteres femorales arteriales y/o venosos para administrar fármacos u obtener muestras de sangre. Por ello es de gran importancia que al diseñar el estudio se incluya un grupo control «falso», comúnmente llamado grupo *sham*, y someter a todos sus individuos a los mismos procedimientos quirúrgicos a los que son sometidos los grupos de estudio, salvo la interrupción estricta del flujo sanguíneo.

2.1.2 *Cómo lograr la isquemia cerebral*

Existen modelos animales *in vivo* que, por mecanismos de excitotoxicidad, recrean en cierta forma fases tempranas de la cascada isquémica en la que se produce la despolarización neuronal y glial por fallo energético que lleva a la activación de los canales de calcio dependientes de voltaje y a la liberación extracelular de aminoácidos (especialmente de glutamato). La acumulación extracelular de estas sustancias hace que se activen sus receptores, como el NMDA o el AMPA, y provoca un incremento intracelular de iones de Ca^{2+}, Na^+ y Cl^-, hecho que genera un desequilibrio de la homeostasis iónica celular grave.[7,8]

Inyectando substancias como ácido kainico o N-methyl-D-aspartato (NMDA), en estos modelos se genera un ambiente excitotóxico en ciertas zonas del cerebro (generalmente, el hipocampo).

Por otro lado, existen diversos modelos en los que la inducción de la isquemia cerebral se produce por reducción, total o parcial, del flujo sanguíneo a nivel arterial. Dicha reducción puede conseguirse por electrocoagulación, trombosis inducida fotoquímicamente, por oclusión mecánica o por oclusión embólica con un coágulo o con microesferas. Estos modelos pueden aplicarse en diferentes especies, con algunas modificaciones, pero los modelos en roedor son los más utilizados; más adelante se explicarán algunos de los modelos de isquemia focal y global en murinos. La inducción de la isquemia global ocurre cuando el flujo sanguíneo cerebral se reduce en todo el parénquima encefálico y, simultáneamente, quedan afectadas varias zonas selectivas de los dos hemisferios; en los modelos de isquemia focal, en cambio, se reduce el flujo de una zona específica y limitada del cerebro, y únicamente queda afectado un hemisferio.

En los próximos apartados se analizarán con mayor amplitud los modelos de isquemia cerebral basados estrictamente en la reducción del flujo sanguíneo cerebral por oclusión a nivel arterial ya que son los que recrean la patología de la forma más parecida al ictus humano.

2.1.3 *Valoración del flujo cerebral*

Debido a la necesidad de maximizar la homogeneidad del modelo, es muy importante conocer con exactitud el grado de isquemia que conseguimos ya que puede existir una variabilidad significativa en el proceso quirúrgico en cada animal que puede llegar a ser muy importante en manos de dos cirujanos diferentes. Para poder valorar con exactitud el éxito de la inducción de la isquemia cerebral, cada vez está tomando mayor relevancia la implantación de sondas LDF (del inglés, *laser doppler flowmetry*). Estas sondas permiten estimar de manera bastante exacta en qué medida se ha reducido el flujo sanguíneo cerebral tras la oclusión y permiten, incluso, monitorizarlo a lo largo del tiempo. Los porcentajes de reducción del flujo cerebral variarán según el modelo (en los modelos de isquemia global se consigue una reducción de la perfusión más severa), aunque como norma general debería alcanzarse una reducción mínima del 70 %. Por otra parte, en los modelos embólicos es importante detectar también con una monitorización continuada posibles repercusiones debidas al fallo del modelo o debidas a una posible recanalización espontánea o farmacológica.

2.2　*Modelos de isquemia global en roedor*

Los modelos de isquemia cerebral global están basados en la oclusión de las grandes arterias que irrigan el encéfalo, y la muerte neuronal se produce de manera selectiva en regiones cerebrales vulnerables tras un período de 2 a 4 días. Estos modelos reproducen el daño cerebral causado por un paro cardíaco o un colapso vascular sistémico en humanos y no por un accidente cerebrovascular agudo.

En la mayoría de las especies, la oclusión de una de las arterias carótidas comunes no produce isquemia cerebral, ya que el polígono de Willis proporciona un suministro sanguíneo suficiente para suplir las necesidades del hemisferio afectado. Por lo tanto, para producir daño isquémico es necesaria la oclusión de múltiples vasos. El tiempo de oclusión oscila entre los 5 y los 30 minutos, un período de tiempo más corto que el requerido en los modelos focales, para los cuales se precisan horas. La reperfusión puede ser prácticamente total en los modelos de isquemia global que se producen por el clampaje o la ligadura de grandes arterias ya que se puede restablecer el flujo fácilmente con éxito. Este modelo ofrece múltiples ventajas: el procedimiento quirúrgico suele ser más rápido y sencillo, y además presenta una baja tasa de mortalidad y un alto porcentaje de éxito en la inducción de la isquemia cerebral.

Uno de los primeros modelos de isquemia cerebral global que se utilizó fue la decapitación, muy usada hace años en modelos de roedor para el estudio bioquímico de la isquemia global. Otros modelos que se han desarrollado son los inducidos por estrangulación cervical o por fibrilación ventricular, pero en la actualidad estos modelos prácticamente no se usan.

Más adelante, se desarrolló el llamado *modelo de cuatro vasos* que produce la interrupción completa del flujo sanguíneo en el encéfalo por oclusión de las arterias vertebrales y ambas carótidas comunes.[9,10] Este otro modelo puede utilizarse en animales anestesiados en un único paso o en animales despiertos con una cirugía previa el día anterior en que se electro-cauterizan las arterias vertebrales y se colocan unas ligaduras laxas alrededor de las carótidas comunes que se exteriorizan para que puedan ser apretadas al día siguiente con el animal despierto. Existe también el modelo de los tres vasos, que consiste en ocluir las dos vertebrales y sólo una de las carótidas, y cuyo objetivo es producir una isquemia unilateral; de todas formas, no es un modelo muy utilizado.

Finalmente, existen los modelos de isquemia global por oclusión de dos vasos. En este caso sólo se ocluyen ambas carótidas comunes en combinación con una hipotensión sistémica y el flujo cerebral se reduce parcialmente, pero de forma suficiente como para producir una lesión selectiva en el hipocampo (más severamente en las neuronas piramidales de la región CA1), en el caudoputamen y en el neocórtex.[11-13] Utilizando cepas de ratón C57BL/6, que poseen una circulación mínima, se puede efectuar una modificación del modelo de los dos vasos por oclusión de las dos carótidas comunes sin hipotensión. Con este modelo, el flujo cerebral cortical se reduce por debajo del 10 %.

Estos modelos son aplicables en cepas de rata y ratón, pero existe el caso peculiar del gerbo de Mongolia (*Meriones unguiculatus*), cuyo polígono de Willis presenta una anomalía anatómica congénita puesto que carece de la arteria comunicante posterior. Esta circunstancia hace que la circulación carotídea sea independiente de la vertebrobasilar y sea sencillo, por lo tanto, producir una isquemia global unilateral o bilateral totales por oclusión de la carótida común.[14]

El modelo de oclusión bilateral de las carótidas se ha desarrollado ampliamente debido a su sencillez: con una oclusión de 5 minutos se ocasiona un daño neuronal severo en la zona CA1 del hipocampo, la tasa de mortalidad es baja, incluso tras varias semanas, y de gran utilidad en estudios en fase crónica de la isquemia.

2.3 *Modelos de isquemia focal en roedor*

Los modelos de isquemia focal reproducen con más precisión los accidentes tromboembólicos intracraneales que causan la mayor parte de ictus isquémicos en humanos. Se inducen por la oclusión permanente o transitoria de una arteria cerebral específica, que suele ser la arteria cerebral media (ACM); por ello los modelos descritos a continuación están basados en la oclusión de esta arteria. Como ya se ha mencionado anteriormente, existen múltiples modelos que permiten efectuar esta oclusión: por electrocoagulación de la arteria, por trombosis fotoquímica, por oclusión mecánica, por embolismo, etc. Pero son la oclusión intraluminal y la oclusión embólica las más utilizadas y relevantes, ya que permiten reproducir de manera más precisa la patología humana.

En general, el tamaño de la lesión dependerá fundamentalmente del lugar de oclusión y de la duración, así como de otros factores como la especie, la temperatura corporal, la presión arterial, etc. Los tiempos de oclusión y/o reperfusión dependerán del fenómeno de estudio (inflamación, transformación hemorrágica, edema, apoptosis, angiogénesis, etc.). En los modelos de isquemia transitoria estos tiempos van de la hora y media a las dos horas; y en los modelos de oclusión permanente el tiempo de isquemia oscila entre las 24 y 48 horas, ya que en oclusiones de más tiempo la tasa de mortalidad es excesivamente elevada.

El primer modelo de oclusión de la ACM lo llevaron a cabo Tamura y sus colaboradores.[15] Dicho modelo requiere de una pequeña craneotomía a nivel subtemporal, la cual permite un buen control del punto de oclusión de la ACM aunque, en contrapartida, dificulta la valoración neurológica estricta del efecto de la isquemia. Actualmente, otros grupos han desarrollado otros modelos de oclusión de la ACM mediante craneotomía.

Hasta el momento, el modelo más utilizado de isquemia cerebral focal es la oclusión intraluminal de la ACM. Este modelo permite efectuar una oclusión proximal de esta arteria de forma reversible y sin craneotomía: se introduce una sutura de nylon a través de la arteria carótida interna, la cual llega hasta el origen de la ACM.[16] Al mismo tiempo se practica la ligadura o coagulación de las ramas de la arteria carótida externa y las ramas extracraneales de la arteria carótida interna. Este modelo permite efectuar la isquemia de manera cómoda, tanto en modelos permanentes de oclusión de la ACM, dejando la sutura en el interior de la arteria, como en modelos transitorios, retirándola y permitiendo la reperfusión en el territorio de la ACM.

Aproximadamente el 80 % de los ictus isquémicos en humanos se deben a una oclusión tromboembólica; por este motivo resulta tan interesante reproducir este tipo de oclusión en el laboratorio. Zhang y sus colaboradores presentaron diversos modelos de isquemia cerebral en rata y ratón por oclusión trombótica o embólica de la ACM.[17-19] Técnicamente, la oclusión puede practicarse por generación de un coágulo rico en plaquetas (modelo trombótico) o rico en fibrina (modelo embólico). En ambos casos, la sangre arterial que se utiliza pertenece al individuo que va a ser sometido a la isquemia o proviene de un «donante» de la misma especie o cepa.

2.4   *Evaluación del modelo* in vivo

Una vez se ha conseguido reproducir la isquemia cerebral mediante el modelo más adecuado para cada estudio, hay que evaluarlo y analizarlo para así obtener los resultados de los diferentes grupos. Aunque el protocolo vendrá marcado por el diseño del estudio, existen algunos parámetros comunes, como la mortalidad, el tamaño del infarto o la situación neurológica, que deben evaluarse.

2.4.1   *Mortalidad*

La inducción de cualquier modelo de isquemia cerebral conlleva la mortalidad espontánea de algunos de los individuos antes de la eutanasia al fin del estudio. Hay que tener en cuenta que las tasas de mortalidad deben ser aceptables para el modelo utilizado y estar acordes con la literatura a efectos de asegurar la correcta inducción de la isquemia y rentabilizar también el coste del estudio. En este sentido, es importante llevar un registro minucioso de los casos de mortalidad y de las posibles causas. Esto, que es válido para todos los modelos, es especialmente importante para los estudios de neuroprotección con fármacos, puesto que en este tipo de estudios los posibles efectos beneficiosos, como la reducción del tamaño de la lesión, podrían verse contrarrestados por un alto índice de mortalidad, relacionado no con la inducción de la isquemia sino con efectos adversos sistémicos del fármaco.

2.4.2   *Extensión de la lesión*

Un parámetro fundamental que se debe valorar es la lesión inducida por la isquemia en los diferentes grupos de estudio. Se pueden valorar diferentes tipos de daño tisular (muerte celular, necrosis, edema, etc.) y el método puede variar según el modelo que se haya llevado a cabo.

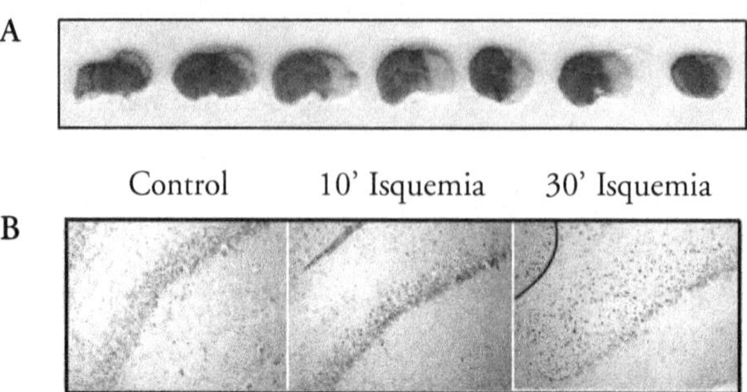

Figura 1. Modelos in vivo *de isquemia cerebral. Tinción con TTC (triphenyltetrazolium chloride) para delimitar la extensión del infarto (área pálida) en un modelo de isquemia focal permanente (48 horas) en rata* Sprague-Dawley *(A). Lesión en el hipocampo en un modelo de isquemia cerebral global en ratón C57/BL6 tras 10 y 30 minutos de oclusión de las dos arterias carótidas comunes y una semana de reperfusión. Obsérvese que, tras la tinción con cresil violeta, la densidad neuronal y la presencia de neuronas piramidales isquémicas en la zona CA1 se reducen respecto a las registradas en un hipocampo control (B).*

Tinciones histológicas clásicas, como la Hematoxilina-Eosina, pueden utilizarse para delimitar la zona de la lesión, pero existen otras técnicas de valoración más precisas.

En los modelos focales de oclusión de la ACM en los que el animal se sacrifica antes de las primeras 48 horas tras la isquemia, se puede utilizar la tinción con TTC (del inglés, *triphenyletrazolium chloride*): las zonas que queden pálidas se corresponderán con el parénquima afectado por una disfunción mitocondrial y daño celular irreversible[20] (véase figura 1A). Tras la tinción, con el programa informático adecuado, se puede delimitar el área dañada y calcular el volumen total de la lesión.

En los modelos de isquemia cerebral global en los que la lesión se produce en regiones selectivas del cerebro, como el hipocampo, se suele utilizar el método de Nissl (tinción con cresil violeta), que permite identificar el daño neuronal. En la figura 1B se muestra un ejemplo de tinción con cresil violeta en las neuronas piramidales de la zona hipocampal CA1 tras una isquemia global por oclusión de las dos carótidas comunes en comparación con un individuo control no isquémico. Actualmente, existen otros productos comerciales que también pueden utilizarse; la tinción con Fluoro-Jade®, por ejemplo, permite valorar el grado de degeneración neuronal.

En los modelos de isquemia focal, el edema que se puede producir tras el evento isquémico constituye otro parámetro importante de valoración. Para ello se suele medir cuánta agua contienen los hemisferios ipsilateral y contralateral: se pesan ambos hemisferios por separado, se deshidratan dejándolos entre 24 y 48 horas en una estufa a 100° C y luego se vuelven a pesar en seco. De esta manera se puede calcular el grado de edema del hemisferio isquémico respecto al contralateral.

Finalmente, existen técnicas más sofisticadas y avanzadas, como la resonancia magnética. Este otro grupo de técnicas permiten también elaborar estudios completos de neuroimagen, y con ellas es posible valorar la extensión de la lesión y su evolución con una alta calidad.

2.4.3   Aparición de transformaciones hemorrágicas

La aparición de transformaciones hemorrágicas de gran extensión es una de las complicaciones más temidas y amenazantes para una buena evolución neurológica tras el ictus isquémico, especialmente después del tratamiento trombolítico con el activador tisular del plasminógeno (rtPA). Por ello, hoy en día es de gran importancia que en los modelos tromboembólicos de isquemia cerebral, y obligatoriamente en los que se administra un agente trombolítico, se evalúe la presencia de éstas y se cuantifique su extensión.

A parte de examinar la presencia de episodios hemorrágicos en las zonas de infarto y obtener el porcentaje de animales que presentan el evento en cada grupo de estudio, existen al menos dos métodos que permiten cuantificar con precisión la extensión de las transformaciones hemorrágicas cuando éstas aparecen. El primero consiste en cuantificar la extensión del área hemorrágica mediante un *software* que permita practicar este tipo de cálculos. El segundo consiste en cuantificar el contenido de hemoglobina en el tejido por espectrofotometría. Se trata de una técnica simple en la que se convierte la hemoglobina en cianometemoglobina (con el reactivo de Drabkin) que tiene un pico de absorbancia en 540 nm que se puede leer con un espectrofotómetro.[21]

Para evitar que se rompa la BHE y para evitar también los fenómenos hemorrágicos es muy importante que la BHE se mantenga intacta. El grado de permeabilidad de la BHE se puede medir mediante la tinción de Evans. Al animal sujeto de investigación se le administra el reactivo de Evans varias horas antes de la eutanasia: si hay permeabilidad o rotura de la BHE la tinción extravasará al parénquima; en caso contrario, la tinción quedará limitada a la pared vascular de los vasos donde la BHE esté intacta.

2.4.4   Valoración de la situación neurológica

Las consecuencias neurológicas de la inducción de la isquemia cerebral en modelos animales se evalúan mediante escalas neurológicas, ensayos motores y funcionales, como *tail suspension, rotarod, staircase, adhesive renoval,* etc.[22-24] o de aprendizaje y memoria, como el conocido *Morris water maze.*[25] En los estudios de neuroprotección con potenciales agentes terapéuticos es especialmente importante valorar la situación neurológica, tanto en la fase aguda (primeras horas/días) como en la fase subaguda y crónica (posteriores semanas/meses) con vista a determinar de manera precisa la recuperación neurológica y la estabilidad de la neuroprotección.

2.4.5   Obtención de muestras biológicas

Más allá de los parámetros básicos que permiten evaluar la lesión isquémica (el tamaño del infarto, el grado de edema o la presencia de complicaciones hemorrágicas), normalmente se deben recoger también muestras biológicas que permitan estudiar los mecanismos implicados en el desarrollo de la isquemia.

Las muestras de cerebro se tienen que procesar en función de las técnicas que se vayan a utilizar. Por ejemplo, para estudios histológicos mediante técnicas de inmunohistoquímica es recomendable perfundir primero el tejido con salino, y luego con la solución de fijación que se vaya a utilizar (habitualmente paraformaldehído al 4 %). Sin embargo, si se va a homogeneizar el tejido para obtener RNA o DNA, habrá que optar por una congelación rápida sin ningún tipo de fijación previa.

La obtención de muestras sanguíneas es un poco más complicada, sobre todo en animales de pequeño tamaño, ya que realizar extracciones seriadas puede ser peligroso para la supervivencia del animal aun así, éstas resultan de gran ayuda para analizar muestras similares a las que se obtienen en humanos.

3   Modelos *in vitro*

Los modelos *in vitro* son los que permiten estudiar la patología fuera de un organismo vivo habiendo sido reproducidas parcialmente las condiciones existentes *in vivo*. Se pueden elaborar estudios a nivel celular o tisular. En ambos casos se ejerce un control total sobre el entorno fisicoquímico (pH, temperatura, presión osmótica, presión de O_2 y de CO_2).

El estudio de la isquemia cerebral a nivel celular o tisular a través de cultivos *in vitro* permite investigar sobre funciones fundamentales (diferenciación, proliferación y muerte celular), y, además, permite llevar a cabo ensayos de toxicidad farmacológica o estudios de la expresión génica y proteica en un ambiente isquémico.

Aunque los modelos *in vivo* resultan más atractivos porque con ellos se reproduce la isquemia cerebral de forma bastante exacta en un organismo vivo, los modelos *in vitro* posibilitan un estudio más aislado en un contexto muy específico de los procesos biológicos. Responden, por lo tanto, de manera más precisa a las hipótesis planteadas pero hay que ser cautos al hacer la traslación de los resultados a un contexto *in vivo* y sobre todo al extrapolar los resultados a la patología humana.

3.1   *Consideraciones generales*

Para llevar a cabo cualquier tipo de modelo *in vitro* es imprescindible mantener un ambiente lo más estéril posible. De esta forma, el buen funcionamiento del sistema quedará garantizado y se evitarán contaminaciones de patógenos u otras células que puedan interferir en los resultados.

Cada modelo y cultivo deberá mantenerse en las condiciones apropiadas para su crecimiento óptimo y tendrá sus necesidades específicas, pero ciertas consideraciones generales pueden aplicarse a casi todos los cultivos.

3.1.1 *El mantenimiento* in vitro

En el mantenimiento de la mayoría de sistemas de cultivo *in vitro* deben confluir tres factores clave:

- La temperatura, que debe mantenerse ajustada a los 37º C con mínimas variaciones.
- El ambiente; lo ideal es una atmósfera húmeda con una concentración aproximadamente del 5 % de CO_2 en aire.
- El medio de crecimiento, que debe aportar todos los nutrientes necesarios específicos para cada sistema de cultivo y un pH adecuado.

El buen control de la temperatura y de la atmósfera de crecimiento se consigue mediante el uso de incubadores de CO_2, dentro de los cuales se mantienen los cultivos y que permiten un control exacto de estos parámetros. Para aportar los nutrientes necesarios y un pH cercano a 7,4 se usan medios de cultivo basales (DMEM, RPMI, etc.) con una serie de complementos o suplementos muy específicos según los tipos celulares que se cultiven. Todo esto, además, se suele suplementar con antibióticos que ayudarán a prevenir contaminaciones de bacterias u hongos, y a veces con una solución de rojo fenol como indicador de pH, que virará a amarillo si se da un crecimiento anómalo o si se detecta contaminación bacteriana.

3.1.2 *Inducción de la isquemia por hipoxia o por privación de oxígeno y nutrientes*

En los modelos *in vitro* de isquemia cerebral, los efectos de la patología a nivel tisular o celular se inducen o simulan por privación de oxígeno y glucosa (OGD, del inglés *oxygen/glucose deprivation*).[26] Este método es el más aceptado, pero a veces también se utiliza la simple privación de oxígeno o glucosa.

Para inducir la hipoxia, los cultivos se incuban en una cámara hermética a 37º C y en una cámara anaeróbica con una atmósfera del 95 % N_2 y 5 % CO_2 o del 90 % N_2, 5 % CO_2 y 5 % H_2; si además se lleva a cabo la privación de nutrientes, es necesario cambiar el medio por un tampón sin glucosa ni suplementos (medios basales estándar como DMEM o DMSO u otros utilizados frecuentemente en la inducción de la isquemia *in vitro* como Krebs, Locke-Hepes, EBSS, etc.). Es importante realizar una monitorización de los niveles de oxígeno; si no es posible realizar una anoxia total, éstos deben permanecer siempre por debajo del 0,5 % (situación de hipoxia). El tiempo de incubación dependerá del tipo de cultivo y siempre asegurando unas condiciones subletales que causen un daño significativo, en general entre 2 y 8 horas. Debe elaborarse también un grupo control en situación de normoxia y con medio tampón normal. Tras la fase de isquemia se pueden someter las células a un período de reperfusión por re-oxigenación en condiciones de normoxia y cambiando el medio libre de glucosa por medio completo.

Control
(Normoxia en tampón)
EBSS

OGD
(95% N2/5% CO2 en tampón EBSS
sin glucosa)

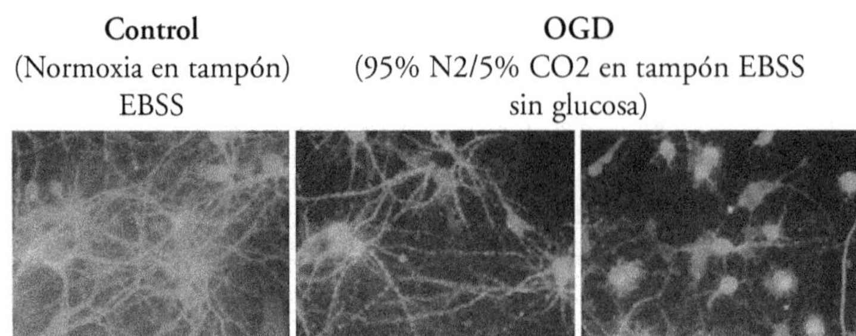

Figura 2. Modelo in vitro de isquemia cerebral. Cultivos primarios de neuronas corticales de embriones de rata sometidos a OGD (3 horas) y posterior re-oxigenación (24 horas). La inmunofluorescencia con el marcador neuronal MAP-2 permite apreciar una significativa reducción en el número de neuronas y de las sinapsis neuronales debido a la inducción de la isquemia in vitro.

La figura 2 muestra un cultivo de neuronas corticales de embriones de rata sometidos a una situación de isquemia por OGD durante 3 horas con una posterior re-oxigenación de 24 horas con la evidente pérdida de densidad neuronal y de conexiones sinápticas.

3.1.3   Modelos de excitotoxicidad

Al igual que en los modelos *in vivo*, se puede generar una situación de excitotoxicidad en el medio (especialmente en cultivos de neuronas) para simular la respuesta más inmediata a la isquemia cerebral a la que las células del parénquima cerebral se ven expuestas en los primeros minutos del evento.

Al igual que se ha expuesto en los modelos *in vivo*, el principal modelo de excitotoxicidad es por estimulación de los receptores del NMDA (mediante la exposición al glutamato o a alguno de sus análogos, como el N-methyl-D-aspartic acid). Estos modelos son de especial interés para evaluar el efecto de fármacos o substancias neuroprotectoras antagonistas de los receptores de glutamato.

3.2   Cultivos tisulares (Organotípicos)

Los cultivos organotípicos de isquemia cerebral son modelos experimentales que se sitúan entre los modelos *in vivo* y los cultivos primarios *in vitro*. El principio básico de este tipo de cultivos es obtener parénquima cerebral y cultivarlo posteriormente en un sistema experimental *ex vivo*. Estos modelos presentan algunas ventajas frente a los cultivos primarios de células: los diferentes tipos celulares se mantienen en una organización tridimensional más fisiológica, los cultivos se mantienen varias semanas y se puede trabajar con células más maduras. En este sentido, los cultivos organotípicos permiten trabajar con parénquima cerebral postnatal entre el día 0 y el día 20, mientras que la disgregación del tejido para los cultivos primarios debe efectuarse sólo en embriones o entre el segundo y el cuarto día postnatal.

Este tipo de cultivos pueden experimentarse en rebanadas enteras de cerebro o aislando áreas concretas del cerebro (con un grosor máximo de 500 micras). Los cultivos de córtex y de hipocampo son los que más se utilizan para estudiar la isquemia cerebral, y especialmente para estudiar la muerte neuronal.[27,28]

3.3 *Cultivos celulares*

El cultivo *in vitro* de células totalmente aisladas de sus respectivos órganos o sistemas puede llevarse a cabo de forma pura o mixta. En la forma pura, cerca del 100 % de las células son del mismo tipo y es un modelo que permite estudiar la implicación o respuesta específica. En la forma mixta existen distintos tipos de célula y es un modelo indicado para estudiar un sistema más cercano al fisiológico.

Habitualmente, las células en cultivo crecen en monocapa. Ello significa que las células se adhieren a un substrato y, después, inician la proliferación. Por este motivo, algunos tipos celulares o líneas requieren que el fondo de la placa de cultivo sea recubierto previamente con el substrato adecuado (colágeno, fibronectina, poli-D-lisina, etc.) y así poder anclarse e iniciar la proliferación. Aunque la mayor parte de las células proliferan de esta manera, otras crecen en suspensión y no necesitan anclarse a un sustrato para proliferar.

Las células pueden obtenerse directamente del parénquima cerebral en cultivos primarios. Así pueden resultar más interesantes ya que tienen un comportamiento más cercano al fisiológico, pero el período de vida es muy limitado y el crecimiento, lento. Por otro lado, existen diversas líneas celulares en las que se ha llevado a cabo una transformación genética. Mediante este proceso las células adquieren una capacidad ilimitada de crecimiento y una elevada tasa de crecimiento, pero sin embargo pueden perder parte de su comportamiento fisiológico y su morfología original.

3.3.1 *Cultivos primarios*

En los cultivos primarios de células del sistema nervioso, las células se obtienen directamente de un organismo vivo por disgregación del tejido cerebral. Actualmente, es posible practicar cultivos de todos los tipos celulares integrantes exclusivos del SNC (neurona, astrocito, endotelio, pericito, microglía, oligodendrocito, músculo liso), procedentes generalmente de roedores o bovinos. Los cultivos primarios de células humanas también se pueden realizar pero implican muchas dificultades debido a la limitada inaccesibilidad del tejido cerebral en condiciones *in vivo* (sólo en algún tipo de cirugías) y a la necesidad de obtener el tejido rápidamente si es *post-mortem*. Los cultivos más utilizados en modelos de isquemia cerebral *in vitro* son los de neurona y astrocito de roedor.

Los cultivos primarios por excelencia en el estudio de la isquemia cerebral son los de neurona. Aunque se pueden efectuar diferentes tipos de cultivo, habitualmente se utilizan neuronas corticales o del hipocampo de embriones de rata o ratón procedentes de los días 16 y 18 embrionario. Las neuronas obtenidas del proceso de disgregación se mantienen en el medio de cultivo apropiado (por ejemplo, Neurobasal con el suplemento B27) y cada 3 o 4 días se cambia parte del medio. Las células no se dividen, pero maduran y, generalmente. se utilizan entre los días 10 y 15 para llevar a cabo los experimentos pertinentes, cuando los receptores NMDA están ya maduros. Algunos protocolos incorporan en el medio de cultivo anti-mitóticos; éstos evitan que los astrocitos crezcan y proliferen, con lo cual se consigue un cultivo neuronal puro. Actualmente, es posible elaborar cultivos primarios de neuronas obtenidas de fetos humanos pero no de adultos.

En modelos de isquemia cerebral también son muy utilizados los cultivos de glía como células de soporte vital para la correcta función neuronal (astrocito, microglía y oligodendrocitos). El cultivo de células gliales se obtiene, habitualmente, a partir de la disgregación del córtex cerebral de crías de rata o ratón en los días 0 o 3 postnatal. Las células se mantienen en un medio con suero, generalmente DMEM, y se siembran a alta densidad (2-3x10^5células/cm^2). De esta manera, se forma una capa de astrocitos ricos en filamentos gliales en el fondo de la placa con oligodendrocitos y microglía por encima. Por un proceso de agitación (a unas 200 rpm) se recolecta primero la microglía y, posteriormente, con una exposición más larga a la agitación, se colectan los oligodendrocitos; por su parte, los astrocitos se mantienen en el fondo de la placa[29,30]. Si el cultivo se siembra a menor densidad (5x10^4células/cm^2), sólo se formará una capa de astrocitos[31]. Es factible elaborar cultivos de células gliales humanas, tanto de astrocitos, oligodendrocitos como de microglía, obtenidas de individuos adultos.

3.3.2 *Líneas celulares*

Las líneas celulares están transformadas genéticamente y, por lo tanto, pierden algunas de las características del tipo celular original. Sin embargo, resultan muy útiles debido a su gran capacidad de expansión.

Algunas de las líneas neuronales más utilizadas en modelos de isquemia cerebral son las derivadas de un neuroblastoma (las SH-SY5Y, originalmente aisladas de un tumor metastático de hueso en una mujer), de un feocromocitoma (las PC12, aisladas de la médula adrenal en una rata). Las PC12 son de especial interés en estudios de plasticidad neuronal, ya que en presencia de NGF (del inglés, *nerve growth factor*) detienen su crecimiento y sufren un proceso de diferenciación neuronal, desarrollando axones, dendritas y conexiones sinápticas y mostrando un fenotipo totalmente neuronal.

También son muy utilizadas las líneas de astrocitos derivadas de astrocitomas humanos (SW1088 o U373 MG) o células endoteliales transformadas humanas (BMEC, del inglés, *brain microvascular endothelial cells*) o de rata (RBE4, del inglés, *rat brain endothelium 4*). Éstos son sólo algunos ejemplos de líneas para modelos *in vitro* de isquemia cerebral, pero existen muchas otras que también se utilizan.

3.3.3 Cultivos mixtos

Aunque las técnicas actuales nos permiten elaborar cultivos puros de un único tipo celular, los cultivos mixtos (co-cultivos, habitualmente con dos tipos celulares distintos) son también muy interesantes, puesto que permiten reproducir, quizás mejor, las condiciones fisiológicas en las que se encuentran las células en el organismo y permiten explorar interacciones entre ellas. Existe la posibilidad de efectuar multitud de cultivos mixtos combinando cultivos primarios o bien cultivos primarios con líneas celulares o de dos líneas celulares distintas. Estos cultivos resultan muy interesantes ya que reproducen un microsistema más fisiológico (especialmente los de co-cultivos primarios).

3.3.4 Modelos de barrera hematoencefálica

Teniendo en cuenta las limitaciones que tiene su estudio *in vivo* y debido al exclusivo sistema vascular que supone la BHE y al papel clave que ejerce en el desarrollo de la isquemia cerebral, intentar reproducir *in vitro* un sistema como éste resulta de gran interés. Aunque se han desarrollado diferentes modelos de BHE, hoy en día no se dispone todavía de un modelo bien establecido. El cultivo puede elaborarse a partir de cerebros de roedores, aunque también es habitual su obtención de cerebros bovinos y es relativamente fácil producir cultivos con células humanas (de hecho existen algunas líneas transformadas derivadas de endotelio cerebral humano).

Dado que las células endoteliales de los capilares cerebrales son las principales responsables de formar la BHE, estos cultivos se han utilizado tradicionalmente como modelos simples de barrera.[32] Otros modelos incluyen la presencia de astrocitos, otro tipo celular clave de la BHE estrechamente relacionadas con las células endoteliales, en co-cultivos con células endoteliales cerebrales. También se realizan co-cultivos con células de la microglía o pericitos, otros componentes *in vivo* de la BHE y la generación de modelos tridimensionales.[33,34]

3.4 Evaluación del modelo in vitro

Después de llevar a cabo el modelo experimental *in vitro* más adecuado para cada estudio, llega el momento de su evaluación para determinar la respuesta celular a la isquemia, la eficacia de un tratamiento, el grado de neuroprotección, etc. Además de las observaciones estándar referentes a la morfología celular y a las técnicas específicas que se decidan aplicar (immunohisto/cito-química, *western blot*, RT-PCR, etc.), la mayoría de estudios de isquemia experimental *in vitro* comparten unos mismos objetivos.

3.4.1 Viabilidad y toxicidad celular

Es de gran importancia la determinación de la viabilidad celular y toxicidad tras la exposición en un ambiente exógeno concreto o para la evaluación del grado de neuroprotección tras la inducción de la isquemia. Tradicionalmente, los dos métodos más utilizados son los ensayos de MTT y LDH que valoran la viabilidad celular y la citotoxicidad, respectivamente.

El MTT (3-(4,5-Dimethylthiazol-2-yl)-2,5-diphenyltetrazolium bromide) se reduce a formazán a nivel mitocondrial sólo cuando las reductasas mitocondriales están activas; dependerá, por lo tanto, directamente del número de células vivas y viables. Posteriormente, el formazán se solubiliza, habitualmente con DMSO (del inglés, *dimethyl sulfoxide*) y se obtiene una solución de color azul-violeta que puede leerse por colorimetría con un espectrofotómetro.[35] Los cultivos no tratados servirán de controles frente a los cultivos tratados en los que se podrá determinar la reducción de la viabilidad celular respecto al control, los resultados se expresan habitualmente como porcentajes. Este tipo de ensayo permite recoger y guardar el medio de cultivo para posteriores análisis, pero su principal desventaja consiste en que si se da una proliferación celular significativa y desigual entre los grupos de estudio, puede confundir los resultados.

El otro ensayo de toxicidad celular ampliamente utilizado es el LDH (del inglés, *lactate dehydrogenase*), una enzima citoplasmática presente tanto animales como en plantas que cataliza la conversión del lactato a piruvato. Esta enzima se acumula en el medio de cultivo cuando las células pierden integridad de la membrana celular por citotoxicidad. Actualmente, existen diferentes *kits* comerciales que permiten detectar la presencia de LDH también por colorimetría a través de un espectrofotómetro. Es importante tener en cuenta que la enzima LDH está presente en sueros animales y que esto puede confundir los resultados si se usan medios con suero. Por otro lado, el efecto de la posible proliferación celular se puede evitar si se miden los niveles de LDH liberado en el medio y en el interior de las células y expresando los resultados como porcentaje liberado respecto al total.

3.4.2 *Proliferación*

Otro parámetro que puede ser importante determinar, es la proliferación celular. Existen diferentes métodos para valorar la tasa de proliferación, pero los más comunes son el recuento de células, la incorporación de BrdU o el ensayo del MTT.

La incorporación de BrdU exógeno (del inglés, *5-bromo-2-deoxyuridine*), un análogo sintético de la base Timina, quizá sea el método más utilizado. Durante la división celular, cuando las células replican su ADN durante la fase S del ciclo celular, se incorpora al nuevo ADN. Posteriormente, se lleva a cabo una inmunodetección de BrdU incorporada en las diferentes condiciones experimentales y control. Debe tenerse siempre en cuenta que la incorporación de BrdU también se puede producir en células apoptóticas cuando el ADN está dañado y que las polimerasas intentarán repararlo incorporando nuevas bases.

Otro método más clásico es el simple recuento del número de células. Puede hacerse tomando imágenes de diferentes campos del mismo cultivo o colectando las células y contándolas posteriormente en un hematocitómetro. Para efectuar un recuento adecuado y correcto hay que evitar incluir células no viables o muertas que persistan en el cultivo porque pueden confundir los resultados. Para ello es importante practicar ensayos paralelos, con los que confirmar los resultados. En el recuento celular se puede incluir, por ejemplo, la tinción con azul de tripán (si hay rotura de la membrana celular, el colorante penetrará en el citoplasma y las células inviables aparecerán de color azul). También se pueden utilizar ensayos comerciales que permiten distinguir entre células vivas y muertas.

Finalmente, el ensayo del MTT es otro método que permite determinar la tasa de proliferación celular.[35] En este caso las células muertas o inviables que estén en el cultivo no interfieren en los resultados.

3.4.3   *Valoración de la expresión génica y/o proteica*

Otro objetivo clave en muchos estudios será la valoración y cuantificación de la expresión génica o proteica en el modelo experimental que se esté aplicando. Para ello los cultivos celulares o tisulares ofrecen tres posibles fracciones sobre las que trabajar: el medio de cultivo (extracelular), el contenido proteico intracelular y el material genético (tanto ADN como ARN).

En el medio de cultivo se pueden determinar los factores secretados por las células o el tejido. En el lisado celular o tisular se puede determinar la síntesis proteica. Además, estas dos fracciones pueden utilizarse como medios condicionantes para el crecimiento de otros cultivos y determinar el efecto paracrino sobre otras células. Finalmente, la sencillez con la que hoy en día se puede aislar material genético posibilita multitud de ensayos que permiten determinar la expresión génica con relativa facilidad.

4   Conclusiones

Hoy en día, el estudio de la isquemia cerebral a través de modelos experimentales es absolutamente imprescindible para el mejor entendimiento de la enfermedad, el estudio de procesos fisio-patológicos y la valoración de nuevos fármacos o terapias para prevenir y tratar el ictus. El investigador que se proponga estudiar la isquemia cerebral con un modelo *in vivo* o *in vitro* deberá ser capaz de diseñar un buen modelo experimental ajustado a la patología humana y controlar las limitaciones de su modelo para poder trasladar los resultados obtenidos al ser humano. Sin embargo, a pesar de su gran importancia en las investigaciones actuales en isquemia cerebral humana, pasan a un segundo plano frente a potenciales estudios en el ser humano, y los resultados obtenidos de un modelo experimental deben tomarse siempre con cautela.

BIBLIOGRAFÍA

1. Ginsberg MD. Models of cerebral ischemia in the rodent. In: A Schurr. BM Rigor (eds.) Cerebral ischemia and resuscitation. CRC Press, Boca Raton. 1990:1-19.
2. Traystman RJ. Animal Models of Focal and Global Cerebral Ischemia. ILAR Journal. 2003; 44(2).
3. Hau J. Animal Models. In: Hau J, van Hoosier JGL (eds.) Handbook of Laboratory Animal Science, second edition, volume II animal models. CRC Press, Boca Raton. 2002:1 8.
4. Okamoto K. Spontaneous hypertension in rats. Int Rev Exp Pathol. 1969; 7: 227-70.
5. Yamori Y. Development of the Spontaneously Hypertensive Rat (SHR) and of various spontaneous rat models, and their implications. En: de Jong W (ed.) Handbook

of Hypertension Vol. 4. Experimental and genetic models of hypertension. Elsevier, Amsterdam, Nueva York, Oxford. 1984: 224-39.

6. Kawaguchi M *et al.* Isoflurane delays but does not prevent cerebral infarction in rats subjected to focal ischemia. Anesthesiology. 2000; 92: 1335-342.

7. Lo EH *et al.* Mechanisms, challenges and opportunities in stroke. Nat Rev Neurosci. 2003; 4: 399-415.

8. Small DL *et al.* Biology of ischemic cerebral cell death. Prog Cardiovasc Dis. 1999; 42:185-207.

9. Pulsinelli WA and Brierley JB. A new model of bilateral hemispheric ischemia in the unanesthetized rat. Stroke. 1979; 10: 267-72.

10. Pulsinelli WA and Buchan AM. The four-vessel occlusion rat model: Method for complete occlusion of vertebral arteries and control of collateral circulation. Stroke. 1988; 19:913-14.

11. McBean DE, and Kelly PA. Rodent models of global cerebral ischemia: a comparison of two-vessel occlusion and four-vessel occlusion. Gen Pharmacol. 1998; 30: 431-34.

12. Smith ML *et al.* The density and distribution of ischemic brain injury in the rat following 2-10 min of forebrain ischemia. Acta Neuropathol. 1984; 64: 319-32.

13. Smith ML *et al.* Models for studying long-term recovery following forebrain ischemia in the rat. A 2-vessel occlusion model. Acta Neurol Scand 1984; 69: 385-401.

14. Kahn K. The natural course of experimental cerebral infarction in the gerbil. Neurology. 1972; 22: 510-15.

15. Tamura A *et al.* Focal cerebral ischaemia in the rat: 1. Description of technique and early neuropathological consequences following middle cerebral artery occlusion. J Cereb Blood Flow Metab. 1981; 1: 53-60.

16. Longa EZ *et al.* Reversible middle cerebral artery occlusion without craniectomy in rats. Stroke. 1989; 20: 84-91.

17. Zhang ZG *et al.* A new rat model of thrombotic focal cerebral ischemia. J Cereb Blood Flow Metab. 1997; 17: 123–35.

18. Zhang Z *et al.* A mouse model of embolic focal cerebral ischemia. J Cereb Blood Flow Metab. 1997; 17: 1081-088.

19. Zhang RL *et al.* A rat model of focal embolic cerebral ischemia. Brain Res. 1997; 766: 83-92.

20. Bederson JB *et al.* Evaluation of 2,3,5-triphenyltetrazolium chloride as a stain for detection and quantification of experimental cerebral infarction in rats. Stroke. 1986; 17: 1304-308.

21. Choudhri TF *et al.* Use of a Spectrophotometric hemoglobin assay to objectively quantify intracerebral hemorrhage in mice. Stroke. 1997; 28: 2296-302.

22. Montoya CP *et al.* The «staircase test»: a measure of independent forelimb reaching and grasping abilities in rats. J Neurosci Methods. 1991; 36: 219–28.

23. Rogers DC *et al.* Correlation between motor impairment and infarct volume after permanent and transient middle cerebral artery occlusion in the rat. Stroke. 1997; 28: 2060-065.

24. Freret T *et al.* Long-term functional outcome following transient middle cerebral artery occlusion in the rat: correlation between brain damage and behavioral impairment. Behav Neurosci. 2006; 120: 1285-298.

25. Morris RG *et al.* Place navigation impaired in rats with hippocampal lesions. Nature. 1982; 297: 681–83.

26. Goldberg MP and Choi DW. Combined oxygen and glucose deprivation in cortical cell culture: calcium-dependent and calcium-independent mechanisms of neuronal injury. J Neurosci. 1993; 13: 3510-524.

27. Muller de *et al.* Interface organotypic hippocampal slice cultures. In: Fedoroff S, Richardson A (eds.) Protocols for neural cell culture, third edition. Humana Press Inc. Totowa, New Jersey. 2001: 12-28.

28. Schurr A and Rigor BM. The use of brain slices in the study of cerebral hypoxia-ischemia and resuscitation. In: A Schurr. BM Rigor (eds.) Cerebral ischemia and resuscitation. CRC Press, Boca Raton. 1990:1-19.

29. Cole R and de Vellis J. Preparation od Astrocyte, oligodendrocyte and microglia cultures from primary rat cerebral cultures. In: Fedoroff S, Richardson A (eds.) Protocols for neural cell culture, third edition. Humana Press Inc. Totowa, Nueva Jersey. 2001:117-28.

30. Giulian D and Baker TJ. Characterization of ameboid microglia isolated from developing mammalian brain. J Neurosci. 1986; 6: 2163-178.

31. McCarthy KD and de Vellis J. Preparation of separate astroglial and oligodendroglial cell cultures from rat cerebral tissue. J Cell Biol. 1980; 85: 890-902.

32. Schulze C. Endothelium of the brain. In: Bicknell R (ed.) Handbooks in practical cell biology. Endothelial cell culture. Cambridge University Press. Cambridge. 1996: 37-54.

33. Stanness KA *et al.* Morphological and functional characterization of an in vitro blood-brain barrier model. Brain Res. 1997; 771: 329-42.

34. Cucullo L *et al.* A new dynamic in vitro model for the multidimensional study of astrocyte-endothelial cell interactions at the blood-brain barrier. Brain Res. 2002; 951: 243-54.

35. Mosmann T *et al.* Rapid colorimetric assay for cellular growth and survival: Application to proliferation and cytotoxicity assays. J. Immunol Meth. 1983; 65: 55-63.

Chapter 3. The neurovascular unit concept

A. Rosell, M. Ning, J. Montaner, X. Wang, E. H. Lo

Departments of Radiology and Neurology
Massachusetts General Hospital, and Program
in Neuroscience, Harvard Medical School
Charlestown

Data for correspondence
Massachusetts General Hospital
Dr. Eng H. Lo
lo@helix.mgh.harvard.edu

1   The conceptual model of the neurovascular unit

Stroke triggers a complex cascade of pathophysiologic events in the brain, which ultimately lead to cell death and infarction. Significant progress has been made in dissecting the molecular pathways that mediate neuronal death. Broadly speaking, these include mechanisms of excitotoxicity, oxidative stress, and apoptotic-like cell death. However, notwithstanding these major advances in the neurobiology of stroke, successful neuroprotective therapies still need to be clinically defined. Indeed, much pessimism and nihilism has followed the failures of several stroke neuroprotection trials in the past decade.[1]

An emerging idea in stroke research is that a purely neurocentric approach may not be enough, and that a more integrative philosophy may be necessary. Historically, the neuron, as the signalling unit of neurotransmission and the key to the function of the nervous system, has been the conceptual focus for almost all neuroscience research. Thus, it has traditionally been viewed as the most important cell type within the central nervous system, and it has been the focus of much brain pathology research. However, in recent years there has been a growing recognition that integrated brain function and dysfunction arise from the complex interactions between a network of multiple cell types, including neurons, astrocytes, oligodendrocytes, microglia, and the microvascular endothelial cells comprising the cerebral vasculature.[2-4] The NINDS stroke progress review group identified the «neurovascular unit» as a conceptual model that emphasizes cell-cell and cell-matrix signaling between all the cells of the brain.[5] The fundamental unit comprises neuron, astrocyte and endothelium, but it will also include oligodendrocytes and axonal compartments in white matter. In addition to a physical association in the same microenvironment, these cells also interact with each other through positive and negative feedback mechanisms.[6,7]

By incorporating the concept of the neurovascular unit, brain pathology investigations have reached a new level of complexity, and treatment modalities that target this integrated unit may ultimately yield more therapeutically useful results. Indeed, most of the major advances achieved in the past decade in the treatment of CNS disorders have largely been based on preservation of the neuron, although the clinical trials that have followed have not shown the benefits. The lack of therapeutic efficacy may be due to a variety of factors. One possibility is that therapies aimed at neuronal survival may fail to support other cell types. Thus, an effort is being made to study the neurovascular unit as a therapeutic target in many current research endeavors. This course of investigation is intuitive when one considers the brain from a functional perspective. Signal transduction requires interaction between the neuron and astrocyte, which mediates neurotransmitter release and re-uptake at the synapse. The integrity of the blood-brain barrier depends on signaling between the astrocyte and the cerebral microvascular endothelial cells. In addition, hemodynamic coupling between neuronal firing and vascular response allows for matching blood supply to metabolic demand. A simplified schematic in Figure 1 summarizes these interactions.

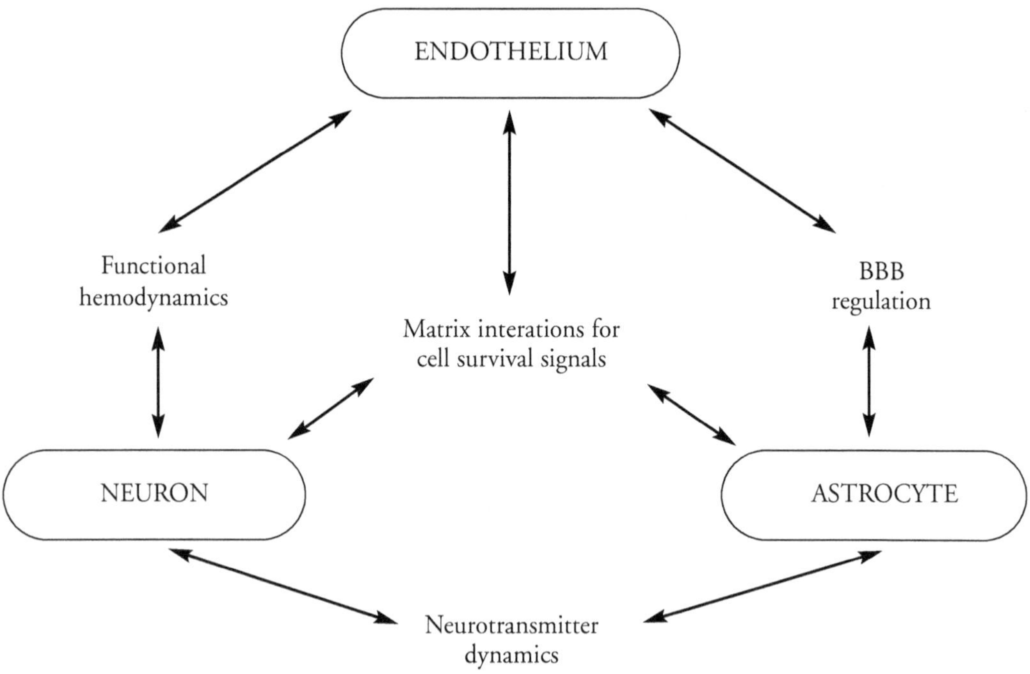

Figure 1. Schematic of the basic neurovascular unit showing functional interactions between neuron, astrocyte and cerebral endothelium. However, other cell types including smooth muscle cells, pericytes, as well as oligodendrocytes and axons in white matter should be considered.

In this chapter, we will briefly review recent advances in the following areas related to the neurovascular unit that may provide future therapies for stroke: neurovascular matrix degradation and blood-brain barrier disruption; interactions between neurovascular inflammation and secondary tissue damage; cell-matrix interactions and prevention of anoikis-like cell death in all components of the neurovascular unit; and the signaling systems within the neurovascular unit that might be used to enhance angiogenesis and neurogenesis in brain repair.

2   Importance of the neurovascular barriers

Basically, the neurovascular unit is assembled from endothelial cells of the capillary wall, the extracellular matrix of the basal lamina, the end-feet of astrocytes that surround the microvessel and the adjacent neuron. Moreover, it is likely that pericytes and microglia will also contribute, and of course oligodendroglial and axonal compartments will be present in white matter. Cell-cell interactions between these various components thus provide the anatomical and functional neurovascular barriers that separate blood from the brain, i.e. the blood-brain barrier (BBB). The BBB is essential for the maintenance and regulation of the brain's microenvironment. The main features of BBB endothelial cells are an extremely low rate of transcytotic vesicles and a restrictive paracellular diffusion barrier. The BBB is composed of tight junctions between adjacent endothelial cells that form a continuous network of intramembrane proteins intimately linked to the actin cytoskeleton.[8,9] These include transmembrane proteins (claudin, occludin, etc) as well as cytoplasmic proteins (zona occludens, cingulin etc). These proteins can be phosphorylated and modulated by many signaling pathways. Cell-cell communication plays a key role; many studies have demonstrated that astrocytes significantly contribute to the BBB phenotype in endothelium.[9] Finally, and associated with the BBB, a second permeability barrier may be mediated by the basal lamina, which is a specialized part of the extracellular matrix (ECM) surrounding the microvascular endothelium.[10] The primary ECM substrates in the brain include type IV collagen, laminin, fibronectin, entactin, thrombospondin, and various proteoglycans and heparan sulphates. Importantly, the matrix also serves as a signaling medium that allows cells to communicate with each other and presumably to regulate the BBB.

Disruption of the BBB in stroke has been classically associated with oxidative stress.[11] Oxygen and nitrogen radicals may damage vascular lipids and proteins, leading to mechanical leakage in the neurovascular barriers. In experimental stroke models, pharmacologic anti-oxidants reduce BBB injury.[12] In transgenic mice overexpressing superoxide dismutase, vascular injury and edema is ameliorated after focal cerebral ischemia.[13] These cascades of oxidative stress may represent central initial points of cellular injury that comprise logical therapeutic targets. However, once oxidative injury has been triggered, pathophysiology ensues further downstream. These include pathways of neurovascular inflammation, which may serve to amplify tissue damage after stroke and the dysregulation of some proteases with subsequent aberrant proteolysis of neurovascular matrix substrates, essential for homeostasis within the neurovascular unit.

3 Neurovascular inflammation

Cerebral ischemia-reperfusion is a potent trigger of inflammatory cytokines and protease secretion by microglia, leukocytes and resident cells of the neurovascular unit. Once the neurovascular barriers are breached, multiple neuroinflammatory cascades become activated, potentially leading to further secondary brain injury. These include alterations in cytokine/chemokine profiles, adhesion molecule expression, and tight junction protein regulation.[14]

Post-ischemic neuroinflammation is a progressive process, whereby interactions between activated endothelium and leukocytes and neutrophils play dominant roles. Under basal physiological conditions, the brain microvascular endothelium acts as a barrier to the immune system that limits the entry of polymorphonuclear neutrophils and other blood elements. Following ischemia, polymorphonuclear leukocytes are often the first hemopoietic cells to infiltrate the brain, and contribute to the development of secondary damage, by causing capillary plugging, microvascular permeabilization, edema and hemorrhage via secreted free radicals, cytokines/chemokines, lipid-derived mediators and proteases.[15,16] Adhesion molecules, in particular, play a critical role in mediating inflammation via cellular transmigration across neurovascular barriers. The selectin family mediates leukocyte-endothelial cell and leukocyte-platelet adhesive interactions. E- and P-selectins demonstrate an inducible response in activated endothelial cells within the first few hours of cerebral ischemia, whereas leukocyte (L) selectin is constitutively expressed on leukocytes.[17]

In addition to cytokines and cellular adhesion, leukocyte trafficking also affects the regulation of the tight junction complex, thereby changing the BBB function.[18] Leukocyte recruitment following IL-1 β injection into the brain can trigger signal transduction cascades, leading to junctional disorganization with a breakdown of key components including occludin and ZO1.[19] Specific subsets of vessels undergo extensive leukocyte adhesion and cuffing. Positive feedback may also occur via TNF-alpha and/or IL-1-induced upregulation in the intercellular adhesion molecule ICAM-1, that amplifies leukocyte transmigration even more.[20] ICAMs are barely detectable in the normal brain, but become rapidly upregulated after cerebral ischemia. Finally, protease activity, resulting from leukocytes binding to activated endothelium, may also lead to proteolytic degradation of catenin, a component of the endothelial cell-to-cell junction.[21]

Neurovascular unit responses also depend on adhesion receptors that link cellular components to specific extracellular matrix ligands. Laminins, a major component of the basal lamina, are ligands for the integrin heterodimers $\alpha_1\beta_1$ (VLA-1) and $\alpha_6\beta_4$. After experimental focal cerebral ischemia, microvascular expression of integrins $\alpha_1\beta_1$ and $\alpha_6\beta_4$ becomes rapidly reduced relative to their ligands, reflecting an early loss of connective integrity between the vessel wall and the surrounding matrix with adjacent astrocytes.[22] A gradual loss of laminin-1, laminin-5, cellular fibronectin and collagen IV antigens within the basal lamina/extracellular matrix also occurs, and this may reflect complicated processes of secondary injury that may be therapeutically targeted.[23,24] Several experimental studies have demonstrated a significant correlation between the development of hemorrhagic transformation and regional loss of basal lamina markers after acute strokes.[25,26] Extracellular proteases, discussed in the sections below, will obviously mediate many of these cascades.

Taken together, these multifactorial events following leukocyte-endothelial signaling and adhesion mediate the opening of neurovascular barriers that may underlie edema and hemorrhagic transformation after ischemia-reperfusion.

4   Extracellular matrix proteolysis: a dual role in acute and chronic stroke

Extracellular proteases also play a central role in stroke by degrading matrix substrates that are essential for homeostasis within the neurovascular unit. In the mammalian brain, the primary enzymes come from the serine protease family and the matrix metalloproteinase (MMP). These proteases act as major players during brain development by altering the matrix and allowing cellular migration and neurite and axonal extension. However, after brain injury, these proteases become dysregulated and the subsequent aberrant proteolysis of the neurovascular matrix leads to BBB leakage and cell death.

4.1   Neurovascular proteolysis in the acute phase of stroke

In the context of acute neurovascular injury, MMPs may degrade basal lamina, weaken vessels, and predispose them to leakage and rupture. After human stroke and in experimental models of cerebral ischemia, many MMPs are significantly increased.[27-30] The overall data point to a deleterious role for MMPs, at least acutely. Treatment with MMP-inhibitors or MMP-neutralizing antibodies reduces edema and infarction in rat and mouse models with cerebral ischemia.[31,32] It was recently demonstrated that MMP-9 knockout mice had significantly smaller lesion volumes compared to wild-type mice after permanent and transient focal ischemia, emphasizing the central role of this protease, at least in mouse systems.[31] A similar finding was obtained after transient global cerebral ischemia, with hippocampal neuron death being significantly ameliorated in MMP-9 knockout mice.[33]

Recent studies suggest the role of MMPs in hemorrhagic transformations after stroke, since matrix degradation and subsequent BBB leakage was reduced in MMP-9 knockout mice.[34] In addition to vascular leakage, extracellular matrix proteases may also directly induce cell death. By disrupting homeostatic signals between cells and matrix, specialized modes of apoptosis called anoikis may be initiated.[35] In vivo and in vitro evidence is beginning to accumulate to support the importance of these novel mechanisms in stroke. In a nonhuman primate model of focal cerebral ischemia, areas in which vascular antigens are lost correlated with regions of neuronal injury.[22] The importance and relevance of these matrix mechanisms has been recently highlighted by the discovery that fibronectin knockout mice suffered increased neuronal apoptosis and brain infarction after focal cerebral ischemia.[36]

Besides MMPs, proteases from the plasminogen system are also involved. Clearly, the primary role for tPA would be beneficial lysis of the offending clot in acute ischemic stroke. However, accumulating data now suggest that pleiotropic and deleterious actions of tPA may also participate in neurovascular pathology. tPA knockout mice are protected against kainic acid hippocampal injury, focal and global cerebral ischemia.[37-39] These mechanisms may share anoikis-like properties like those discussed above for the MMPs. Although the main effect of tPA in stroke certainly occurs within the targeted vessel, these findings suggest that extra-vascular actions of tPA may complicate its intended role in clot lysis.

4.2 Neurovascular remodeling after stroke

In this chapter we have reviewed investigations supporting the idea that dysregulation in neurovascular proteases, such as MMPs, may underlie tissue damage during acute stroke and partly explain some of the complications of thrombolytic therapy. In this section, we explore the idea that, in contrast to acute pathology, neurovascular proteases might contribute to beneficial remodeling during stroke recovery.

In the brain, MMPs are expressed during development and contribute to morphogenesis of the CNS.[28] MMPs affect cell-cell and cell-matrix interactions by cleavage of extracellular matrix proteins and regulation of the intercellular microenvironment. MMPs may also modulate bioavailable levels of various growth factors by processing pro-form precursors or by liberating active molecules from matrix-hidden compartments.

The subventricular zone (SVZ) of the lateral ventricles and the subgranular zone (SGZ) of the hippocampus are critical structures for neurogenesis in the adult brain. Increased neurogenesis can be triggered by CNS insults such as stroke or trauma.[40,41] Stroke leads to the expansion of the SVZ and produces BrdU-labeled immature cells and neural precursors in the SVZ.[42,43] Although what initiates and promotes endogenous neurogenesis has not been fully understood, upregulation of stem cells and growth factors are likely to affect stroke-induced neurogenesis. Implantation of stem cells can improve functional recovery in experimental stroke.[44] Newly generated neural precursors migrate toward infarcted areas, where they differentiate and express markers of neostriatal spiny neurons near damaged areas.[42] Mice deficient in MMP-9 show continued demyelination after injury, perhaps because of a failure to clear injury-induced deposits of NG2 proteoglycan.[45] At 2 weeks after stroke in mice, MMP-9 was enhanced in the SVZ and was colocalized with BrdU and neuroblast cells.[43] Furthermore, inhibition of MMPs reduced the extension of neuroblast signals that extended from the SVZ into the damaged striatum. These data indicate that MMPs may contribute to endogenous repair mechanisms by helping the migration of neuroblasts after stroke.

After stroke, newly-born neuroblasts migrate from the SVZ to the peri-infarct cortex,[46] and increased vascular remodeling is also found in this area.[47] Vascular endothelial cells secrete growth factors and chemokines, which may support the survival of newly formed neurons. The administration of human cord blood-derived CD 34[+] cells following stroke induces neovascularization in the peri-infarct cortex and increases neuroblast migration to the damaged cortex.[48] Because of the close relationship between angiogenesis and neurogenesis, it is possible that neurovascular proteases may mediate some of these responses in terms of matrix remodeling. Moreover, the MMP inhibitor GM 6001 interferes with long term potentiation and MMP-9 knockout mice also show impairments in long term potentiation and learning, whereas additional treatment with exogenous recombinant active MMP-9 to the null-mutant slices completely restored the deficient long term potentiation. MMPs also play a role in differentiation-induced axonal spouting, because MMP inhibitors impair functional recovery.[49]

Studies with functional MRI show that rats subjected to focal ischemia showed increased activation signals in the peri-infarct cortex at 2 weeks.[50] Might these areas represent foci of neurovascular remodeling, and could MMPs be involved as well? At 7 and 14 days, increased MMP-9 signals were found in the peri-infarct cortex, that colocalized with NeuN-positive and GFAP-positive cells.[51] Consistent with these findings, inhibition of MMP at 7 days after stroke results in a reduction in neuronal plasticity and vascular remodeling and additional tissue damage in the peri-infarct cortex.[51] Similar results were recently reported, whereby inhibition of MMP early on in inherited kidney disease in mice improved symptoms, but delayed MMP inhibition at later stages accelerated interstitial fibrosis and death.[52]

Ultimately, however, the emphasis should be that matrix proteases in general (not just MMP-9), contribute to matrix and trophic remodeling during the recovery phase after stroke and brain injury. The specificity of any particular protease may not be assured. It is likely that multiple proteases function in a complex network-like fashion as the brain seeks to heal itself.

5 Coupling neurogenesis and angiogenesis

After stroke, damaged neurovascular unit components and signaling need to be reestablished. At that point, both neurogenesis and angiogenesis are key processes and ongoing research has shown that they share many commonalities. These similarities include shared growth factors and receptors, similar signaling cues for new cell formation, cell migration, cell fate, formation of boundaries, and in many cases, a shared physical space as a result of parallel anatomic patterning and development.[53]

Taguchi and colleagues,[48] recently demonstrated that a cell-based angiogenic therapy after cerebral ischemia not only induces neovascularization but improves neuronal regeneration. In this study, human cord-blood derived CD34[+] cells, containing the subpopulation of endothelial progenitor cells (EPCs), were administered in mice subjected to 48-hour MCA occlusion. The authors demonstrated that transplantation of CD34[+] cells after stroke accelerates neovascularization and enhances endogenous neurogenesis, providing the first direct link between therapeutic neovascularization after stroke and neuronal regeneration.

In the area of shared growth factors, the best known factor is vascular endothelial growth factor-A (VEGF). The presence of VEGF immunoreactivity in tissue surrounding clusters of proliferating neuronal and endothelial precursors has been reported along with VEGF, and its receptor Flk-1 is also expressed within these clusters.[54] It has now been shown that VEGF is also expressed by neurons and astrocytes and plays a role in axonal growth and neuronal survival.[55,56] It is likely that VEGF and Flk-1 are involved in the regulation of both neural proliferation and new vessel formation.

The role of vascular endothelial growth factor VEGF is especially critical. Intravenous administration of VEGF to ischemic rats one hour post-ischemia increased BBB leakage, hemorrhagic transformation and injury.[57] Treatment with soluble VEGF receptor chimeric proteins, which inactivate endogenous signals, decreased brain edema and infarction.[58] Therefore, acute inhibition of endogenous VEGF may have therapeutic potential in early BBB leakage and hemorrhagic transformation after ischemic stroke. However, there are trade-offs between detrimental BBB leakage in the acute phase and the potentially beneficial aspects of VEGF actions that may mediate angiogenic recovery in the delayed periods after stroke.[59] Importantly, recent studies have demonstrated that angiogenesis and neurogenesis are tightly coordinated.[60] Neurons can synthesize VEGF, which then binds onto vascular receptors and promotes endothelial proliferation. In turn, endothelial cells can make the brain-derived neurotrophic factor BDNF, which stimulates neurite outgrowth.[61] Pathophysiology of the neurovascular unit may perturb these homeostatic interactions after stroke, and significantly influence neurological outcomes in addition to morphologic tissue infarction.

The converse situation, stimulation of angiogenesis by neural growth factors, has also been demonstrated. Interestingly, all of the 4 major families of neural guidance cues – ephrins, semaphorins, slits and netrins, have been shown to direct patterning in the vascular system. This is all the more remarkable considering that this functional overlap concerns both long-range guidance cues through soluble factors and short-range interactions of membrane-bound ephrins with their Eph receptors on target cells. This suggests a strong evolutionary link between axon guidance and neuronal migration on one hand, and vasculogenesis on the other. The ephrins and their Eph receptors, were originally known for their role in the patterning of the developing nervous system. Genetic ablation of either ephrin or its receptor, results in failure in angiogenic remodeling and midgestation lethality.[62,63] Netrins, another family of growth factors important in axonal growth and regeneration, also stimulate angiogenesis.[64] Through a combination of in vivo and in vitro assays, Wilson *et al.* showed that netrin-1,-2, and -4 induce migration, proliferation, and tube formation in multiple endothelial cell lines.

Further evidence of the tight link between neurogenesis and angiogenesis comes from the ultrastructural analysis of the subgranular zone (SGZ) of the adult mouse hippocampus, an area of active proliferation. The key findings include the following: *1)* A majority of the precursors in the SGZ proliferate in tight clusters of dividing neuronal, glial, and endothelial precursors. The clustering of these precursors in a single proliferative focus supports the idea that shared signaling processes are in place. *2)* Proliferating clusters are commonly found at sites of presumed angiogenesis. *3)* Many of the proliferating cells are endothelial precursors, but most of the new endothelial cells disappear over several weeks, suggesting that neurogenesis is associated with active vascular recruitment and subsequent remodeling.

Beyond being an interesting facet of biology, the crosstalk between neurogenesis and angiogenesis may be a powerful determinant of brain recovery following injury. As an example, we will draw upon the case of the neurovascular matrix metalloproteinases, mentioned above, since they play a role in angiogenesis, vasculogenesis, and neurogenesis. In doing so, they may have important effects on plasticity and remodeling. Neurogenesis has been shown to be upregulated after cerebral ischemia. Rates of neuroblast turnover are increased in the hippocampus after transient global cerebral ischemia.[65] In addition, there is evidence in rat stroke models that increased neuroblast migration was diverted away from the baseline rostral migratory stream toward the damaged striatum.[66] MMP-9, although associated with cell damage, may also be involved in a beneficial action by directing neuroblast migration. A recent study showed that doublecortin-positive neuroblasts co-localize with MMP-9 staining and that the inhibition of MMPs significantly thwarted the migratory response of these neuroblasts.[43]

Accordingly, current knowledge suggests that there is a cellular microenvironment that induces neuronal regeneration after stroke, where the coupling between angiogenesis and neurogenesis plays an important role. This unique environment was defined by others as the neurovascular niche [67] after they showed that angiogenesis and neurogenesis are linked thorough specific growth factors such as SDF-1 or Ang-1, which promote post-stroke neuroblast migration and behavioral recovery after focal cerebral ischemia in mice. Moreover, the authors demonstrate that new-born immature neurons are closely associated with the remodeling vasculature in the peri-infarct cortex.

As demonstrated in focal brain ischemia, angiogenesis and neurogenesis are part of the natural recovery process after brain injury. The possibility of targeting the neurovascular unit to enhance these responses may provide novel approaches for brain repair after stroke.

From a clinical perspective it is essential to apply animal model results to humans, but a critical point could be the possibility of monitoring in vivo remodeling angiogenesis related to stroke recovery and neurological outcome in our patients. Fortunately, MRI techniques have been successfully used in animal stroke models to monitor angiogenesis showing a good correlation with neurologic function, providing new tools for real-time monitoring of recovery after stroke.[68,69] In those investigations different MRI parameters, such as blood-to-brain transfer constant (Ki), CBF, CBV, T1, T2 are used to identify the cerebral tissue destined to undergo angiogenesis after cerebral ischemia, providing in vivo and noninvasive tools to assess stroke recovery in cell-based angiogenic therapies.

In summary, we now have very strong data suggesting that neurogenesis and angiogenesis are intricately linked. Further research may clarify the ways in which this coupling could provide a new therapeutic target after brain injury.

6 Conclusions

The NINDS Stroke Progress Review Group recommended a shift in emphasis from a purely neurocentric view of cell death towards a more integrative approach where responses in all brain cells and matrix are considered. The neurovascular unit (fundamentally comprising endothelium, astrocyte and neuron) provides a conceptual framework where cell-cell and cell-matrix signaling underlie the overall tissue response to stroke and its treatments.

Cell-cell signaling within the entire neurovascular unit is a fundamental requirement for both function and dysfunction in the brain. Accordingly, if these neurovascular signals are inherently critical to brain function, it is logical to propose that a scheme of pure neuroprotection alone will not be sufficient for the treatment of brain disease. In addition to neuroprotection, we will also require glioprotection and vasculoprotection.

BIBLIOGRAPHY

1. Schaller B and Graf R. Cerebral ischemia and reperfusion: the pathophysiologic concept as a basis for clinical therapy. J Cereb Blood Flow Metab 2004; 24: 351-71.
2. Abbott NJ, Ronnback L and Hansson E. Astrocyte-endothelial interactions at the blood-brain barrier. Nat Rev Neurosci 2006; 7: 41-53.
3. Iadecola C. Neurovascular regulation in the normal brain and in Alzheimer's disease. Nat Rev Neurosci 2004; 5: 347-60.
4. Park JA, Choi KS, Kim SY and Kim KW. Coordinated interaction of the vascular and nervous systems: from molecule- to cell-based approaches. Biochem Biophys Res Commun 2003; 311: 247-53.
5. Report of the NINDS Stroke Progress Review Group. 2002;1-116. Available at: www.ninds.gov/about_ninds/04_2002_stroke_PRG_report.htm.
6. Hawkins BT and Davis TP. The blood-brain barrier/neurovascular unit in health and disease. Pharmacol Rev 2005; 57: 173-85.
7. Lo EH, Broderick JP and Moskowitz MA. tPA and proteolysis in the neurovascular unit. Stroke 2004; 35: 354-56.
8. Wolburg H and Lippoldt A. Tight junctions of the blood-brain barrier: development, composition and regulation. Vascul Pharmacol 2002; 38: 323-37.
9. Huber JD, Egleton RD, Davis TP. Molecular physiology and pathophysiology of tight junctions in the blood-brain barrier. Trends in Neurosci 2001; 24: 719-25.
10. Yurchenco PD and Schittny JC. Molecular architecture of basement membranes. FASEB J 1990; 4: 1577-590.
11. Chan PH. Oxygen radicals in focal cerebral ischemia. Brain Pathol 1994; 4: 59-65
12. Franko J, Pomfy M, Novakova B, Bens L. Stobadine protects against ischemia-reperfusion induced morphological alterations of cerebral microcirculation in dogs. Life Sci 1999; 65: 1963-967.
13. Kondo T, Reaume AG, Huang T-T, Carlson E, Murakami K, Chen SF, Hoffman EK, Scott RW, Epstein CJ, Chan PH. Reduction of CuZn-superoxide dismutase activity exacerbates neuronal cell injury and edema formation after transient focal cerebral ischemia. J Neurosci 1997; 17: 4180-189.
14. Danton GH and Dietrich WD. Inflammatory mechanisms after ischemia and stroke. J Neuropathol Exp Neurol 2003; 62: 127-36.
15. Janoff A, Zeligs JD. Vascular injury and lysis of basement membrane in vitro by neutral protease of human leukocyte. Science 1968; 161: 702-04.
16. Weiss SJ, Peppin G, Ortiz X, Ragsdale C, Test ST. Oxidative autoactivation of latent collagenase by human neutrophils. Science 1985; 227: 747-49.
17. Zhang R, Chopp M, Zhang Z, Jiang N, Power C. The expression of P- and E-selectins in three models of middle cerebral artery occlusion. Brain Res 1998; 785: 207-14.
18. Couraud PO. Infiltration of inflammatory cells through brain endothelium. Pathol Biol 1998; 46: 176-80.
19. Bolton SJ, Anthony DC, Perry VH. Loss of the tight junction proteins occludin and zonula occludens-1 from cerebral vascular endothelium during neutrophil induced blood-brain barrier breakdown in vivo. Neuroscience 1998; 86: 1245-257.
20. Wong D and Dorovini-Zis K. Upregulation of intercellular adhesion molecule-1 (ICAM-1) expression in primary cultures of human brain microvessel endothelial cells by cytokines and lipopolysaccharide. J Neuroimmunol 1992; 39: 11-21.
21. Allport JR, Ding H, Collins T, Gerritsen ME, Luscinkas FW. Endothelial-dependent mechanisms regulate leukocyte transmigrationL a process involving the proteosome and disruption of vascular-endothelial -cadherin complex at endothelial cell-cell junctions. J Exp Med 1997; 186: 517-27.
22. Tagaya M, Haring HP, Stuiver I, Wagner S, Abumiya T, Lucero J, Lee P, Copeland BR, Seiffert D, del Zoppo GJ. Rapid loss of microvascular integrin expression during focal brain ischemia reflects neuron injury. J Cereb Blood Flow Metab 2001; 21: 835-46.
23. Hamann GF, Liebetrau M, Martens H, Burggraf D, Kloss CU, Bultemeier G, Wunderlich N, Jager G, Pfefferkorn T. Microvascular basal lamina injury after experimental focal cerebral ischemia and reperfusion in the rat. J Cereb Blood Flow Metab 2002; 22: 526-33.

24. Hamann GF, Okada Y, Fitridge R, del Zoppo GJ. Microvascular basal lamina antigens disappear during cerebral ischemia and reperfusion. Stroke 1995; 26: 2120-126.

25. Hamann GF, Okada Y, del Zoppo GJ. Hemorrhagic transformation and microvascular integrity during focal cerebral ischemia/reperfusion. J Cereb Blood Flow Metab 1996; 16: 1373-378.

26. Lo EH, Wang X, Cuzner ML. Extracellular proteolysis in brain injury and inflammation: role for plasminogen activators and matrix metalloproteinases. J Neurosci Res 2002; 69: 1-9.

27. Montaner J, Alvarez-Sabin J, Molina C, Angles A, Abilleira S, Arenillas J, Gonzalez MA, Monasterio J. Matrix metalloproteinase expression after human cardioembolic stroke: temporal profile and relation to neurological impairment. Stroke 2001; 32: 1759-766.

28. Rosell A, Ortega-Aznar A, Alvarez-Sabin J, Fernandez-Cadenas I, Ribo M, Molina CA, Lo EH, Montaner J. Increased brain expression of matrix metalloproteinase-9 after ischemic and hemorrhagic human stroke. Stroke 2006; 37: 1399-406.

29. Heo JH, Lucero J, Abumiya T, Koizol JA, Copeland BR, del Zoppo GJ. Matrix metalloproteinases increase very early during experimental focal cerebral ischemia. J Cereb Blood Flow Metab 1999; 19: 624-33.

30. Rosenberg GA, Navratil M, Barone F, Feuerstein G. Proteolytic cascade enzymes increase in focal cerebral ischemia in rat. J Cereb Blood Flow Metab 1996; 16: 360-66.

31. Asahi M, Asahi K, Jung JC, del Zoppo GJ, Fini ME, Lo EH. Role for matrix metalloproteinase 9 after focal cerebral ischemia: effects of gene knockout and enzyme inhibition with BB-94. J Cereb Blood Flow Metab 2000; 20: 1681-689.

32. Romanic AM, White RF, Arleth AJ, Ohlstein EH, Barone FC. Matrix metalloproteinase expression increases after cerebral focal ischemia in rats: inhibition of matrix metalloproteinase-9 reduces infarct size. Stroke 1998; 29: 1020-030.

33. Lee SR, Tsuji K, Lee SR, Lo EH. Role of matrix metalloproteinase in delayed neuronal damage after transient global cerebral ischemia. J Neurosci 2004; 24: 671-78.

34. Asahi M, Wang X, Mori T, Sumii T, Jung J-C, Moskowitz MA, Fini ME, Lo EH. Effects of matrix metalloproteinase-9 gene knock-out on the proteolysis of blood-brain barrier and white matter components after cerebral ischemia. J Neurosci 2001; 21: 7724-732.

35. Michel JB. Anoikis in the cardiovascular system: known and unknown extracellular mediators. Arterioscler Thromb Vasc Biol 2003; 23: 2146-154.

36. Sakai T, Johnson KJ, Murozono M, Sakai K, Magnuson MA, Wieloch T, Cronberg T, Isshiki A, Erickson HP, Fassler R. Plasma fibronectin supports neuronal survival and reduces brain injury following transient focal cerebral ischemia but is not essential for skin-wound healing and hemostasis. Nat Med 2001; 7: 324-30

37. Indyk JA, Chen ZL, Tsirka SE, Strickland S. Laminin chain expression suggests that laminin-10 is a major isoform in the mouse hippocampus and is degraded by the tissue plasminogen activator/plasmin protease cascade during excitotoxic injury. Neuroscience 2003; 116: 359-71.

38. Junge CE, Sugawara T, Mannaioni G, Alagarsamy S, Conn PJ, Brat DJ, Chan PH, Traynelis SF. The contribution of protease-activated receptor 1 to neuronal damage caused by transient focal cerebral ischemia. Proc Natl Acad Sci U S A 2003; 100: 13019-3024.

Lee SR, Lok J, Rosell A, Kim HY, Murata Y, Atochin D, Huang PL, Wang X, Ayata C, Moskowitz MA, Lo EH. Reduction of Hippocampal Cell Death and Proteolytic Responses in Tissue Plasminogen Activator Knockout Mice after Transient Global Cerebral Ischemia. Neuroscience 2007 (in press).

40. Arvidsson A, Collin T, Kirik D, Kokaia Z, Lindvall O. Neuronal replacement from endogenous precursors in the adult brain after stroke. Nat Med 2002; 8:963-70.

41. Chirumamilla S, Sun D, Bullock MR, Colello RJ. Traumatic brain injury induced cell proliferation in the adult mammalian central nervous system. J Neurotrauma 2002;19:693-703.

42. Parent JM, Vexler ZS, Gong C, Derugin N, Ferriero DM. Rat forebrain neurogenesis and striatal neuron replacement after focal stroke. Ann Neurol 2002; 52: 802-13.

43. Lee SR, Kim HY, Rogowska J, Zhao BQ, Bhide P, Parent JM, Lo EH. Involvement of matrix metalloproteinase in neuroblast cell migration from the subventricular zone after stroke. J Neurosci 2006; 26: 3491-495.

44. Zhang ZG, Jiang Q, Zhang R, Zhang L, Wang L, Zhang L, Arniego P, Ho KL, Chopp M. Magnetic resonance imaging and neurosphere therapy of stroke in rat. Ann Neurol 2003; 53: 259-63.

45. Larsen PH, Wells JE, Stallcup WB, Opdenakker G, Yong VW. Matrix metalloproteinase-9 facilitates remyelination in part by processing the inhibitory NG2 proteoglycan. J Neurosci 2003; 23: 11127-1135.

46. Tsai PT, Ohab JJ, Kertesz N, Groszer M, Matter C, Gao J, Liu X, Wu H, Carmichael ST. A critical role of erythropoietin receptor in neurogenesis and post-stroke recovery. J Neurosci 2006; 26: 1269-274.

47. Lin TN, Sun SW, Cheung WM, Li F, Chang C. Dynamic changes in cerebral blood flow and angiogenesis after transient focal cerebral ischemia in rats. Evaluation with serial magnetic resonance imaging. Stroke 2002; 33: 2985-991.

48. Taguchi A, Soma T, Tanaka H, Kanda T, Nishimura H, Yoshikawa H, Tsukamoto Y, Iso H, Fujimori Y, Stern DM, Naritomi H, Matsuyama T. Administration of CD34+ cells after stroke enhances neurogenesis via angiogenesis in a mouse model. J Clin Invest 2004; 114: 330-38.

49. Reeves TM, Prins ML, Zhu J, Povlishock JT, Phillips LL. Matrix metalloproteinase inhibition alters functional and structural correlates of deafferentation-induced sprouting in the dentate gyrus. J Neurosci 2003; 23: 10182-0189.

50. Kim YR, Huang IJ, Lee SR, Tejima E, Mandeville JB, van Meer MP, Dai G, Choi YW, Dijkhuizen RM, Lo EH, Rosen BR.. Measurements of BOLD/CBV ratio show al-

tered fMRI hemodynamics during stroke recovery in rats. J Blood Flow Cereb Metab 2005; 25: 820-29.

51. Zhao BQ, Wang S, Kim HY, Storrie H, Rosen BR, Mooney DJ, Wang X, Lo EH. Role of matrix metalloproteinases in delayed cortical responses after stroke. Nat Med 2006; 12: 441-45.

52. Zeisberg M, Khurana M, Rao VH, Cosgrove D, Rougier JP, Werner MC, Shield CF 3rd, Werb Z, Kalluri R. Stage-specific action of matrix metalloproteinases influences progressive hereditary kidney disease. PLoS Med. 2006; 3: e100.

53. Carmeliet P. Blood vessels and nerves: common signals, pathways and diseases. Nat Rev Genet 2003 ;4: 710-20.

54. Palmer TD, Willhoite AR, Gage FH. Vascular niche for adult hippocampal neurogenesis. J Comp Neurol 2000 ;425: 479-94.

55. Ogunshola OO, Antic A, Donoghue MJ, Fan SY, Kim H, Stewart WB, Madri JA, Ment LR. Paracrine and autocrine functions of neuronal vascular endothelial growth factor (VEGF) in the central nervous system. J Biol Chem 2002; 277: 11410-11415.

56. Silverman WF, Krum JM, Mani N, Rosenstein JM. Vascular, glial and neuronal effects of vascular endothelial growth factor in mesencephalic explant cultures. Neuroscience 1999; 90: 1529-541.

57. Zhang ZG, Zhang L, Jiang Q, Zhang R, Davies K, Powers C, Bruggen N, Chopp M. VEGF enhances angiogenesis and promotes blood-brain barrier leakage in the ischemic brain. J Clin Invest 2000; 106: 829-38.

58. van Bruggen N, Thibodeaux H, Palmer JT, Lee WP, Fu L, Cairns B, Tumas D, Gerlai R, Williams SP, van Lookeren Campagne M, Ferrara N. VEGF antagonism reduces edema formation and tissue damage after ischemia/reperfusion injury in the mouse brain. J Clin Invest 1999; 104: 1613-620.

59. Zhang ZG, Zhang L, Tsang W, Soltanian-Zadeh H, Morris D, Zhang R, Goussev A, Powers C, Yeich T, Chopp M. Correlation of VEGF and angiopoietin expression with disruption of blood-brain barrier and angioge-nesis after focal cerebral ischemia. J Cereb Blood Flow Metab 2002; 22: 379-92.

60. Louissaint A Jr, Rao S, Leventhal C, Goldman SA. Coordinated interaction of neurogenesis and angiogenesis in the adult songbird brain. Neuron 2002; 34: 945-60.

61. Park JA, Choi KS, Kim SY, Kim KW. Coordinated interaction of the vascular and nervous systems: from molecule- to cell-based approaches. Biochem Biophys Res Commun 2003; 311: 247-53.

62. Gerety SS, Wang HU, Chen ZF, Anderson DJ. Symmetrical mutant phenotypes of the receptor EphB4 and its specific transmembrane ligand ephrin-B2 in cardiovascular development. Mol Cell 1999; 4: 403-14.

63. Wang HU, Chen ZF, Anderson DJ. Molecular distinction and angiogenic interaction between embryonic arteries and veins revealed by ephrin-B2 and its receptor Eph-B4. Cell 1998; 93: 741-53.

64. Wilson BD, Ii M, Park KW, Suli A, Sorensen LK, Larrieu-Lahargue F, Urness LD, Suh W, Asai J, Kock GA, Thorne T, Silver M, Thomas KR, Chien CB, Losordo DW and Li DY . Netrins promote developmental and therapeutic angiogenesis. Science 2006; 313: 640-44.

65. Liu J, Solway K, Messing RO, Sharp FR. Increased neurogenesis in the dentate gyrus after transient global ischemia in gerbils. J Neurosci 1998; 18: 7768-778.

66. Parent JM, Vexler ZS, Gong C, Derugin N and Ferriero DM. Rat forebrain neurogenesis and striatal neuron replacement after focal stroke. Ann Neurol 2002; 52: 802-13.

67. Ohab JJ, Fleming S, Blesch A, Carmichael ST. A neurovascular niche for neurogenesis after stroke. J Neurosci 2006;26: 13007-30016.

68. Jiang Q, Zhang ZG, Ding GL, Zhang L, Ewing JR, Wang L, Zhang R, Li L, Lu M, Meng H, Arbab AS, Hu J, Li QJ, Pourabdollah Nejad DS, Athiraman H, Chopp M. Investigation of neural progenitor cell induced angiogenesis after embolic stroke in rat using MRI. Neuroimage 2005; 28: 698-707.

69. Chopp M, Zhang ZG, Jiang Q. Neurogenesis, angiogenesis, and MRI indices of functional recovery from stroke. Stroke 2007; 38: 827-31.

Chapter 4. Gene expression patterns following brain ischemia

M. Slevin, J. Gaffney

School of Biology. Chemistry and Health Science
Manchester Metropolitan University
Manchester

Address for correspondence
Manchester Metropolitan University
Dr. M. Slevin
m.a.slevin@mmu.ac.uk

1 Abstract

Recent developments in our understanding of the patho-physiological events that follow acute ischaemic stroke suggest time-dependent activation of a complex series of genes over the period of development and resolution of the infarct. Important survival mechanisms, including neuroprotective pathways and angiogenesis, try to counteract hypoxia-induced neuronal cell death through necrosis and apoptosis. Improved knowledge of the signalling intermediates responsible for initiation and maximisation of the cell survival response should enable us to develop improved treatment protocols for the treatment of this disease. Future treatment regimens may focus on optimization of these processes in the ischaemic boundary zones or the «penumbra» region adjacent to the infarct, where partially affected neurones exposed to intermediate perfusion levels have the capability of survival if perfusion is maintained or normalised. In this review, we present a thorough examination of our current knowledge of gene expression profiles activated following stroke. The data will be shown by consideration of human studies, together with information gained using animal models of stroke (and limitations). In each section, the main patho-biological responses i.e. excitotoxicity and inflammation, apoptosis, neuroprotection and angiogenesis (revascularisation) will be considered.

2 Background

Ischaemia is characterised by a reduction or complete inhibition of the general or regional cerebral blood flow, resulting in irreversible neuronal damage, leading ultimately to neuronal cell death.[1] Primary ischaemic brain damage is followed within minutes by secondary events, oedema, movement of K^+ into the extracellular space and of Na^+ into the cytoplasm, reduction in Na-K ATPase activity and failure of energy metabolism.[2] After 10-20 minutes, there is a release of cytokines such as interleukin-1β (Il-1β), interleukin 6 (Il-6), tumour necrosis factor α (TNF-α), tumour necrosis factor-β (TNF-β) and free radicals.[3] Ischaemic neuronal injury also leads to the release of glutamate into the extracellular space leading to excitotoxic injury and death. At a subcellular level, neuronal injury is characterised by the opening of the mitochondrial permeability transition pore, triggered by a drop in ATP levels. The loss of the mitochondrial function alters ion balance and leads to an increase in intracellular Ca^{2+}. The normal rate of perfusion of brain tissue is 60 ml/100g/min and this falls to 10-12 ml/100g/min in the ischaemic core. An area of potentially salvageable tissue, perfused at a rate of 18-20 ml/100g/min, surrounds the ischaemic core of the penumbra, sufficient to allow oxygen extraction and limited viability. The establishment of a collateral circulation (angiogenesis) may allow recovery of the penumbra.

Cerebral ischaemia is one of the strongest stimuli for gene induction in the brain and results in the up-regulation of hundreds of genes. These genes are associated with neuro-destructive pathways, such as excitotoxicity, inflammation and apoptosis. However, ischaemia also results in the activation of neuroprotective pathways and those resulting in recovery by the development of new circulatory pathways. One of the difficulties in studying gene expression following ischaemic stroke is the large number of genes involved and their expression in time and location. Identification and subsequent modification of gene expression is a promising treatment but it is still at an experimental stage.

3 Identification of gene changes in stroke tissue

Microarray technology can provide information about cellular gene expression for both normal and diseased states and allows simultaneous analysis of changes in multiple genes. Gene profiling is carried out using arrays such as the Affymetrix cDNA array, containing probes for up to 22,000 genes.[4] Differences in gene expression in stroke are obtained by identifying genes that consistently change by a minimum of 2-fold, compared to the contralateral hemisphere used as a control. The number of studies using human brain is limited, due in part to obtaining access to post mortem tissue at an early stage after death, and most of our knowledge of the events following stroke are based on animal and *in vitro* studies. However, animal models and human subjects respond in a similar manner, expressing common molecules, but at different time points after the onset of ischaemia.

4 Animal models of stroke

The permanent or transient middle cerebral artery occlusion models (pMCAO and tMCAO) are the major animal models for studying changes in gene or protein expression after stroke (reviewed[5]). In the tMCAO model, ischaemia is generated for a fixed time and reperfusion is then allowed. The changes which occur can be considered most usefully under the pain processes which occur after stroke i.e. apoptosis, excitotoxicity and inflammation, neuroprotection and angiogenesis.

4.1 Apoptosis

Apoptosis, or programmed cell death, is controlled by genes of the Bcl-2 family and mediated by caspases, a family of cysteine proteases. There is a close relationship between apoptosis and necrosis following cerebral ischaemia and this has been termed hybrid cell death. Evidence for the involvement of apoptosis in neuronal cell death after stroke comes from elevated caspase-3 levels in neurones[6] and the protective effect of caspase inhibitors. The initiator of apoptosis in the brain appears to be reactive oxygen species (ROS), generated by oxidative stress and vitamin E protects stroke-prone rats against apoptosis.

Activation of the tumour suppressor and transcription factor p53 can trigger apoptosis in neurones. Activation of p53 in neurones occurs after DNA damage initiated by hypoxia and kainic acid.[7] P53 elevates the level of proteins that release cytochrome c from mitochondria (see figure 1) and bind to anti-apoptotic proteins of the Bcl-2 family.

TGF-β appears to play a central role in the size of the infarct by modulating the transcriptional activity of genes involved in the apoptotic cascade.[8] In particular, the authors found up-regulation of APO-1/FAS (also called CD95) and TNF-α through recruitment of Death Domain-containing adaptor/signalling proteins, such as CRADD and FADD to form a death-inducing signal complex. TGF-β gene expression has been correlated with apoptosis and injury following stroke in a baboon model.[9] Neuronal apoptosis in a rat model of stroke has been linked to increased TNF-α, Il-1β and Il-6 expression and activation of a signalling pathway involving MAPK/p38 initiated by glutamate release.[10]

Kim *et al.*,[11] used a microarray study to identify genes associated with cell death at different times after MCAO in the rat. Caspase 8 and cathepsin B reached a maximum expression after 4 days while ischaemia responsive 94 kDa protein reached a peak after 2 days. Cathepsin B is one of a family of cysteine proteinases which are up-regulated after cerebral ischaemia. Other studies have linked cathepsin B with activation of matrix metalloproteinase 9, apoptosis and infarct volume after MCAO in rats.[12] The size of the infarct is determined by a balance between expression of genes promoting cell survival and apoptosis. For example, Jin *et al.*[13] used microarray analysis to analyse gene changes in a rat model and showed increased expression of caspase-3 (the effector caspase) and GADD 34 (growth arrest and DNA damage protein 34) and GADD 153 after focal ischaemia. The production of iNOS (inducible nitrous oxide synthase) increased cellular caspases-3 and -9 and TNF-α activity, apoptosome formation and decreased neuronal survival in an animal model. Ford *et al.*,[14] found up-regulation of genes associated with tyrosine phosphorylation and dephosphorylation and associated signalling. Protein tyrosine phosphorylation appeared to play a role in the progression of neuronal injury leading to cell death.

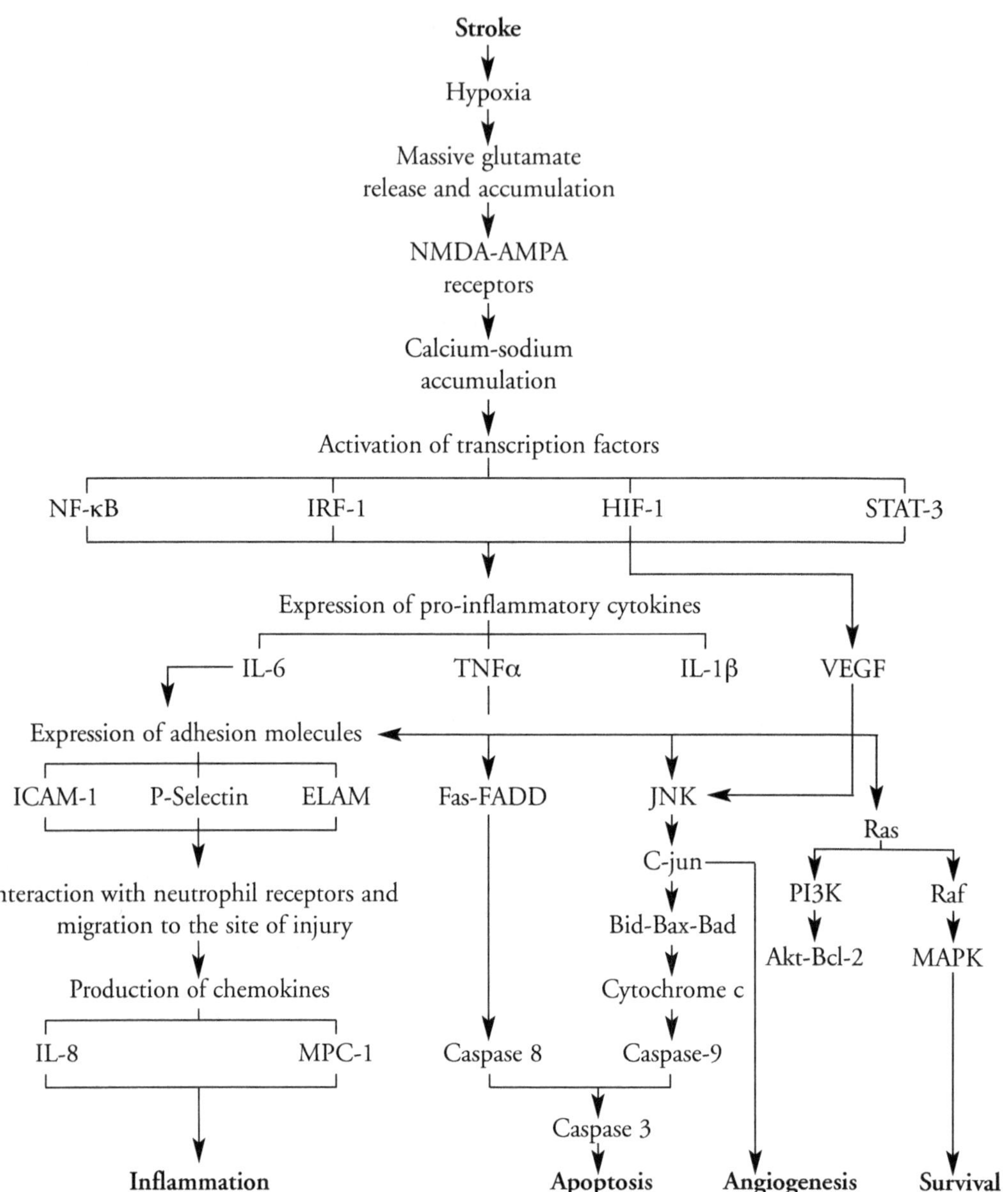

Figure 1. Schematic representation of the signalling pathways initiated in response to hypoxia and leading to inflammation, apoptosis, angiogenesis and survival47. AMPA, α-amino-3-hydroxy-5-methyl-4-proprionate; ELAM, endothelial leucocyte adhesion molecule; FADD, fas-associated death domain; HIF-1, hypoxia inducible factor-1; ICAM, inter cellular adhesion molecule; IL, interleukin; IRF-1, interferon regulatory factor-1; JNK, c-junN-terminal protein kinase; MAPK, mitogen activated protein kinase; MCP-1, monocyte chemoattractant protein-1; NF-kB, nuclear factor kB; NMDA, N-methyl-D-aspartate; PI3K, phosphoinositide 3-kinase; STAT, signal transducer and activator of transcription; TNF, tumour necrosis factor; VEGF, vascular endothelial growth factor.

The major anti-apoptotic factor Bcl-2 reduced neuronal apoptosis *in vivo* and *in vitro* in many animal models of stroke. Hypoxia-inducible factor 1α (HIF-1α) is a transcription factor whose expression is regulated by cellular O_2 concentration. It appears to be involved in a number of pathways initiated after ischaemia, but van Hoecke *et al.*[15] suggested an involvement in apoptotic pathways after cerebral ischaemia in the rat. They demonstrated binding of HIF-1α to the caspase-3 gene promoter and showed a concomitant increase in caspase-3 expression with that of HIF-1α. Apoptosis, which appears to be the major form of cell death in the penumbra, is initiated by ROS and the extent of damage is determined by a balance between pro- and anti-apoptotic gene expression.

4.2 *Excitation and Inflammation*

The post-ischaemic influx of Ca^{2+} activates phospholipases, cyclooxygenase-2 (COX-2) and lipid oxidation, resulting in cell damage. COX-2 induction has been linked to inflammation and oedema following stroke,[16] CREB, a transcription factor is phosphorylated by a cAMP dependent protein kinase and a Ca^{2+} dependent protein kinase II. This phosphorylated CREB binds to the promotor region of the COX-2 gene. COX-2 activity results in a significant rise in superoxide radicals which form peroxynitrite in the presence of NO radicals. Inhibition of COX-2 or deletion of the inducible NOS-II leads to neuroprotection in mice. The effects of COX-2 activity are partly dependent on NOS activity in mice where peroxynitrite formation in post- ischaemic leads to neurotoxicity.

Hypoxia induces inducible nitric oxide synthase (iNOS) synthesis through up-regulation of transcription factors and results in recruitment of neutrophils to the site of injury.[17] TNF-α is produced by immune cells at the site of injury and induces lymphocyte and leukocyte activation. Binding of TNF-α to its receptors (TNFR1 and 2) initiates an inflammatory response by inducing expression of genes coding for AP-1 and NF-$_K$B, which induces genes associated with inflammation (see figure 1).

Time course studies using the MCAO model have shown a variation in the expression of inflammatory proteins and genes. For example, interleukin-1β reached a peak 3-12 hours after ischaemia and then declined. Over expression of SOD-1 in mice reduced cell death and activation of caspases-3 and −9, whereas a deficiency of SOD1 or -2 exacerbated apoptotic pathways indicated a role for reactive oxygen species in initiating apoptosis[18]. HIF-1 activation after hypoxia regulates the expression of genes that mediate inflammatory responses following cytokine release; for example, TNF-α. HIF-1a is also responsible for the release of VEGF, altering the permeability of blood vessels and leading to oedema.[19] As in the case of human stroke, cytokines alter the expression of endothelial cell adhesion molecules and neutrophil adhesion to endothelial cells. In particular, ICAM-1 and platelet EC adhesion molecule (PECAM-1) and EC leukocyte adhesion molecule (ELAM-1) expression on the endothelial cell surface is up-regulated after stroke.

4.3 Neuroprotection

The brain activates neuroprotective mechanisms in an attempt to counter neurodestructive pathways. The inhibitor-of apoptosis (IAP) family of proteins are cytosolic proteins which inhibit apoptosis by preventing activation of procaspases and inhibit the enzymic activity of active caspases. Up-regulation of endogenous neuronal IAP (NIAP) or intracerebral injection of NIAP-encoding adenovirus reduced ischaemic damage in the rat hippocampus.[20] Cytochrome c, a component of the apoptosome, may be released through the permeability transition pore (PTP) and proteins of the Bcl-2 family regulate the formation of this pore. Bcl-2 blocked the release of cytochrome c and Bcl-2 knockout mice showed greater injury after transient MCAO (reviewed[21]). Nerve growth factor and brain derived neurotrophic factor are released after ischaemia and activate a signalling pathway leading to Bcl-2 activation and inhibit p53 (see figure 1).

Neuregulin-1 is up-regulated and is neuroprotective in ischaemic brain. Neuregulin-1 binds to erbB receptors, and Xu and Ford showed up-regulation of erbB receptors on injured neurones in peri-infarcted areas of rat brain after MCAO, suggesting a role in neuroprotection.[22] Evidence that neuroprotection may involve signal transduction intermediates comes from studies on the neuroprotective effects of the hormone leptin, which was associated with phosphorylation of ERK1/2. The addition of P98059, an inhibitor of tyrosine phosphorylation, abolished the effect.

The HIF pathway is associated with several aspects of the pathophysiology of cerebral ischaemia. In mice with neuron-specific knockdown of HIF-1α, there is increased damage and reduced survival following transient focal cerebral ischaemia. The pathways associated with this neuroprotection await investigation.

Up-regulation of VEGF was seen after MCAO in a rat model and was expressed to a greater extent in neurons than in EC. Injection of VEGF antisense mRNA into the rat ventricle increased neuronal sensitivity to ischaemia. Administration to the surface of the brain before MCAO reduced infarct size and neuronal damage, whilst VEGF over-expression enhanced striatal neurogenesis after tMCAO.[23] VEGF appears to exert protective effects in neurons through a pathway involving PI3K/Akt/NFkB.[24]

Several members of the FGF family, in particular FGF-2, are involved in neuronal protection and repair after ischaemic brain injury. Expression of FGF-2 mRNA and protein is strongly up-regulated after neuronal damage, with glial cells as the predominant source. FGF-2 was tested in several animal models of stroke and proved protective against neuronal loss and excitotoxic damage. It appeared to interfere with a number of signalling pathways, including expression and gating of NMDA receptors, maintenance of Ca^{2+} homeostasis and regulation of ROS detoxifying enzymes and inducing anti-apoptotic pathways and promotes neurogenesis in adult hippocampus after injury. The protective action of FGF-2 has been linked to up-regulation of activin A, a member of the TGF-β superfamily.[24] Cu/Zn–SOD is an endogenous antioxidative enzyme which potentially contributes to neuroprotection and is present in many cortical neurons in normal and photothrombotically lesioned rats.

Endogenous Il-6 appears to play a major role in neuroprotection. Yamishita *et al.* [25] administered an Il-6RA (a receptor antibody) after MCAO in the rat and noted a reduction in STAT-3 protein, a downstream effector of Il-6. Twenty-four hours later an increase in the number of apoptotic cells and size of infarct was noted.

4.4 *Angiogenesis*

The role of angiogenesis after stroke is unclear. In order to be of benefit, increased microvessel density should persist in infracted areas of the brain. Yu *et al.*,[26] have studied the long term stability of ischaemia-induced microvessels after MCAO in the rat and found them abnormally leaky and transient. They suggested that newly formed vessels may develop to remove necrotic tissue. However, other studies have shown collateral revascularisation is important in determining patient recovery from stroke. Hyaluronic acid (HA) is a major component of the brain extracellular matrix and low molecular weight degradation products (o-HA) are angiogenic. Al Qteishat *et al.*[27] showed up-regulation of hyaluronidases, which degraded HA after MCAO in the rat. There was also an increased expression of receptors for HA on endothelial cells. A marker of blood vessel formation is the integrin $\alpha_v\beta_3$. Wei *et al.*[28] showed expression of this molecule in the ischaemic cortex 30 days after stroke in the rat and correlated with blood vessel density. FGF-2 up-regulation is an important mediator of angiogenesis and neuroprotection and Lin *et al.*,[29] showed increased expression of FGF-2 mRNA and protein and increased angiogenesis in the ischaemic cortex. Vascular endothelial growth factor (VEGF) is mitogenic for endothelial cells and promotes angiogenesis and recovery after stroke in mice. Tie-1 and Tie-2 are receptor tyrosine kinases expressed in both quiescent endothelial cells and those undergoing angiogenesis. Upregulation of these proteins was elevated for two weeks after ischaemia. Tie-1 appears more associated with the growth of small vessels, those which are seen in the penumbra region after stroke. However, the major angiogenic stimulants after stroke are the growth factors; vascular endothelial cell growth factor (VEGF), fibroblast growth factor-2 (FGF-2) and platelet derived growth factor (PDGF).[30]

5   Human studies

There is relatively little information on gene and protein changes in human tissue after stroke.

5.1 *Excitotoxicity and inflammatory pathways*

Hypoxia and hypoglycaemia lead to the release of glutamate from pre-synaptic nerve terminals, causing over-stimulation (excitotoxicity) of N-methyl-D-aspartate (NMDA), kainite and α-amino-3-hydroxy-5-methyl-4-propionate (AMPA) and glutamate receptors.

This in turn alters the balance of Ca^{2+} and Na^+ ions, causing an influx of water, oedema and neuronal necrosis. The most important effect of raised intracellular Ca^{2+} levels is the initiation of biochemical pathways leading to the generation of reactive oxygen species, responsible for oxidative stress and further injury.

The aetiology of inflammation after stroke is complex, involving local and remote responses to brain injury,[31] but the main responses result from inflammatory gene expression and mediation by cytokines. Many studies have shown that ischaemia and trauma in the brain elicit an inflammatory response mediated initially by cytokines, chemokines and adhesion molecules,[32] followed by monocyte invasion. The up-regulation of cytokines occurs immediately after ischaemia and TNF-α and Il-1β are the principal molecules produced. The production of inflammatory cytokines and cell death has been linked to activation of mitogen-activated protein kinase[32] (MAPK, p38) and transcription factors such as c-jun and c-fos. These cytokines lead to an activated state of leukocytes and endothelial cells, which increases infarct volumes.[33] The evidence linking cytokine expression to elevated levels of inflammatory adhesion molecules is contradictory. Elevated levels of intercellular adhesion molecule-1(ICAM-1) in peripheral blood shortly after stroke were found in 3/6 studies, of vascular CAM (VCAM) in 3/4 studies and of E selectin in 3/5 studies.[34] These adhesion molecules, expressed on the surface of endothelial cells allow adherence of leukocytes to the endothelium and an elevated leukocyte count at the site of injury leads to a poor outcome, possibly due to occlusion of microvessels at the site of injury.[35] Macrophages and monocytes follow other cell types into the brain under the influence of Il-8 and monocyte chemoattractant protein-1 (MCP-1).

Serum levels of Il-6 and its soluble receptors sgp130 and SIL-6R increase after stroke. The receptors modify the activity of Il-6 and the extent of inflammation and their expression is under genetic influence.[36]

5.2 *Angiogenesis*

Angiogenesis, the growth of new blood vessels from the existing vasculature, has been observed in the brains of patients who survived from several days to weeks after a cerebral infarct. A positive correlation between microvessel density and patient survival has been demonstrated[37]. Fibroblast growth factor-2 (FGF-2) is a potent angiogenic factor regulating endothelial cell migration and proliferation and expression of FGF-2 mRNA and protein was seen in the brain after stroke.[38] A similar study of the expression of vascular endothelial growth factor (VEGF) and its receptor, flk-1 in human brain has also been conducted.[39] The molecules were up-regulated within hours of stroke and correlated blood vessel growth in the penumbra region. Al Qteishat *et al.*[40] showed up-regulation of hyaluronidases which degraded HA to an angiogenic low molecular weight form (o-HA), and receptors for o-HA on endothelial cells in the infracted brain. The highest expression of hyaluronidases was seen in the acute phase of stroke, when remodelling may be occurring.

5.3   *Apoptosis*

There are few studies of apoptosis in the human brain. Love *et al.* found activation of caspase-3 in neurons 24 hours after ischaemia but concluded that apoptosis made little contribution to neuronal cell death. A more substantial study carried out by Mitsios *et al.*,[41] showed up regulation of phosphorylated p53, Bcl-2 and phosphorylated JNK1/2 (which activate the pro-apoptotic transcription factor c-jun) in the infracted brain correlated with a shorter survival time. An increase in cyclin dependent kinase-5 and its activator p25 has been seen in neurons and EC in stroke regions. These molecules co-localised with TUNEL positive regions in stroke areas, indicating an association with apoptosis.

5.4   *Neuroprotection*

Normal cellular prion protein (PrP^c) is a copper-binding protein found predominantly in the plasma membranes of neurons, which confers neuroprotection by inhibiting the mitochondrial apoptotic pathway. Increased neuronal PrP^c has been observed in neuronal processes in penumbral areas.[42] Mitsios *et al.*,[43] in another study found increased expression of PrP^c in serum and in neurons and endothelial cells in peri-infarcted tissue 2-34 days after stroke. Dying neurons were weakly stained, indicating a protective role for PrPc.

6   **Possible therapeutic strategies**

Despite our knowledge of the molecular events following stroke as described above, it has been difficult to design therapies to modify the processes. Restoration of local blood flow is essential for long term survival and the recombinant tissue plasminogen activator given within 3 h of stroke is an effective treatment. There are currently no neuroprotective drugs and ~50 compounds have failed in clinical trials because of toxicity.[44] Glutamate (NMDA) and AMPA antagonists are in development and one compound traxoprodil, an NR2B subtype of the NMDA receptor, appears promising. Since the generation of free radicals and ROS is a major cause of damage neuroprotectants capable of trapping, free-radicals are in development. NXY-059 is a nitrone which produces dose-dependent neuroprotection in the rat MCAO model.[45]

Neurons and oligodendrocytes are the cell types most susceptible to hypoxic injury and the least likely to regenerate. A suggested therapy is to use multipotent embryonic or foetal stem cells as a replacement. Animal studies support the feasibility of this approach. Polezhaev and Alexandrova[46] demonstrated the survival of embryonic brain tissue in animals after hypoxia. They showed the development of neurons able to make connections with host tissue. Therapeutic implications are discussed in more detail in other sections of this book.

BIBLIOGRAPHY

1. Mitsios N, Gaffney J, Kumar P, Krupinski J, Kumar S, Slevin M. Pathophysiology of acute ischaemic stroke: an analysis of common signalling mechanisms and identification of new molecular targets. Pathobiology. 2006; 73: 159-75.

2. Oechmichen M and Meissner C. Cerebral hypoxia and ischaemia: the forensic point of view. J Forensic Sci 2006; 51: 880-87.

3. Planas AM, Gorina R, Chamorro A. Signalling pathways mediating inflammatory responses in brain ischaemia. Bioch Soc Trans 2006; 34: 1267-70.

4. Ginsburg GS, Donahue MP, Newby LK. Prospects for personalized cardiovascular medicine: the impact of genomics. J Am Coll Cardiol. 2005; 46: 1615-27.

5. Yanamoto H. Nagata I. Niitsu Y. Xue JH> Zhang Z. Kikuchi H. Evaluation of MCAO stroke models in nomotensive rats: standardised neocortical infarction by the 3VO technique. Exp Neurol2003; 182: 261-74.

6. Namura S, Zhu J, Fink K, Endres M, Srinivasan A, Tomaselli KJ, Yuan J, Moskovitz MA. Activation and cleavage of caspase-3 induced by experimental cerebral ischaemia. J Neurosci 18; 3659-68.

7. Liu PK. DNA damage and repair in the brain after ischaemia. Curr Topics Med Chem 2001; 1: 483-95.

8. Buisson A, Lesne S, Docagne F, Ali C, Nicole O, MacKenzie ET, Vivien D. Transforming growth factor-beta and ischaemic brain injury. Cell Mol Neurobiol 2003; 23: 539-50.

9. Ali J, Docagne F, Nicole O, Lesnes S, Toutain J, Young A, *et al.* Increased expression of TGF-beta after cerebral ischaemia in the baboon. Cereb Blood Flow Metab 2000; 20: 956-66.

10. Chapparo-Huerta V, Rivera-Cervantes M, Flores-Soto M, Gomez-Pinedo U, Beas-Zarate C. J, Neuroimmunol 2005; 165: 53-62.

11. Kin J-B, Pia C-S, Leu K, Han P-Y, Ahn J, Lee Y, Lee J-K. Delayed genomic responses to transient middle cerebralartery occlusion in the rat. J Neurochem 2005; 89: 1271-82.

12. Tsubokawa T, Solaroglu I, Yatsushige H, Cahill J, Yata K, Zhang J. Cathepsin and calpiain inhibitor E64d attenuates matrix metalloproteinase 9 activity after focal cerebral ischaemia in rats. Stroke 2006; 37: 1888-94.

13. Jin K, Mao X, Eshoo M, Nagayama T, Minami M, Simon R, Greenberg D. Ann Neurol 2001; 50:93-103.

14. Ford G, Xu Z, Gates A, Jiang J, Ford B. EASE analysis reveals differential gene expression in permanent and transient focal stroke models. Brain Res 2006; 1071: 226-36.

15. Van Hoecke M, Prigent-Tessier A, Garnier P, Bertrand N, Filomenko R, Bettaieb A, Beley G. Evidence of HIF-1α functional binding. Mol Cell Neurosci 2007; 34: 40-7.

16. Stanimirovic D and Satoh K. Inflammatory mediators of cerebral endothelium; a role in ischaemic brain inflammation. Brain Pathol 2000; 10: 113-26.

17. Kiang J and Tsen K. Biology of hypoxia. Chin J Physiol 2006; 49: 223-33.

18. Noshita N, Sugawara T, Fujimura M, Morita-Fujimura Y, Chan P. Manganese superoxide dismutase affects cytochrome c release and caspase-9 activation after focal cerebral ischaemia in mice. J Cereb Blood Flow Metab 2001; 557-67.

19. Zhang Z and Chopp M. Vascular endothelial growth factor and angiopoietins in focal cerebral ischaemia. Trends Cardiovasc Med 2002; 12: 62-66.

20. Xu D, Crocker S, Doucet M, St Jean M, Tamej M, Hakim J-E, Ikeda P, Liston C, Thompson R, Korneluk A, Mackenzie A< Robertson S. Elevation of neuronal expression of NAIP reduces ischaemic damage in rat hippocampus. Nat Med 1997; 3: 997-1004.

21. Chan Sl and Yu VC> Proteins of the bcl-2 family in apoptosis signalling: from mechanistic insights to therapeutic opportunities. Clin Exp Pharmacol Physiol 2004; 31: 119-28.

22. Xu Z and Ford B. Upregulation of erbB receptors in the rat brain after MCAO. Neurosci Lett 2005; 375: 181-6.

23. Wang YQ, Guo X, Qui MH, Feng XY, Sun FY. VEGF over-expression enhances striatal neurogenesis in brain of adult rat after a transient middle cerebral artery occlusion. J. Neurosci. Res. 2007; 85: 73-82.

24. Jin KL, Mao XO, Greenberg DA. Vascular endothelial growth factor: direct neuroprotective effect in vitro ischaemia. Proc Natl Acad Sci USA 2000; 97:10242-7.

25. Yamishita T, Deguchi K, Sawamoto K, Okano H, Kamiya T, Abe K. Neuroprotection and neurosupplementation in ischaemic stroke. Biochem Soc Trans 2006;34:1310-12.

26. Yu S, Friedman B, Cheng Q, Lyden PD. Stroke-evoked angiogenesis results in a transient population of microvessels. J Cereb Blood Flow Metab. 27; 755-63.

27. Alqteishat A, Gaffney J, Krupinski J, Slevin M. Hyaluronan expression following middle cerebral artery occlusion in the rat. Neuroreport 2006; 17: 1111-14.

28. Wei L, Erinjeri J, Rovainen C, Woolsey T. Collateral growth and angiogenesis around cortical stroke. Stroke 2001; 32: 2179-84.

29. Lin TN, Wang C, Cheung W, Hsu C. Induction of angiopoietin and Tie receptor mRNA expression after cerebral focal ischaemia-reperfusion. J Cereb Blood Flow Metab 2000; 20: 387-95.

30. Slevin M, Kumar P, Gaffney J, Kumar S, Krupinski J. Can angiogenesis be exploited to improve stroke outcome? Mechanisms and therapeutic potential. Clin Sci 2006; 111: 171-83.

31. Planas AM, Gorina R, Chamorro A. Signalling pathways mediating inflammatory responses in brain ischaemia. Biochem soc Trans 2006; 34: 1267-70.

32. Barone FC and Parsons AA. Therapeutic potential of anti-inflammatory drugs in focal stroke. Expert Opin Investig drugs 2000; 9: 2281-306.

33. Barone FC and Feuerstein GZ. Inflammatory mediators and stroke: new opportunities for novel therapeutics. J Cereb Blood Flow Metab 1999; 19: 819-34.
34. Ginsberg M. Adventures in the pathophysiology of brain ischaemia: penumbra, gene expression, neuroprotection: The 2002 Thomas Willis Lecture. Stroke 2003; 34: 214-223.
35. Jean WC, Spellman SR, Nussbaum ES, Low WC. Reperfusion injury after focal cerebral ischemia: the role of inflammation and the therapeutic horizon. Neurosurgery 1998; 43: 1382-96.
36. Acalovischi D, Wiest T, Hartmann M, Farahami M, Mansmann U, Auffarth G, Green F, Grond-Ginsbach C, Schwaninger M. Multiple levels of regulation of the interleukin-6 system in stroke. Stroke 2003; 34: 1864-9.
37. Krupinski J, Kaluza J, Kumar P, Wang M, Kumar S. Prognostic value of blood vessel density in ischaemic stroke. Lancet 1993; 342: 742.
38. Issa R, AlQteishat A, Mitsios N, Saka M, Krupinski J, Tarkowski E, Gaffney J, Slevin M, Kumar S, Kumar P. Expression of bFGF mRNA and protein in the human brain following ischaemic stroke. Angiogenesis 2005; 8: 53-62.
39. Issa R, Krupinski J, Bujny T, Kumar S, Kaluza J, Kumar P. Vascular endothelial cell growth factor and its receptor, KDR, in human brain after ischaemic stroke. Lab Invest 1999; 79: 417-25.
40. AlQteishat A, Gaffney J, Krupinski J, Rubio F, West D, Kumar S, Kumar P, Mitsios N, Slevin M. Changes in hyaluronan production and metabolism following stroke in man. Brain 2006; 129: 2158-76.
41. Mitsios N, Gaffney J, Krupinski J, Mathias R, Wang Q, Hayward S, Rubio F, Kumar P, Kumar S, Slevin M. Expression of signalling molecules associated with apoptosis in human ischaemic stroke. Cell Biochem Biophys 2007; 47: 73-86.
42. McLennan NF, Brennan PM, McNeill A, Davies I, Fotheringham A, Rennison KA, Ritchie D, Brannan F, Head M, Ironside JW, Williams A, Bell J. Prion protein accumulation and neuroprotection in hypoxic brain damage. Am J pathol 2004; 165: 227-35.
43. Mitsios N, Saka M, Krupinski J, Pennuci R, Sanfeliu C, Miguel Turu M, Gaffney J, Kumar S, Kumar P, Sullivan M, Slevin M. Cellular prion protein is increased.
44. Green RA and Shuaib A. Therapeutic strategies for the treatment of stroke. Drug discovery today 2006; 11: 681-93.
45. Block F, Peters M, Nolden-Koch M. Expression of IL-6 in ischaemic penumbra. Neuroreport 2000; 11: 963-7.
46. Wei L, Keogh C, Whitaker V, Theus M, Yu S. Angiogenesis and stem cell transplantation as potential therapeutic treatments of cerebral ischaemic stroke. Pathophysiology 2005; 12: 47-62.

Capítulo 5. Receptores de muerte e isquemia cerebral

N. Badiola, M. F. Segura, J. X. Comella, J. Rodríguez-Álvarez

Instituto de Neurociencias
Departamento de Bioquímica y Biología Molecular
Universitat Autònoma de Barcelona
Barcelona

Dirección para correspondencia
Universitat Autònoma
de Barcelona
Dr. J. Rodríguez-Álvarez
jose.rodriguez@uab.es

1   Mecanismos de muerte celular en la isquemia cerebral

Los infartos cerebrales son manifestaciones patológicas que aparecen como consecuencia de la alteración cualitativa y cuantitativa de la aportación circulatoria en una determinada zona encefálica. En la isquemia focal, las células del núcleo isquémico mueren en pocos minutos y se forma un área necrótica evidente. Las neuronas de la zona más periférica o penumbra isquémica, en cambio, muestran alteraciones de carácter funcional aunque conservan una mínima actividad metabólica; esto hace que preserven su integridad estructural durante más tiempo y sigan un patrón de apoptosis.[1] La importancia de la penumbra isquémica se debe a que parte de las neuronas que han iniciado un proceso apoptótico pueden recuperarse, de modo que el diseño de terapias efectivas capaces de recuperar a esta población es el objetivo principal en el tratamiento de la isquemia cerebral.

1.1   *Despolarización anóxica y liberación de glutamato al medio extracelular*

La bajada brusca de la concentración de glucosa y de la presión parcial del oxígeno, en la zona afectada por la isquemia, provoca la inhibición de la cadena de transporte electrónico mitocondrial y, en consecuencia, el bloqueo de la fosforilación oxidativa. La pérdida del gradiente electroquímico mitocondrial da lugar a una depleción de energía (ATP) que afecta al correcto funcionamiento de los procesos celulares activos dependientes de ATP. Entre ellos, se observa un descenso en la actividad de las bombas Na^+/K^+. Como consecuencia, se provoca una entrada de Na⁺ en el interior de la célula y una salida masiva de K⁺ al espacio extracelular y se desencadena una importante despolarización de la membrana. Este proceso se denomina *despolarización anóxica*.[2]

La despolarización anóxica produce una entrada de calcio a través de los canales de calcio dependientes de voltaje, hecho que desencadena una liberación de neurotransmisores, entre los que se encuentra el glutamato. En condiciones normales, los transportadores de glutamato transportan el aminoácido excitatorio al interior de la célula, pero la despolarización de la membrana provoca una reversión de su función y, por lo tanto, contribuye a que la concentración de glutamato en el espacio extracelular aumente hasta niveles tóxicos.[3] La liberación de glutamato al espacio extracelular genera una sobreactivación tóxica de sus receptores ionotrópicos (especialmente el NMDA) y parece desencadenar la muerte neuronal en el centro de la lesión por un proceso de excitotoxicidad. Debido a este proceso, la zona del núcleo isquémico presenta una muerte celular aguda pocos minutos después de iniciarse la isquemia. Este mecanismo rápido de muerte celular se conoce con el nombre de *necrosis*. Las características básicas de la necrosis son la pérdida de homeostasis iónica, el hinchamiento del núcleo y la célula, el colapso del potencial de la membrana mitocondrial, la rotura de la membrana plasmática y la liberación del contenido citoplasmático al espacio extracelular, que contribuirá a desencadenar una respuesta inflamatoria.

1.2 Muerte apoptótica en la zona de penumbra

En paralelo a los mecanismos excitotóxicos también pueden comenzar eventos moleculares que conducen a una muerte neuronal retardada. Este tipo de muerte programada, que se conoce con el nombre de *apoptosis*,[4] se da principalmente en la zona de penumbra isquémica y puede aparecer días o semanas después de la agresión. A diferencia de la necrosis, la apoptosis es un proceso que necesita la síntesis *de novo* de proteínas. Las características básicas de la apoptosis son la condensación de cromatina, la fragmentación internucleosomal del DNA, la pérdida del volumen celular, el mantenimiento de la integridad de la membrana celular hasta fases tardías y la activación de caspasas. El hecho de que este tipo de muerte neuronal sea más lenta permite que la ventana terapéutica sea más amplia, y por esta razón se están estudiando fármacos que bloqueen la vía apoptótica activada en la isquemia cerebral.

Las caspasas son una familia de cistein-aspartato proteasas que se han identificado como responsables de la proteólisis selectiva de proteínas clave para la supervivencia (por ejemplo, la Poli ADP-ribosa polimerasa o PARP); en la mayoría de los casos, son un componente central de la maquinaria apoptótica celular. Las caspasas se sintetizan como proenzimas de localización citosólica, aunque algunas también pueden encontrarse en la mitocondria o en el retículo endoplasmático. Precisamente ha sido la activación de caspasas uno de los elementos que más decididamente han apoyado la existencia de muerte celular apoptótica en la isquemia cerebral. La caspasa que más se ha implicado en la ejecución de la apoptosis isquémica es la caspasa-3,[5] aunque hay otras caspasas que también parecen activarse tras la isquemia cerebral. Se ha descrito, por ejemplo, que la inhibición de la caspasa-1, que cataliza la producción de la IL-1β, puede reducir la aparición de la inflamación y el edema cerebral.[6] En un trabajo más reciente, se ha demostrado que la caspasa-1 se activa en un modelo de isquemia *in vitro* y que media el procesamiento de Bid, proteína de la familia de Bcl-2; esto permitiría la salida de factores proapoptóticos de la mitocondria y contribuiría a la progresión de la apoptosis.[7] La caspasa-8 también se ha visto implicada en la muerte neuronal isquémica,[8] aunque se desconoce cómo interviene su activación en la muerte apoptótica. Según indican algunos trabajos podría ser mediante la proteólisis de Bid, la cual permitiría la salida de factores proapoptóticos de la mitocondria y daría lugar a la muerte apoptótica de las neuronas.[9] En los últimos años, se han descrito otras caspasas que están implicadas en la apoptosis isquémica. Así, la caspasa-11 se ha propuesto como caspasa activadora de la caspasa-3, ya que ratones *knock out* deficientes de caspasa-11 sometidos a una isquemia focal tienen una menor activación de la caspasa-3.[10] También se ha podido observar la activación de caspasa-7 y de caspasa-9 en un modelo experimental basado en la OGD en cultivos mixtos de células corticales. Esta activación se ha observado en neuronas y microglía pero no en astrocitos.[11] La caspasa-12 también ha sido implicada en procesos de apoptosis isquémica.[12] La caspasa-12 reside en el retículo endoplasmático y puede ser activada por el estrés reticular, que puede estar provocado por la disrupción de la homeostasis del calcio, o por el incorrecto funcionamiento del sistema implicado en el plegamiento de las proteínas.

2 Los receptores de muerte en la isquemia cerebral

El factor de necrosis tumoral alfa, el TNFα, es una proteína homotrimérica de unos 157 aminoácidos (156 en rata) que se produce en el sistema nervioso, principalmente por microglía. El TNFα se encuentra anclado en la membrana y se libera en su forma soluble por medio de una proteasa dependiente de zinc que también se encuentra anclada a la membrana, denominada TNF-alfa convertasa (TACE) o ADAM 17.

El TNFα es una citoquina pleiotrópica; principalmente tiene un papel proinflamatorio, y está directamente ligada a la modulación de la respuesta inflamatoria e inmune, aunque en los últimos años se han acumulado evidencias de que además podría ejercer un papel importante en procesos de proliferación celular y apoptosis.[13]

Durante la respuesta celular asociada a la interrupción del flujo sanguíneo tiene lugar la activación de las JNKs/SAPKs (del inglés, *c-Jun N-terminal kinases/stress-activated protein kinases*). Al translocarse al núcleo, las JNKs/SAPKs activan el factor de transcripción *c-jun*, con la consiguiente inducción de la expresión de sus genes diana, entre los que se encuentran el CD95L y el TNF-α.[14] También se ha demostrado que las celulas gliales pueden contribuir a la progresión de la muerte celular en el período posterior a la isquemia, a través de la producción de ROS o citoquinas, induciendo la expresión de CD95L.[15] En consonancia con estos resultados, la concentración de TNFα puede aumentar entre cien y mil veces como respuesta a la isquemia cerebral. Este incremento en la expresión es detectable una hora después del episodio isquémico, y suele presentar un máximo tras un período de 6 a 12 horas.[16] Asimismo, se ha descrito que la expresión del receptor de TNFα tipo I (TNFRI) aumenta 3 horas después del evento. Sin embargo, el papel del TNFα sigue siendo motivo de controversia: en algunos casos se ha visto que el bloqueo de su acción reduce el área afectada, pero en otros estudios se ha detectado que la deficiencia en la acción de la citoquina produce un mayor daño isquémico (véanse los apartados 2.2 y 2.3).

2.1 Receptores de muerte y vías de transducción asociadas

2.1.1 La superfamilia de receptores del TNF-α

Los receptores de muerte pertenecen a una superfamilia de receptores relacionados con fenómenos de proliferación, diferenciación y apoptosis llamada *superfamilia del factor de necrosis tumoral* (TNF, del inglés, *tumor necrosis factor*). Estas proteínas son receptores integrales de membrana (véase la figura 1), la mayoría de tipo I, es decir, con un solo paso transmem-

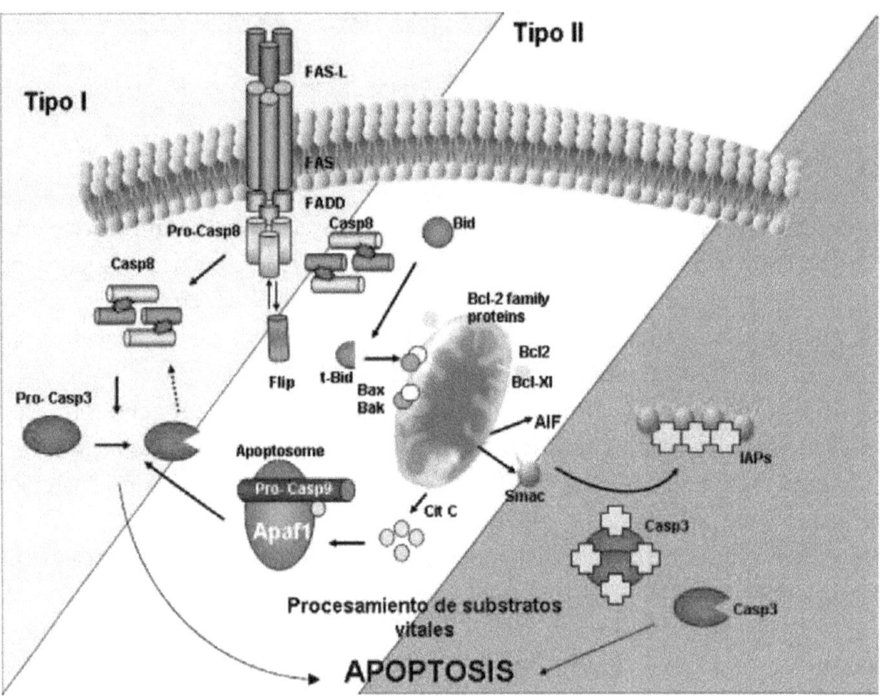

Figura 1. Esquema de la señalización mediada por CD95/Fas. En las células tipo I se producen suficientes moléculas de caspasa-8 activas capaces de procesar a caspasas ejecutoras y desencadenar la muerte celular independientemente de la vía mitocondrial. En las células tipo II, la activación de la caspasa-8 no es suficiente para producir la muerte celular y precisa de la activación del bucle mitocondrial a través del procesamiento de Bid.

brana, con el extremo N-terminal extracelular y con el extremo C-terminal intracelular. Poseen un dominio extracelular conservado compuesto de dos a seis pseudorepeticiones de cisteínas, una región transmembrana y una región intracelular conservada de unos ochenta aminoácidos llamado *dominio de muerte* (DD, del inglés, *death domain*). A través del DD se podrán reclutar proteínas adaptadoras para el inicio de la señalización apoptótica.[17]

En la actualidad se han caracterizado ocho receptores perteneciente a la superfamilia de receptores del TNF-α con DD en su porción intracelular: el receptor de TNF-α tipo 1 (TNFR1; también conocido como DR1, CD120a, p55 y p60), el CD95 (también llamado DR2, APO-1 y Fas), el DR3 (conocido como APO-3, LARD, TRAMP y WSLT), el receptor de inducción de apoptosis por ligando relacionado con TNF (TRAILR1; llamado también DR4 o APO-2), el TRAILR2 (conocido también como DR5, KILLER y TRICK2), el DR6, receptor de la ectodisplasina A y el receptor del factor de crecimiento nervioso p75 (p75^{NTR}). Todos tienen en común la presencia del DD, lo que les permite, tras su activación por sus correspondientes ligandos, reclutar moléculas adaptadoras e iniciar la activación de la cascada de señalización celular.

Los ligandos que activan estos receptores, a excepción del factor de crecimiento nervioso (NGF), son moléculas relacionadas estructuralmente que pertenecen a la superfamilia génica del TNF-α. El ligando de CD95 (CD95L) se une a CD95; TNF-α y linfotoxina α se unen a TNFR1; el ligando TL1A (también llamado VEGI, del inglés, *vascular endothelial cell growth inhibitor*) se une a DR3; y TRAIL se une a DR4 y a DR5. Los ligandos de los DRs también pueden interaccionar con los receptores «señuelo» (DcRS, del inglés, *Decoy Receptors*) que no tienen DD y, por lo tanto, no forman complejos de señalización de muerte. Hasta la fecha se conocen cuatro DcRs: el TRAILR3 (llamado también DcR1), el TRAILR4 (conocido como DcR2), el DcR3 y la osteoprotegrina (OPG).

Tras la unión de los ligandos a sus receptores pueden formarse dos tipos diferentes de complejos de señalización. El primer tipo de complejo de señalización es el llamado *complejo de señalización inductor de muerte* (DISC, del inglés, *death inducing signaling complex*) que se forma tras la activación de los receptores CD95, TRAILR1 y TRAILR2. Estos tres receptores forman un DISC con composición muy similar, que tiene como consecuencia la activación de la caspasa-8 y la transducción de la señal apoptótica. El segundo tipo de complejo es el que tiene lugar una vez se han activado algunos receptores, como por ejemplo, TNFR1, DR3 y DR6. Su activación provocará el reclutamiento de todo un conjunto de proteínas adaptadoras que puedan dar lugar a la transducción de señales apoptóticas o de supervivencia. Vamos a detallar a continuación la señalización asociada a CD95/Fas y TNF-α, ya que se trata de dos factores que parecen intervenir en el daño cerebral postisquémico.

2.1.2 Señalización por CD95/Fas

El receptor CD95/Fas/Apo-1 se describió por vez primera como una molécula de superficie expresada en linfocitos humanos que desencadenaba muerte celular tras su activación por anticuerpos. Posteriormente, se identificó el ligando natural que se conoce como

CD95L. La parte extracelular de CD95 contiene tres de los dominios ricos en cisteína (CRD, del inglés, *cystein rich domain*) característicos de la família del TNF, unidos por puentes disulfuro. La unión con trímeros o hexámeros de CD95L provoca que el receptor CD95 interaccione consigo mismo a través de un segmento en el extremo N-terminal llamado *dominio de asociación preligando*, pero es sólo en el caso de la unión con los hexámeros cuando se obtiene el desencadenamiento de las señales apoptóticas.

La interacción CD95L/CD95 induce la segregación lateral de los receptores en la membrana plasmática y la co-localización en regiones o «*clusters*» llamadas «*cap*» en un polo de la célula, en un proceso dependiente de formación de ceramida y de caspasas. De hecho, mientras estos eventos ocurren en la parte externa de la membrana plasmática, en la parte interna se va formando el DISC. En la formación del DISC, la molécula adaptadora FADD (del inglés *fas associated death domain*), dos isoformas de procaspasa-8 (procaspasa-8a y procaspasa-8b) y la proteína FLIP (del inglés, *FLICE-Inhibitory Protein*) interaccionan con el receptor CD95 gracias a contactos homotípicos. El DD del receptor interacciona con el DD del adaptador FADD, mientras que el dominio DED de FADD permite la interacción de la procaspasa-8 y la proteína FLIP a través, precisamente, de sus repeticiones en tándem de DED. Se han descrito otras muchas moléculas que parecen ser reclutadas al DISC por interacción directa con alguno de sus componentes, aunque la función de todas ellas todavía no está clara. Entre ellas destacan las proteínas Daxx, FAP-1 (del inglés, *fas associated protein-1*), FLASH (del inglés *FLICE-associated huge protein*), RIP (del inglés, *receptor-interacting protein*), FAF1 (del inglés, *fas associated factor-1*) y Dap3.[18]

La activación de la procaspasa-8 parece seguir un modelo de activación por proximidad inducida, por el cual, altas concentraciones locales de procaspasa-8 permiten una activación autoproteolítica, un proceso de corte múltiple que da como resultado la formación de un heterotetrámero formado por dos subunidades largas (p18) y dos subunidades más pequeñas (p10), que se liberan al citosol y propagan la señal apoptótica.

FLIP es una proteína que contiene dos DED en tándem, altamente homólogos al extremo N-terminal de caspasa-8. Existen diferentes isoformas, aunque $FLIP_L$ y $FLIP_S$ son las mejor caracterizadas. $FLIP_S$ sólo contiene el tándem DED, pero $FLIP_L$ contiene además un dominio parecido a un dominio proteasa, muy parecido al de la caspasa-8. $FLIP_L$ y $FLIP_S$ pueden evitar el procesamiento de la procaspasa-8 en el DISC, inhibiendo así su función. El mecanismo parece ser a través del reclutamiento oligomerizando con caspasa-8 y su procesamiento en el DISC. Al no tener actividad proteolítica, el procesamiento no sigue y, por lo tanto, se generan dos subunidades de 10 kDa (una de la caspasa-8 y otra de $FLIP_L$) que dan lugar a moléculas de caspasa-8 inactivas (Peter ME *et al.*).

El ensamblaje del DISC puede diferir entre tipos celulares y variar la eficiencia de la inducción de muerte. Se pueden distinguir dos tipos de señalización mediados por el receptor CD95. Las llamadas células tipo I (véase la figura 1) se caracterizan por tener un alto nivel de formación del DISC y por presentar, en consecuencia, una elevada cantidad de caspasa-8 activa. La cantidad de caspasa-8 activa formada es suficiente para la activación directa de caspasas efectoras. En cambio, las células tipo II (véase la figura 1) poseen menor expresión de CD95 y, por lo tanto, presentan niveles de caspasa-8 activa más bajos. En estas

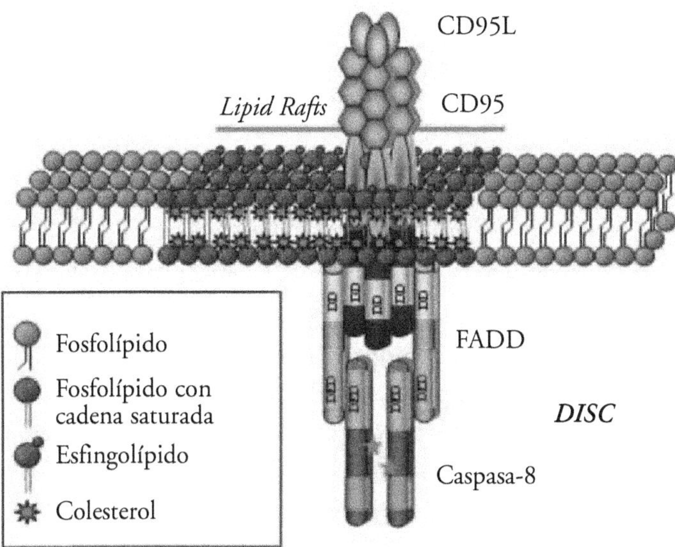

Figura 2. La formación del DISC tiene lugar en los lipid raft, *regiones de membrana enriquecidas con fosfolípidos de cadena saturada, esfingolípidos y colesterol.*

células, la señalización apoptótica requiere de un *loop* de amplificación mitocondrial. Las pocas moléculas de caspasa-8 activas procesan a la proteína soluble Bid, miembro BH3-*only* de la familia de Bcl-2, cuya forma truncada (tBid) es capaz de interaccionar con miembros proapoptóticos de la familia de Bcl-2, como Bax, e inducir la liberación de citocromo *c*. Esta conexión con la vía mitocondrial favorece la formación del apoptosoma, la activación de la procaspasa-9, la activación de la caspasa ejecutora-3 y la caspasa ejecutora-7 y la degradación de sustratos vitales para la célula.

Existen evidencias que indican que la trimerización del receptor CD95 ocurre preferentemente en regiones de membrana especialmente fluidas denominadas *balsas lipídicas* o *lipid rafts* (véase la figura 2). Los *lipid rafts* son microdominios de membrana enriquecidos con colesterol y esfingolípidos.[19]

2.1.3   Señalización por receptores del TNF-α

La señalización por TNF-α puede tener lugar a través de dos receptores, TNFR1 y TNFR2, aunque la mayoría de los efectos biológicos son a través de TNFR1. Desde hace más de una década se conoce que la interacción ligando-receptor provoca la trimerización del receptor y la liberación de la proteína inhibidora SODD (del inglés, *silencer of death domains*) del dominio intracelular de TNFR1. Esto, a su vez, permite el reclutamiento de la proteína adaptadora TRADD (TNFR-*associated death domain protein*), que sirve de plataforma común a diferentes moléculas de señalización, que mediarán las distintas funciones de TNF-α. No fue hasta el año 2003 cuando se propuso un modelo que explicaba los mecanismos detallados de la señalización de TNFR1. Dicho modelo proponía que, para el desencadenamiento de la señalización apoptótica, se requiere la formación de dos complejos macromoleculares. El primer complejo se forma rápidamente en la membrana plasmática, concretamente en los *lipid rafts*, y está compuesto de TNFR1, TRADD, RIP, TRAF2 (TNFR-*associated factor*) y cIAP1. Este complejo activa la señalización por NF-κB, pero no apoptosis. La unión de RIP permite la activación de vías de supervivencia a través de la activación de NF-κB. RIP es crucial para el reclutamiento del complejo IKK, que está compuesto de dos subunidades catalíticas (IKKα y IKKβ) y la subunidad reguladora IKKγ (NEMO). En este macrocomplejo se marca a IKKα por ubiquitinización para su posterior degradación por la vía proteasomal. Entonces, NF-κB queda libre para bloquear señales apoptóticas e induce el incremento de expresión de proteínas antiapoptóticas como cIAP1, cIAP2, TRAF1, TRAF2 o FLIP. Por otro lado, NF-κB puede ejercer actividad antiapoptótica suprimiendo la actividad constitutiva de la vía Jun-quinasa (JNK).

Un segundo complejo, que no contiene TNFR1, pero que incluye FADD y procaspasa-8, se forma en el citoplasma. Este complejo II es el encargado de señalizar apoptosis cuando el complejo I no es capaz de promover eficientemente la expresión de genes antiapoptóticos como FLIP. Durante el curso de la señalización se observa que hay una moderada reducción de la interacción ligando-receptor, probablemente debido a la internalización del receptor. Tanto TNFR1 como TRADD sufren modificaciones postraduccionales, seguramente por ubiquitinización, que a la postre coinciden con la pérdida de interacción de TRADD y RIP con TNFR1, y con la formación de otro complejo más estable en el que se incorporan caspasa-8, FADD y TRAF2. La interacción de FADD con TRADD tiene lugar a través de los dominios DD que le quedan libres a TRADD tras la pérdida de interacción con TNFR1. También se ha observado que los componentes del complejo II difieren en las células que, por naturaleza, son sensibles o resistentes a la muerte por TNF-α. Por ejemplo, c-IAP1 y TRAF1 están presentes sólo en el complejo II de células resistentes. Altos niveles de FLIP también son detectables en el complejo II de células resistentes y además en su forma no procesada, mientras que FLIP presente en las células sensibles se encuentra procesado en sus formas de 43/41 kDa. Además, en el complejo II de células sensibles hay bajos niveles de TRAF1 o FLIP. La cantidad de FLIP presente en el complejo II dependerá de la señalización desencadenada por el complejo I, es decir, si se activa correctamente NF-κB y da lugar al aumento de expresión de FLIP, la actividad proapoptótica de caspasa-8 quedará inhibida. En cambio, si la señalización del complejo I no ha sido suficientemente productiva, la activación de caspasa-8 seguirá su curso apoptótico.

Otra de las consecuencias de la pérdida de actividad de NF-κB es que la vía JNK deja de estar inhibida. Esta disfunción de NF-kB permite el procesamiento del miembro BH3-*only*, Bid, por una proteasa, aún por determinar, dependiente de JNK en un lugar diferente al que normalmente actúa la caspasa-8. Al nuevo producto generado por la actividad de JNK se le llamó jBid, que al igual que tBid se transloca a la mitocondria, donde induce la salida selectiva de Smac, pero no de citocromo *c*. Smac entonces puede provocar la disociación del complejo TRAF2-cIAP1 dentro del complejo TRADD-FADD-caspasa-8. La pérdida de TRAF2 impedirá la presencia de c-IAP1 en el complejo II y la caspasa-8 tendrá vía libre para la señalización apoptótica.[20]

La formación del complejo II también explicaría las distintas cinéticas de inducción de muerte entre diferentes receptores como el CD95 y el TNFR1. Así por ejemplo, FADD interacciona rápida y directamente con CD95 en la membrana plasmática, lo que permite la inmediata activación de caspasas. Por el contrario, en el caso de TNFR1 no hay interacción directa con FADD, sino que FADD se une a proteínas adaptadoras de TNFR1 una vez que éstas se han disociado del receptor (final del complejo I).

2.2   *Papel del TNF-α en el precondicionamiento isquémico*

Desde hace unos años se ha visto que cuando el cerebro se somete experimentalmente a períodos breves de interrupción del flujo sanguíneo, posteriormente es más resistente a interrupciones más prolongadas del flujo. Este fenómeno, que no es exclusivo del cerebro, es conocido como *precondicionamiento isquémico* (PCI). El PCI se ha demostrado también en la práctica clínica al observarse que el daño asociado a un infarto cerebral es menor en los pacientes que, con anterioridad, han sufrido breves y leves episodios isquémicos.[21]

El eventual interés terapéutico que tiene el conocimiento de este fenómeno ha potenciado la investigación en los mecanismos moleculares que lo subyacen. Diversas evidencias parecen indicar que el TNF-α tendría un papel importante en el PCI. En este sentido se ha observado tanto una inducción del RNA mensajero del TNF-α como un aumento en la liberación de esta citoquina como consecuencia del PCI, y que el bloqueo de la acción del TNF-α liberado mediante anticuerpos neutralizantes produce una inhibición del efecto neuroprotector del PCI. Un aumento en la expresión de TNF-α puede no ser suficiente para explicar la liberación de esta citoquina al medio extracelular. Tal como se ha indicado anteriormente, el TNF-α se libera de la membrana plasmática por la acción proteolítica de la enzima TACE. En este contexto se ha propuesto que el PCI causa un aumento en la expresión de TACE.[22] El aumento coordinado en la expresión de la citoquina y la TACE explicaría la liberación de TNF-α durante el PCI. Es interesante señalar que los inhibidores selectivos de TACE (el BB-1011 y el BB-3103) bloquean el efecto neuroprotector del PCI.[23] Aunque, como se verá en el siguiente apartado, se ha demostrado también que otros inhibidores de la TACE ayudan a reducir el daño isquémico.[24]

¿Qué mecanismos están asociados a la acción neuroprotectora del TNF-α en el PCI? Existen pocos datos que clarifiquen este aspecto. Los estudios más consistentes parecen indicar que la liberación de TNF-α durante el PCI produce una reducción en la concentración extracelular de glutamato existente en un posterior daño isquémico, lo que explicaría el menor daño cerebral por una disminución de la excitotoxicidad. Este descenso en la concentración extracelular de glutamato estaría relacionado, al menos parcialmente, con un aumento en la expresión de los transportadores de glutamato EAAT2 y EAAT3.[25] Otro mecanismo propuesto para explicar el efecto neuroprotector del TNF-α liberado en el PCI es la modificación de la expresión génica dependiente de NF-κB,[26] a través de la cual se produce una inhibición del agente proinflamatorio ICAM-1 y una activación de la expresión de la enzima citoprotectora MnSOD. El avance en el conocimiento de los mecanismos moleculares implicados en el PCI puede dar lugar a nuevas estrategias terapéuticas para el abordaje del daño cerebral tras un ictus.

2.3   *El TNF-α contribuye al daño asociado a isquemia cerebral*

En contraposición con lo que se ha indicado en el apartado anterior, existen también evidencias que confirman que la liberación de esta citoquina durante la isquemia parece ser tóxica. Barone y colaboradores[16] demostraron que la adición de TNF-α exógeno durante una oclusión de la arteria cerebral medial (MCAO) en ratas aumentaba notablemente el volumen de infarto de una manera dosis dependiente. Por otro lado, la adición directa en el sistema cerebrovascular de anticuerpos monoclonales o receptores solubles del TNF-α revierten el efecto del TNF-α endógeno liberado durante la isquemia, disminuyéndose el daño isquémico y mejorando las respuestas funcionales.[16,27,28] Sin embargo, estos estudios no mostraban si el TNF-α participaba en el componente necrótico o apoptótico del daño isquémico. Otros estudios han permitido comprobar en un sistema *in vitro* de isquemia cerebral[11] que el TNF-α produce muerte apoptótica (pero no necrótica) mediante una acción directa en neuronas y microglía en la que participa el receptor TNFR1 y la activación de la caspasa-3 y de la caspasa-8 (N.B, J.X.C y J.R-A, *resultados pendientes de publicación*).

La contribución del TNF-α al daño isquémico también puede deberse a su acción proinflamatoria sobre el endotelio cerebral.[29] En las células endoteliales parece provocar un aumento en la expresión de factores proinflamatorios, activación de metaloproteasas y enzimas productoras de ROS, como la xantina oxidasa o la COX.

En el mismo sentido que los estudios anteriores, se ha descrito que la administración de un inhibidor (DPH-067517) del TACE es capaz de reducir la liberación de TNF-α causada por la isquemia cerebral, así como el tamaño del infarto y también los déficits neurológicos.[24] Estos resultados parecerían contradictorios con los obtenidos por Cárdenas y colaboradores[23], según los cuales otros inhibidores (el BB-1101 y el BB-3103) eliminan el efecto neuroprotector del precondicionamiento isquémico. Esta discrepancia, junto con los datos comentados en los dos últimos apartados, parecen indicar que el TNF-α podría ejercer un papel neuroprotector o contribuir a la lesión dependiendo de las condiciones.

Existen datos según los cuales el TNF-α no es la única citoquina que podría mediar en el daño isquémico. También CD95/Fas-L podría estar implicado. Por ejemplo, se ha observado un descenso en el área infartada en ratones deficientes en Fas,[30] así como en los CD95/FasL$^{-/-}$ o en los ratones CD95/FasL$^{-/-}$-TNF-α$^{-/-}$.[31] Asimismo, el volumen del infarto se reduce un 70 % mediante el tratamiento combinado con anticuerpos para CD95/FasL y TNF-α.[31]

Así pues, según apuntan datos actuales, el TNF-α ejerce un papel dual en la lesión isquémica. La activación de la vía de señalización del TNFα podría ser neuroprotectora en el PCI cuando la intensidad de la interrupción del riego sanguíneo en el cerebro es menor y breve. Por el contrario, la activación de la vía mediada por el TNFR1 tendría un efecto nocivo al contribuir al daño isquémico cuando el cerebro sufre interrupciones más prolongadas o generalizadas del flujo sanguíneo.

2.4 *Antagonistas de los receptores de muerte: ¿nuevas dianas terapéuticas?*

Existen diversas proteínas intracelulares que pueden inhibir la funcionalidad de los receptores de muerte, incluso en presencia de su ligando endógeno. Estas proteínas podrían ejercer su función inhibitoria interactuando con las proteínas adaptadoras que se unen al receptor activo, con lo que así se evita la formación del DISC. A pesar de que prácticamente no existen datos relacionando estos antagonistas con la evolución del daño isquémico, posiblemente se convertirán en el centro de nuevas estrategias terapéuticas. A continuación, se describen las características principales de algunos de estos antagonistas, como FLIP (del inglés, *FLICE Inhibitory Protein*), Lifeguard o FAIM (del inglés, *fas apoptosis inhibitory molecule*).

FLIP es una proteína con dominios DED que es capaz de unirse al DISC de CD95/Fas mediante interacción con FADD. Una vez unidos a DISC pueden formar heterodímeros con la caspasa-8 impidiendo su activación en presencia de ligando. Se ha descrito hasta la fecha la existencia de tres isoformas de FLIP: $FLIP_S$, $FLIP_R$ y $FLIP_L$. Estructuralmente, todas las isoformas constan de dos dominios DED similares al extremo N-terminal de la caspasa-8. El extremo C-terminal de $FLIP_L$ consta de dos dominios parecidos a las caspasas (p20 y p12), aunque no tienen los residuos aminoacídicos críticos para la actividad caspasa, más concretamente tienen una tirosina en vez de una cisteína en el centro catalítico. $FLIP_S$ y $FLIP_R$ sólo contienen los dos dominios DED y su extremo C-terminal, más corto en $FLIP_R$ que en $FLIP_S$, y que es diferente a $FLIP_L$ y caspasa-8. Poco o casi nada se conoce de la función fisiológica de FLIP en el sistema nervioso, y menos se sabe aún de su posible papel en la regulación del daño isquémico. En este sentido, cabe destacar un trabajo reciente que muestra la regulación al alza de la expresión de FLIP como consecuencia en el efecto neuroprotector de la sobreexpresión de *heat-shock protein 70* frente al daño isquémico/hipóxico neonatal. [32] La posibilidad de obtener una neuroprotección frente al daño isquémico mediante el aumento de FLIP se ve apoyado por los datos obtenidos en el PCI en el miocardio, donde se ha observado también un aumento de los niveles de FLIP.[33]

Lifeguard fue clonada en 1999 como una proteína capaz de proteger de la muerte mediada por el receptor CD95 y no por otros receptores de muerte, como por ejemplo TNFR1. En una primera instancia, experimentos de sobreexpresión en líneas celulares demostraron que Lifeguard era capaz de proteger frente a la muerte apoptótica por CD95L/FasL pero no TNF-α. Lifeguard se expresa en el sistema nervioso, principalmente en las neuronas piramidales de la corteza y de las áreas CA1 y CA3 del hipocampo, así como en las neuronas granulares del giro dentado y del cerebelo. Los primeros datos sobre una función antiapoptótica en el SNC llegaron en 2005, cuando se demostró que Lifeguard era uno de los componentes que mediaban la resistencia de las neuronas a la activación de CD95, y que su expresión estaba regulada por una vía de señalización central en el mantenimiento de la supervivencia celular, la vía de la PI3-K/Akt cinasa.[34]

Inicialmente, FAIM fue caracterizado como un inhibidor de la apoptosis mediada por CD95/Fas al observarse que su expresión estaba muy aumentada en células B resistentes a la apoptosis por CD95/Fas. Existen dos variantes que se obtienen por un procesamiento diferencial de los intrones: $FAIM_S$ y $FAIM_L$. La diferencia entre ambas formas es la existencia de 22 aminoácidos en el N-terminal en $FAIM_L$ respecto $FAIM_S$. Mientras que $FAIM_S$ se expresa en muchos tejidos diferentes, la expresión de $FAIM_L$ se restringe casi exclusivamente al sistema nervioso, lo que hace aumentar el interés por estudiar su función fisiológica. Contrariamente a lo que se observa en tejidos periféricos, la sobreexpresión de $FAIM_S$ no tiene ningún efecto inhibidor sobre la apoptosis neuronal mediada por CD95/Fas o la retirada de soporte trófico. Sin embargo, un estudio reciente ha demostrado que $FAIM_S$ estaría implicado en el control de crecimiento neurítico en cultivos neuronales.[35] Sobre el papel fisiológico de $FAIM_L$ en el sistema nervioso no existen datos. Algunos estudios (M.S y J.X.C; *datos pendientes de publicación*) han demostrado que la expresión de $FAIM_L$ en el cerebro es prácticamente ubicua, aunque se observa en mayor medida en el telencéfalo (corteza e hipocampo) y en el cerebelo. La posibilidad de que tenga un papel como antagonista de la apoptosis mediada por estimulación de CD95/Fas o TNFR1, y su eventual participación en la regulación del daño isquémico, es una cuestión que todavía está por resolver.

BIBLIOGRAFÍA

1. Hossmann KA. Ischemia-mediated neuronal injury. Resuscitation 26, 225-35 (1993).
2. Katsura K, Kristian T & Siesjo BK. Energy metabolism, ion homeostasis, and cell damage in the brain. Biochem. Soc. Trans. 1994; 22: 991-96.
3. Nicholls D & Attwell D. The release and uptake of excitatory amino acids. Trends Pharmacol. Sci. 1990; 11: 462-68.
4. Kerr JF, Wyllie AH & Currie AR. Apoptosis: a basic biological phenomenon with wide-ranging implications in tissue kinetics. Br. J. Cancer 1972; 26: 239-57.
5. Ni B, *et al.* Transient global forebrain ischemia induces a prolonged expression of the caspase-3 mRNA in rat hippocampal CA1 pyramidal neurons. J. Cereb. Blood Flow Metab. 1998; 18: 248-56.
6. Hara H, *et al.* Inhibition of interleukin 1b converting enzyme family proteases reduces ischemic and excitotoxic neuronal damage. Proc Natl Acad Sci USA 1997; 94: 2007-012.
7. Zhang WH, *et al.* Fundamental role of the Rip2/caspase-1 pathway in hypoxia and ischemia-induced neuronal cell death. Proc. Natl. Acad. Sci. U. S. A 2003; 100: 16012-6017.
8. Velier JJ, *et al.* Caspase-8 and caspase-3 are expressed by different populations of cortical neurons undergoing cell death after focal stroke in the rat. J. Neurosci. 1999; 19: 5932-941.
9. Plesnila N, *et al.* BID mediates neuronal cell death after oxygen/ glucose deprivation and focal cerebral ischemia. Proc. Natl. Acad. Sci. U. S. A 2001; 98: 15318-5323.

10. Kang SJ, *et al.* Dual role of caspase-11 in mediating activation of caspase-1 and caspase-3 under pathological conditions. J. Cell Biol. 2000; 149: 613-22.
11. Malagelada C, Xifrò X, Miñano A, Sabriá J & Rodríguez-Álvarez J. Contribution of caspase-mediated apoptosis to the cell death caused by oxygen-glucose deprivation in cortical cell cultures. Neurobiol. Dis. 2005; 20: 27-37.
12. Shibata M, *et al.* Activation of caspase-12 by endoplasmic reticulum stress induced by transient middle cerebral artery occlusion in mice. Neuroscience 2003; 118: 491-99.
13. Barone FC & Feuerstein GZ. Inflammatory mediators and stroke: new opportunities for novel therapeutics. J. Cereb. Blood Flow Metab 1999; 19: 819-34.
14. Rosenbaum DM, *et al.* Fas (CD95/APO-1) plays a role in the pathophysiology of focal cerebral ischemia. J. Neurosci. Res. 2000; 61: 686-92.
15. Vogt M, Bauer MK, Ferrari D & Schulze-Osthoff K. Oxidative stress and hypoxia/reoxygenation trigger CD95 (APO-1/Fas) ligand expression in microglial cells. FEBS Lett. 1998; 429: 67-72.
16. Barone FC, *et al.* Tumor necrosis factor-alpha. A mediator of focal ischemic brain injury. Stroke 1997; 28: 1233-244.
17. Curtin JF & Cotter TG. Live and let die: regulatory mechanisms in Fas-mediated apoptosis. Cell Signal. 2003; 15: 983-92.
18. Peter ME & Krammer PH. The CD95(APO-1/Fas) DISC and beyond. Cell Death. Differ. 2003; 10: 26-35.

19. Simons K & Toomre D. Lipid rafts and signal transduction. Nat Rev. Mol Cell Biol 2000; 1: 31-9.

20. Deng Y, Ren X, Yang L, Lin Y & Wu X. A JNK-dependent pathway is required for TNFalpha-induced apoptosis. Cell 2003; 115: 61-70.

21. Castillo J, *et al.* The release of tumor necrosis factor-alpha is associated with ischemic tolerance in human stroke. Ann. Neurol 2003; 54: 811-19.

22. Hurtado O, *et al.* TACE/ADAM17-TNF-alpha pathway in rat cortical cultures after exposure to oxygen-glucose deprivation or glutamate. J. Cereb. Blood Flow Metab 2002; 22: 576-85.

23. Cárdenas A, *et al.* Upregulation of TACE/ADAM17 after ischemic preconditioning is involved in brain tolerance. J. Cereb. Blood Flow Metab 2002; 22: 1297-302.

24. Wang X, *et al.* Inhibition of tumor necrosis factor-alpha-converting enzyme by a selective antagonist protects brain from focal ischemic injury in rats. Mol. Pharmacol. 2004; 65: 890-96.

25. Pradillo JM, *et al.* TNFR1 mediates increased neuronal membrane EAAT3 expression after in vivo cerebral ischemic preconditioning. Neuroscience 2006; 138: 1171-178.

26. Ginis I, *et al.* TNF-alpha-induced tolerance to ischemic injury involves differential control of NF-kappaB transactivation: the role of NF-kappaB association with p300 adaptor. J. Cereb. Blood Flow Metab 2002; 22: 142-52.

27. Meistrell ME, III *et al.* Tumor necrosis factor is a brain damaging cytokine in cerebral ischemia. Shock 1997; 8: 341-48.

28. Lavine SD, Hofman FM & Zlokovic BV. Circulating antibody against tumor necrosis factor-alpha protects rat brain from reperfusion injury. J. Cereb. Blood Flow Metab 1998; 18: 52-8.

29. Akassoglou K, *et al.* Exclusive tumor necrosis factor (TNF) signaling by the p75TNF receptor triggers inflammatory ischemia in the CNS of transgenic mice. Proc. Natl. Acad. Sci. U.S.A 2003; 100: 709-14.

30. Martin-Villalba A, *et al.* CD95 ligand (Fas-L/APO-1L) and tumor necrosis factor-related apoptosis-inducing ligand mediate ischemia-induced apoptosis in neurons. J. Neurosci. 1999; 19: 3809-817.

31. Martin-Villalba A, *et al.* Therapeutic neutralization of CD95-ligand and TNF attenuates brain damage in stroke. Cell Death. Differ 2001; 8: 679-86.

32. Matsumori Y, *et al.* Reduction of caspase-8 and -9 cleavage is associated with increased c-FLIP and increased binding of Apaf-1 and Hsp70 after neonatal hypoxic/ischemic injury in mice overexpressing Hsp70. Stroke 2006; 37: 507-12.

33. Stein AB, *et al.* The late phase of ischemic preconditioning induces a prosurvival genetic program that results in marked attenuation of apoptosis. J. Mol Cell Cardiol 2007.

34. Beier CP, *et al.* FasL (CD95L/APO-1L) resistance of neurons mediated by phosphatidylinositol 3-kinase-Akt/protein kinase B-dependent expression of lifeguard/neuronal membrane protein 35. J. Neurosci. 2005; 25: 6765-774.

35. Sole C, *et al.* The death receptor antagonist FAIM promotes neurite outgrowth by a mechanism that depends on ERK and NF-kapp B signaling. J. Cell Biol 2004; 167: 479-92.

Capítulo 6. Cadena respiratoria mitocondrial y generación de radicales libres en el infarto cerebral

O. Hurtado, M. Á. Moro, M. Sobrado

Departamento de Farmacología, Facultad de Medicina
Universidad Complutense de Madrid
Madrid

Dirección para correspondencia
Universidad Complutense de Madrid
Prof. M. A. Moro
neurona@med.ucm.es

1   Introducción

Según la Organización Mundial de la Salud (OMS), el ictus es, tras las enfermedades cardíacas y el cáncer, la tercera causa de muerte en los países industrializados y constituye la principal causa de discapacidad en el adulto. En España, según datos del Instituto Nacional de Estadística (INE) correspondientes al año 2003, las enfermedades cerebrovasculares son la primera causa de muerte entre las mujeres y la tercera entre los hombres.[1] En los países industrializados las tasas anuales de mortalidad por ictus son estables, pero en los países en vías de desarrollo aumentan cada año; se calcula que de los diez millones de fallecimientos anuales por ictus cuatro millones y medio pertenecen a los países no industrializados. De los pacientes que sobreviven, una tercera parte sufre secuelas invalidantes y hasta un 25 % se estima que, después del ictus, presentará un deterioro cognitivo en mayor o menor grado.[2] Estos datos ponen de relieve que el ictus supone un gran problema socio-sanitario, por lo que es necesario establecer y desarrollar mejores estrategias de prevención y tratamiento con el objetivo de minimizar las secuelas y reducir la incidencia. En la última década se ha producido un desarrollo considerable en el conocimiento de los mecanismos bioquímicos de neurotoxicidad e inflamación asociados a la isquemia cerebral, y a la luz de estas investigaciones se están identificando las mejores opciones terapéuticas para cada paciente.[3] En este sentido, uno de los procesos que ocurren tras una isquemia cerebral es la producción de especies reativas de oxígeno (ROS) y de nitrógeno. Este capítulo está dedicado al análisis de la cadena respiratoria mitocondrial por ser origen y diana de especies oxidantes en la isquemia cerebral. Se revisará el papel del radical anión superóxido ($O_2^{-\bullet}$), una especie oxidante generada por la respiración mitocondrial, y del óxido nítrico (NO), dado que constituye el principal radical que actúa en la cadena respiratoria mitocondrial.

2 Producción de radicales libres tras isquemia cerebral: el papel de la cadena respiratoria mitocondrial

En condiciones fisiológicas, la producción de radicales libres y de otras sustancias oxidantes tiene lugar de manera controlada ya que siempre hay un equilibrio entre los radicales que se producen y los que se eliminan. En una situación patológica, como en la isquemia cerebral, se produce una formación masiva de especies reactivas de oxígeno y de nitrógeno, entre las que se encuentran el $O_2{}^{·-}$, el radical hidroxilo ($^·OH$), el óxido nítrico (NO) y el peroxinitrito ($ONOO^-$). Todas estas moléculas están implicadas en el daño neuronal que tiene lugar tras la isquemia cerebral.

Para funcionar y ser viable, el cerebro es un órgano que necesita un aporte continuado de oxígeno y glucosa. Cuando debido a una lesión isquémica este aporte se ve interrumpido de manera total o parcial, se desencadenan una serie de eventos moleculares cuyo origen es la caída brusca de ATP. El descenso de los niveles de ATP provoca una alteración en todos los procesos dependientes de energía, como la bomba Na^+/K^+-ATPasa, cuyo fallo produce modificaciones en el gradiente iónico a través de la membrana plasmática. Las consecuencias se traducen en un incremento en los niveles extracelulares de K^+ y en un aumento de Na^+, Cl^- y Ca^{+2} dentro de la célula. El aumento extracelular de K^+ da lugar a una rápida despolarización de la célula y a una reversión de los transportadores de aminoácidos. Además, en estas condiciones, tanto los canales de calcio operados por voltaje como los operados por receptor se abren y, en consecuencia, aumentan los niveles de Ca^{+2} intracelular. Esto se traduce en una liberación masiva de aminoácidos excitadores, fundamentalmente de glutamato, debido tanto a la reversión en los transportadores como a la liberación excitotóxica dependiente de Ca^{2+}.

El glutamato es el principal aminoácido excitador que se libera tras la isquemia cerebral y contribuye, de manera determinante, a la patología de esta enfermedad. Una vez liberado, se une a sus receptores, tras lo cual se produce una entrada masiva de Ca^{2+} dentro de la célula, activándose así procesos catabólicos que dan lugar a la muerte por excitotoxicidad[4-6]. Los principales receptores a los que se une el glutamato son los receptores de NMDA (*N*-metil-D-aspartato) y AMPA (acido α-amino-3-hidroxi-5-metil-4-isoxazolpropiónico). La unión del glutamato al receptor NMDA produce una acumulación intracelular de Na^+, Ca^{2+}, Cl^- y H_2O que da lugar a muerte por hinchamiento y contribuye a la formación del edema citotóxico. El aumento de Ca^{2+} intracelular origina, a su vez, un aumento de Ca^{2+} dentro de la mitocondria, inhibe la producción de ATP y activa una serie de enzimas (proteínquinasas, proteasas, fosfolipasas, endonucleasas, etc.) que degradan fosfolípidos, proteínas y ácidos nucleicos. Además, el aumento de Ca^{2+} intracelular provoca una continua liberación de glutamato que propaga la excitotoxicidad.

Uno de los procesos más dañinos que tienen lugar en la isquemia cerebral es la producción de radicales libres y de otras especies oxidantes. Unos y otros provocan alteraciones de lípidos, ADN y proteínas, y contribuyen a la rotura de la barrera hematoencefálica (BHE) y a la propagación del edema cerebral. Los radicales libres y las especies oxidantes responsables de este daño son, fundamentalmente, el NO y el $O_2^{\cdot-}$ que forman, a su vez, el ONOO⁻, otra especie altamente oxidante.[7] También son especies oxidantes: el peróxido de hidrógeno (H_2O_2) y el $\cdot OH$.

Tras una isquemia cerebral, y en el marco de la respuesta inflamatoria que tiene lugar, también se produce la liberación de citoquinas y la activación de moléculas de adhesión. Las citoquinas proinflamatorias que se liberan activan la expresión de genes relacionados con la inflamación, como la NO sintasa inducible (iNOS) y la ciclooxigenasa tipo 2 (COX-2), y esto incrementa aún más la formación de especies oxidantes.[8]

2.1 Síntesis de óxido nítrico

El NO es una molécula que, en condiciones fisiológicas, actúa como segundo mensajero en el SNC y se forma a partir de L-arginina y O_2 en una reacción catalizada por la óxido nítrico sintasa (NOS).[9] En esta reacción se producen cantidades equimoleculares de NO y citrulina. El NO ejerce sus acciones fisiológicas aumentando los niveles de cGMP[10,11] y, además, está implicado en la regulación del flujo cerebral y en los fenómenos de memoria y aprendizaje.[12-14]

Existen tres isoformas de NOS: la neuronal (nNOS o NOS1), la endotelial (eNOS o NOS3) y la inducible (iNOS o NOS2). Las tres se encuentran en diferentes tipos celulares del cerebro. Mientras que la nNOS se encuentra en las neuronas,[9] las células gliales (astrocitos, microglía y macrófagos) pueden expresar iNOS. Además, las células endoteliales producen NO por activación de la eNOS. Aunque esta distribución de las isoformas se ha mantenido durante muchos años, en la actualidad se sabe que tanto las células endoteliales como las neuronas pueden expresar iNOS,[15-17] y que se pueden encontrar nNOS en los astrocitos[18-20] y en el endotelio.[21]

2.1.1 Producción de óxido nítrico en la isquemia cerebral

Uno de los radicales que se liberan tras la isquemia cerebral es el NO. Está demostrado que después de una isquemia experimental en ratas por oclusión de la arteria cerebral media (MCAO, *del inglés, middle cerebral artery occlusion;*) los niveles de NO aumentan.[22, 23] Debido a que el $\cdot NO$ es una molécula de vida fugaz, los métodos que existen para medir este radical son, en su mayoría, indirectos y consisten en determinar niveles de sus metabolitos estables, nitratos y nitritos (NOx⁻). En humanos se ha demostrado que en pacientes isquémicos los niveles en plasma y líquido cefalorraquídeo (LCR) de NOx⁻ son mayores que en individuos sanos.[24, 25] Existen también estudios en los que se han podido determinar niveles de L-arginina (precursor de NO) en plasma y en LCR. En estas investigaciones se ha visto que, tras una isquemia, los niveles de este precursor disminuyen.[26]

Como se analizará a lo largo de este capítulo, el NO que se produce tras una isquemia cerebral tiene su origen en una gran cantidad de reacciones (véase figura 1). En primer lugar, la elevación de Ca^{2+} intracelular que se produce durante la isquemia da lugar a una activación de la isoforma nNOS. En este sentido, se ha demostrado que la activación de nNOS se produce 10 minutos después de una isquemia focal, y recupera los niveles normales una hora después del daño.[27] Además, se ha encontrado que los niveles de ARNm de esta isoforma aumentan tras la isquemia; mediante experimentos de inmunohistoquímica se ha comprobado que las neuronas son las células que mayoritariamente expresan nNOS tras la isquemia.[28] Estos mismos resultados, con aumento de niveles de proteína nNOS e inmunohistoquímica positiva en neuronas, se han encontrado también en modelos de hipoxia.[30] Aun así, es importante destacar que una vez que la isquemia se ha establecido, tiene lugar una disminución en la actividad nNOS y una pérdida de tinción neuronal.[29] Cuando de forma experimental se usan ratones deficientes en la proteína nNOS y se someten a una isquemia, tanto permanente como transitoria, estos animales son más resistentes al daño. Esto indica que la activación de nNOS, que sigue a la isquemia cerebral, resulta perjudicial para el cerebro.[31]

Otra de las enzimas que sufren modificaciones, tras una isquemia cerebral, es la eNOS; en este caso, también se produce un aumento en expresión y en actividad. Este aumento

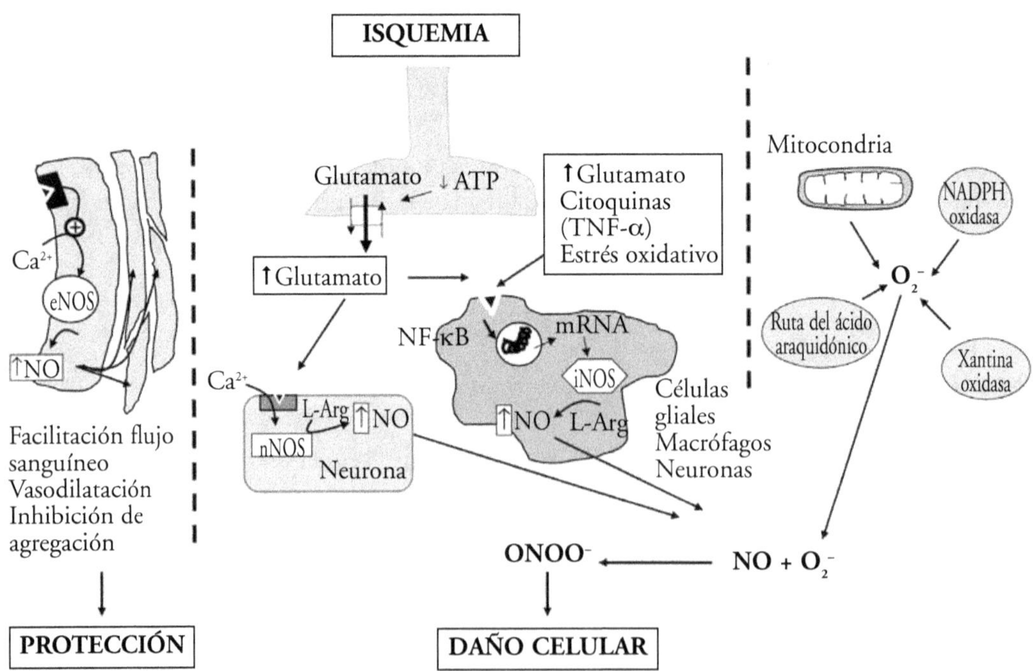

Figura 1. Fuentes de NO, $O_2^{-\cdot}$ y ONOO⁻ en el infarto cerebral.

es importante ya que el NO producido por esta enzima será el encargado de que se mantenga una adecuada perfusión del tejido por su efecto vasodilatador.[32]

Cuando la concentración de Ca^{2+} intracelular aumenta permite que la calmodulina se una a zonas específicas de la enzima NOS; entonces tanto eNOS como nNOS producen NO. Por lo tanto, mientras que en condiciones normales las NOS constitutivas producen sólo pequeñas cantidades de NO, cuando hay un proceso isquémico que eleva de forma masiva los niveles de Ca^{2+} se produce una activación tanto de eNOS como de nNOS e, inmediatamente, se liberan grandes cantidades de NO. Hay que destacar que, a nivel transcripcional, ambas proteínas tienen en sus regiones promotoras sitios de unión para diferentes factores de transcripción, entre los que se encuentran: la proteína activadora 2, los reactantes en fase aguda, el factor nuclear 1, el stress de cizalladura (para eNOS) y el factor nuclear kappa B (NF-κB; para nNOS). A nivel post-transcripcional, la NOS también puede regularse por mecanismos de fosforilación de la proteína o afectando la estabilidad del ARNm. En relación a este último punto se ha demostrado que la actividad de nNOS disminuye tras una isquemia cerebral o después de la privación de oxígeno y glucosa *in vitro*.[29] Esta disminución en la actividad puede ser una consecuencia directa del daño en el tejido, ya que se produce pérdida de proteínas citosólicas por rotura de la membrana plasmática, o puede ser debida a la propia inhibición que produce el NO en la actividad nNOS. Se ha demostrado que el NO disminuye la actividad NOS por diferentes mecanismos como, por ejemplo, la inhibición catalítica mediante la formación de complejos nitrosilferrosos o por represión de la expresión génica.[33, 34]

El NO también puede ser sintetizado por la óxido nítrico sintasa inducible iNOS, otra isoforma cuya actividad no depende de los niveles intracelulares de Ca^{2+}, y se expresa en un contexto inflamatorio.[9] Está ampliamente demostrado que la isquemia cerebral produce la expresión y liberación de moléculas inflamatorias como las citoquinas y que éstas, a su vez, activan la inducción de iNOS en diferentes tipos celulares del SNC.[35] Por lo tanto, tras una isquemia cerebral experimental *in vivo* o *in vitro*, se produce un aumento en los niveles tanto de RNAm como de proteína, e incluso un aumento en la actividad de iNOS.[36,37] En los modelos *in vivo*, la máxima expresión se alcanza entre 12 y 48 horas tras el episodio isquémico y se localiza en polimorfonucleares, astrocitos y células endoteliales; en los modelos *in vitro* se ha podido encontrar que la expresión de iNOS incluso puede tener lugar en neuronas.[17]

Los mecanismos que regulan la expresión de iNOS son numerosos y complejos. En este sentido, se ha demostrado que la regulación de este gen se produce a nivel transcripcional a través de NF-κB;[38] este factor de transcripción se activa tras una isquemia cerebral debido, fundamentalmente, a la acción de las diferentes citoquinas que se liberan tras la isquemia. La activación de iNOS también puede producirse por la acción del interferón γ gracias a un factor llamado *factor-1 de regulación del interferón* (IRF-1) que se une a la región promotora de iNOS.[39] Además en condiciones de hipoxia, se ha descrito que existe una secuencia consenso en el promotor de iNOS para la unión de un *factor-1 inducible por hipoxia* (HIF-1), con lo que se confirma que iNOS es un gen que puede ser modificado de manera específica en condiciones de hipoxia.[40]

Por otro lado, se sabe que la mayoría de las citoquinas proinflamatorias son capaces de inducir la expresión de iNOS. Citoquinas como la interleuquina 1β (IL1β), el TNF-α o el interferón γ, que se inducen rápidamente tras una isquemia cerebral, son capaces de inducir, a su vez, iNOS. Recientemente, se ha demostrado que la enzima convertidora de TNF-α (TACE) participa en la regulación de iNOS, ya que usando inhibidores de esta enzima se ha observado que se bloquea la liberación de TNF-α y también la expresión de iNOS.[41,42]

Otro mecanismo que participa en la regulación de iNOS es la activación de los receptores NMDA por el glutamato. El mecanismo que produce esta activación no está del todo claro, pero parece que las citoquinas liberadas tras la exposición de glutamato podrían estar implicadas. En este sentido, se ha demostrado que el glutamato es capaz de aumentar la expresión del TACE con la consiguiente liberación de TNF-α,[43] aunque también es posible que el glutamato aumente la expresión de iNOS mediante la activación directa de NF-κB.[44]

2.2 Producción de radical anión superóxido

El radical anión superóxido ($O_2^{\cdot-}$) se produce, tras la isquemia cerebral, en diferentes lugares de la célula y por distintas reacciones. Una de estas reacciones tiene lugar por el aumento de Ca^{2+} intracelular. A raíz de este aumento, se activa la enzima fosfolipasa A_2, la cual comienza a formar radicales libres gracias a las enzimas COX y lipoxigenasa (LOX). COX cataliza el paso de dos moléculas de O_2 al ácido araquidónico produciendo prostaglandina PGG_2, que rápidamente pasa a PGH_2 liberándose en esta última reacción $O_2^{\cdot-}$. Además, durante la isquemia cerebral experimental, tanto focal como global, se produce un aumento de la isoforma inducible, COX-2, que da lugar a la formación de más $O_2^{\cdot-}$.[45]

Otra de las fuentes de $O_2^{\cdot-}$ son las enzimas xantina oxidasa y NADPH oxidasa. Durante la isquemia cerebral, se produce la degradación de nucleótidos de adenina, tras lo cual aumentan los niveles de hipoxantina. La metabolización de esta molécula la llevará a cabo la xantina oxidasa en una reacción que libera $O_2^{\cdot-}$.[46] Cabe tener en cuenta, por otra parte, que la oxidación de NADPH por la NADPH oxidasa en neutrófilos infiltrados tras la isquemia también es capaz de producir $O_2^{\cdot-}$.[47]

Cabe destacar en último lugar que la cadena respiratoria mitocondrial sigue siendo la fuente más importante de $O_2^{\cdot-}$ en un organismo sano. En esta cadena, los electrones son transportados a lo largo de la membrana de la mitocondria a través de proteínas que se ensamblan en cinco complejos multiproteicos denominados I, II, III, IV y V. El oxígeno es el aceptor final de electrones y se combina con éstos y con iones H^+ para producir H_2O. Entre un 2 % y un 5 % de los electrones que entran en la cadena respiratoria no llegan nunca hasta el complejo IV; se desprenden de los complejos I, II y III y reaccionan con el O_2 dando lugar a $O_2^{\cdot-}$; éste, a su vez, reacciona con la superóxido dismutasa mitocondrial dependiente de manganeso (Mn-SOD) para producir H_2O_2.

Tras una isquemia cerebral, la mitocondria sigue siendo una fuente importante de radicales libres, de los cuales el más importante es el $O_2^{\cdot-}$. Existen varios mecanismos que producen la salida de los electrones fuera de la cadena respiratoria, pero en general se piensa que la producción de ROS es máxima cuando hay una inhibición de la respiración mitocondrial, es decir, cuando los componentes de la mitocondria están reducidos.[48] Uno de los mecanismos que se postulan para explicar la producción de ROS por parte de la mitocondria tras una isquemia cerebral es la excesiva acumulación de Ca^{2+} dentro de la mitocondria, una acumulación que probablemente se deba al aumento de Ca^{2+} intracelular. Otro de los mecanismos puede explicarse porque tiene lugar el proceso de permeabilidad transitoria mitocondrial (MPT, del inglés, *mitochondrial permeability transition;*) o apertura del poro mitocondrial, que da lugar a una liberación de citocromo c de la mitocondria, con lo que se produce un aumento en las especies oxidantes que se liberan desde esta organela.

2.3   *Producción de peroxinitrito*

De las moléculas que se forman tras una isquemia cerebral, el $ONOO^-$ es una de las que tiene mayor poder oxidante; se origina a partir de la reacción entre el NO y el $O_2^{\cdot-}$. El daño que produce este anión se debe a que es capaz de causar peroxidación lipídica, nitración de grupos tirosina, oxidación y nitrosilación de grupos sulfhidrilos y rotura del ADN.[49]

2.4   *Otras especies oxidantes*

A pesar de que el $O_2^{\cdot-}$ no es un radical muy tóxico, la mayoría de las especies que derivan de su reacción con otras especies sí que son muy dañinas: el $ONOO^-$ es una de las más tóxicas. Otra de las especies oxidantes es el $^{\cdot}OH$, que se forma en la reacción de Fenton que cataliza la unión entre el H_2O_2 y el Fe^{2+}. Esa reacción se produce con mayor facilidad cuando el pH disminuye, por lo que la isquemia cerebral constituye una situación ideal para su producción.

3   **Radicales libres en la isquemia cerebral: efectos sobre la cadena respiratoria mitocondrial**

En los próximos apartados se analizarán cómo las acciones de los radicales libres que se generan en la isquemia influyen sobre la cadena de transporte electrónico mitocondrial. La respiración celular y la cadena respiratoria mitocondrial, en concreto, son especialmente susceptibles a la hipoxia-isquemia y a la reperfusión. Por ejemplo, los complejos I, II y III de la cadena respiratoria mitocondrial son dañados por la isquemia cerebral.[50,51] Sin embargo, la actividad del complejo IV no se ve muy afectada por la isquemia, pero se inhibe por un período largo de reperfusión; esto sugiere, por lo tanto, que existe un daño irreversible de este complejo debido a la acción de los radicales libres. Debido al daño mitocondrial causado por la isquemia-reperfusión se produce, asimismo, la alteración en la síntesis de ATP y de otros metabolitos energéticos.[52,53]

3.1 *Efecto del óxido nítrico sobre la cadena respiratoria mitocondrial*

El principal efecto directo del NO sobre la cadena de transporte electrónico mitocondrial es la inhibición reversible de la citocromo *c* oxidasa.

El NO tiene un electrón desapareado que forma aductos con la citocromo *c* oxidasa. La estructura y la actividad catalítica de la citocromo *c* oxidasa[57] se han descrito a partir de diversos estudios y éstos han demostrado que el NO se une reversiblemente al centro Fe^{2+} del citocromo a3 y al centro $Cu^{2+}B$ de la citocromo *c* oxidasa.[54-56] En trabajos anteriores se había hecho hincapié en la relevancia patofisiológica de la unión del NO a la citocromo *c* oxidasa. Brudvig y colaboradores[56] describieron, posteriormente, que la citocromo *c* oxidasa purificada podía catalizar la oxidación y la reducción del NO, tras lo cual se producía la degradación del NO, un proceso que también se confirmó en mitocondrias de corazón aisladas.[58] Estudios posteriores elaborados en diversos sistemas experimentales han mostrado que la interacción del NO con la citocromo *c* oxidasa da lugar a la inhibición reversible del consumo de $O_2{}^{\bullet-}$.[59-64] Entre los mecanismos implicados en esta inhibición está la unión del NO con el citocromo a3 (Fe^{2+}) reducido[54-56,60,62,64] para formar un complejo nitrosil-hemo por la donación de un electrón al citocromo a3 férrico[65] y que, posteriormente, interacciona con el centro $Cu^{2+}B$.[54-56,60]. Así el NO y el $O_2{}^{\bullet-}$ compiten para unirse a la citocromo *c* oxidasa.[59-61] Esta modulación rápida y reversible de la citocromo *c* oxidasa sugiere un mecanismo fisiológico a través del cual el NO puede controlar las funciones celulares.[61,66-68]

En la mayoría de modelos experimentales, las preparaciones celulares y tisulares están expuestas a concentraciones de O_2 atmosféricas que oscilan entre 175 y 200 µM. En los modelos *in vivo*, estas concentraciones son más bajas, entre 10 y 30 µM. Esto implica que, *in vivo*, las concentraciones de NO que se necesitan para bloquear la actividad de la citocromo *c* oxidasa son mucho más bajas que las que se precisan en los modelos experimentales. En este contexto, experimentos sobre la citocromo *c* oxidasa purificada y la guanilato ciclasa soluble han descrito que, en concentraciones de O_2 equivalentes a las encontradas en células *in vivo* (~30 µM), la adición de NO exógeno a rodajas de cerebro, en dosis similares a las formadas por la nNOS en neuronas, activan a la guanilato ciclasa soluble pero no inhiben a la citocromo *c* oxidasa.[69] Sin embargo, en concentraciones bajas de O_2 (cercanas a ~5 µM) se ha visto que se produce un incremento de la sensibilidad de la citocromo *c* oxidasa al NO.[69] Estos resultados sugieren que, aunque el NO endógeno apenas bloquea la citocromo *c* oxidasa en concentraciones fisiológicas, el metabolismo energético neuronal puede comprometerse en condiciones patológicas asociadas con el aporte reducido de oxígeno al cerebro, como en la isquemia cerebral.

Sin embargo, el estado reducido de la citocromo *c* oxidasa en el tejido cerebral de ratas adultas sujetas a isquemia transitoria no se previene por la administración de inhibidores exógenos de la óxido nítrico sintasa.[70] Aunque esto argumentaría en contra de la inhibición reversible de la citocromo *c* oxidasa por NO *in vivo*, las investigaciones citadas no aportaron datos sobre si, en el cerebro adulto, los inhibidores de la NOS utilizados llegaron a cruzar la BHE.[71] Por consiguiente, el papel del NO en la modulación reversible de la actividad de la citocromo *c* oxidasa en el cerebro *in vivo* es una cuestión que está todavía por resolver.

El NO endógeno inhibe la citocromo *c* oxidasa a concentraciones de oxígeno compatibles con las encontradas en condiciones fisiológicas en los tejidos.[72] Además, la inhibición de la citocromo *c* oxidasa dependiente de NO tiene lugar a concentraciones de oxígeno más altas que las que alteran la tasa de consumo de oxígeno. Estas observaciones sugieren que el NO endógeno regula el consumo de oxígeno celular, incluso en las bajas concentraciones de oxígeno encontradas *in vivo*. Además, el incremento en el estado de reducción de los citocromos de la cadena de transporte electrónico mitocondrial favorece la donación de un electrón de estos al oxígeno molecular, incrementando así la liberación de $O_2{}^{\cdot-}$, el cual puede disparar la activación de factores de transcripción, como el NFκB[72] o formar $ONOO^-$ en presencia de NO. Poderoso y colaboradores[64] describieron que, en mitocondrias de corazón, la exposición continua a NO promueve la oxidación de un electrón del ubiquinol a la semiquinona, interfiriendo así con la transferencia electrónica al citocromo *b*. Dado que la semiquinona es una fuente de $O_2{}^{\cdot-}$ en la mitocondria, la presencia de NO podría incrementar el $O_2{}^{\cdot-}$, con el cual reaccionaría para formar $ONOO^-$ (véase figura 2).

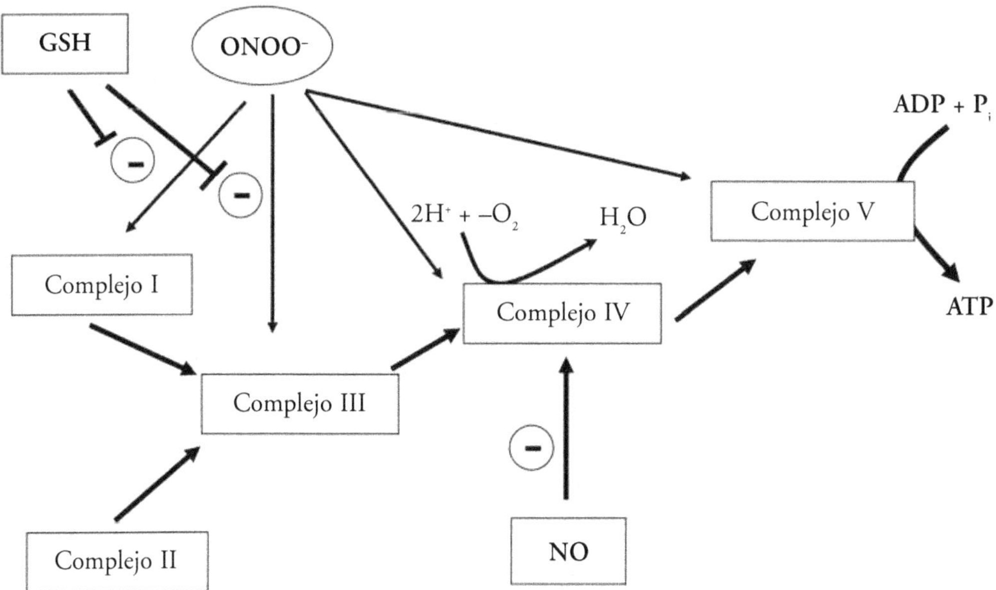

Figura 2. Dianas de NO y del ONOO⁻ en la cadena respiratoria mitocondrial.
Los efectos del ONOO⁻ son detoxificados por el glutation (GSH).

Durante la hipoxia, la inhibición de la citocromo c oxidasa por NO es más fuerte; de ahí que el oxígeno pueda actuar sobre otras dianas dependientes de oxígeno[73], tales como las prolil hidroxilasas.[74] Las prolil hidroxilasas, en presencia de oxígeno, desestabilizan el factor inducible por hipoxia 1 α (HIF1-α), un factor de transcripción que, al estabilizarse, incrementa la expresión de genes asociados con la glucólisis, el factor de crecimiento endotelial vascular y la eritropoyetina[75]. Sin embargo, durante la inhibición de la citocromo c oxidasa mediada por NO en hipoxia, las prolil hidroxilasas no detectan la hipoxia y, en consecuencia, el HIF1-α continúa desestabilizado.[74] Así, el NO regula a la baja la activación del factor de transcripción HIF1-α como respuesta a la hipoxia.

3.2   *Efectos del peroxinitrito sobre la cadena respiratoria mitocondrial*

Ya se ha visto que las especies derivadas del $O_2^{\cdot-}$, más que éste en sí mismo, son responsables de la reactividad y de los efectos tóxicos de esta especie. Probablemente, el ONOO⁻ es la molécula que media muchos de los efectos deletéreos del $O_2^{\cdot-}$ y, por supuesto, del NO en numerosos sistemas.

Se ha visto también cómo la exposición persistente de la mitocondria al NO puede producir ONOO⁻, el cual, a su vez, puede ocasionar el daño en el complejo I,[76,77] así como en los complejos IV[78] o V[62,79] de la cadena respiratoria mitocondrial. Trabajos preliminares del grupo de Hibbs sugirieron que el NO (o una especie relacionada) atacaba a grupos de sulfuro-hierro presentes en los complejos I (NADH-ubiquinona reductasa) y II (sucinato-ubiquinona reductasa) y que éstos se inactivaban.[80] Hoy por hoy, sin embargo, el mecanismo preciso de la inactivación del complejo I por NO o por ONOO⁻ no se conoce completamente. De hecho, Cooper y Brown[59] no observaron correlación entre los complejos hierro-azufre-dinitrosilo, complejos que se detectan por resonancia paramagnética, y el consumo de $O_2^{\cdot-}$ tras el tratamiento con NO en sinaptosomas aislados. Alternativamente, se ha sugerido que el ONOO⁻ (tanto añadido directamente como formado *in situ* desde el NO) podría nitrar e inactivar residuos de tirosina de dominios esenciales del complejo I.[77] Por otro lado, hay investigaciones que han demostrado la inactivación del complejo I por el NO a través de la S-nitrosilación de los grupos sulfhidrilo esenciales de la proteína.[76,82] Posteriormente, otros trabajos elaborados con partículas submitocondriales de cerebro de rata mostraron que la inhibición de los complejos I y III por ONOO⁻ se prevenía totalmente en presencia de glutatión reducido (GSH).[63] En este sentido, los datos obtenidos en mitocondrias aisladas de corazón y de cerebro, y en cultivos de neuronas y astrocitos, mostraron que la actividad del complejo I no se veía afectada por el ONOO⁻,[83-85] a menos que la naturaleza intacta de la mitocondria se alterara previamente por sonicación[63,84] o que el estado del GSH celular estuviera comprometido previamente.[86] De hecho, hoy en día, algunos trabajos sugieren que la actividad del complejo I es oxidada reversiblemente por glutationilación,[87] efecto que puede incrementar la formación de $O_2^{\cdot-}$.[88] En resumen, estos estudios sugieren que el GSH protege a la mitocondria de la acción del NO y de la inhibición del complejo I mediada por ONOO⁻.

3.3 *Desacoplamiento de la fosforilación oxidativa por radicales libres y evolución de la penumbra isquémica*

Como se ha comentado anteriormente, una de las consecuencias del daño mitocondrial después de la isquemia es la pérdida de ATP y de otros metabolitos altamente energéticos.[52,53] En este contexto, el NO (y su derivado, ONOO-) hace que disminuya el nivel de ATP por varios mecanismos, entre los que se incluyen la inhibición de la respiración mitocondrial, la inducción de la permeabilidad transitoria mitocondrial y la activación de la poli-ADP polimerasa.[89-91]

En el contexto de la isquemia cerebral, el aminoácido excitador glutamato, que ejerce un papel clave en la patogénesis del daño en la isquemia cerebral, es inicialmente liberado de manera muy rápida debido al transporte reverso de los transportadores de glutamato neuronal.[92-93] Como se ha visto, este transporte en reverso tiene lugar debido a la disminución de oxígeno y glucosa y, como consecuencia, da la disminución de los niveles de ATP y da la alteración del gradiente iónico a través de la membrana.[94-96] Pero además, se ha descrito una segunda elevación retardada de glutamato que puede contribuir de manera importante a la progresión del daño.[97-99] Este hecho se debe a que el NO procedente de la iNOS de células gliales también causa depleción de ATP, a consecuencia de lo cual se libera más glutamato y aumenta la excitotoxicidad en las neuronas.[100] Algunas investigaciones sugieren que el NO derivado de la iNOS inducida por la isquemia podría contribuir a la progresión del daño isquémico por incremento de la liberación de glutamato y del subsiguiente volumen de infarto. En este sentido, se ha visto que la administración de un inhibidor selectivo de la iNOS, 1400W, después de la isquemia focal en ratas reduce el volumen de infarto y el déficit neurológico, e inhibe la disminución de los niveles de ATP cerebral y el incremento de glutamato cerebral inducidos en la isquemia.[101] Teniendo en cuenta que el 1400W es un inhibidor específico de la iNOS, que bloquea la alta síntesis de NO de que es capaz esta isoforma de NOS, es probable que el 1400W ejerza su efecto neuroprotector previniendo la síntesis de NO y la subsiguiente depleción de ATP mediado por NO después de la isquemia. Estos datos apuntan que la depleción de ATP mediada por la iNOS podría contribuir al deterioro neurológico precoz, un fenómeno común que ocurre entre un 20 % y un 40 % de los infartos agudos, que se asocia a mal pronóstico y en el cual se da una elevación de glutamato sostenida.[102-104]

4 Antioxidantes en la isquemia cerebral: la cadena respiratoria mitocondrial como una diana

Aunque el manejo del infarto cerebral ha mejorado en la última década debido, principalmente, a la instauración de la trombolisis, la mayoría de los agentes neuroprotectores que han mostrado un efecto beneficioso en estudios con animales, han fracasado en humanos. En este apartado se presentarán algunas investigaciones que demuestran que, aparte de otras acciones, los antioxidantes actúan específicamente sobre la cadena respiratoria mitocondrial, motivo por el cual éstos pueden ejercer un efecto neuroprotector en el marco de la isquemia cerebral.

La mayoría de esfuerzos que se han llevado a cabo para reducir el daño cerebral en la isquemia cerebral se han dirigido, básicamente, a atenuar la excitotoxicidad que se produce por el aumento de glutamato extracelular, por ejemplo, con los antagonistas del receptor de NMDA. Además de inhibir su acción postsináptica, una manera alternativa de interferir en la transmisión glutamatérgica es inhibiendo la liberación de glutamato inducida por la isquemia cerebral. Como ya se ha comentado, el funcionamiento en reverso de los transportadores de glutamato hace que, tras un episodio isquémico, aumenten los niveles de glutamato.[92,93] El transporte en reverso de glutamato tiene lugar cuando los niveles de ATP disminuyen[94] después del cese del flujo sanguíneo cerebral; ello comporta la alteración de los gradientes iónicos de la membrana y la subsiguiente pérdida de función de los transportadores de glutamato. La síntesis de ATP desde la fosforilación oxidativa implica el funcionamiento parejo de la cadena respiratoria mitocondrial y de la ATP sintasa. Dado que la cadena respiratoria mitocondrial es uno de los principales sitios donde se forman ROS, incluso en circunstancias fisiológicas, hay investigaciones que proponen que los antioxidantes podrían tener un efecto neuroprotector, puesto que retrasan la caída de ATP inducida por la isquemia. Resultados obtenidos en modelos de isquemia cerebral *in vivo* e *in vitro*, así como de mitocondrias aisladas y partículas submitocondriales vendrían a confirmar esta hipótesis.[105] Según se ha podido comprobar en estos trabajos, los antioxidantes como el GSH, la superóxido dismutasa o su análogo de bajo peso molecular (el MnTBAP) y el α-tocoferol reducen el volumen del infarto y la muerte celular después de la isquemia experimental en ratas o en neuronas corticales cultivadas, respectivamente, e incrementan la producción de ATP en mitocondrias cerebrales aisladas estimuladas por sustratos de los complejos I-III. Se ha constatado también que los antioxidantes aumentan la actividad de los complejos I-III y la respiración, sin que esto afecte a la actividad de los complejos II-III o IV; los antioxidantes, según parece, por lo tanto, actuarían a nivel de los complejos I-III de la cadena respiratoria mitocondrial, resultando en un incremento en la respiración y en la producción de ATP. Estos mecanismos retrasarían la disminución de ATP inducida por la isquemia y el subsiguiente transporte en reverso de los transportadores de glutamato (véase la figura 3). Estos estudios muestran, además, que esta acción tiene lugar sólo en aquellas células con suficiente presión de oxígeno para la fosforilación oxidativa, sugiriendo que el efecto neuroprotector de los antioxidantes debe esperarse sobre neuronas con suficiente presión de oxígeno, como aquéllas que se encuentran en la penumbra isquémica o después de la reperfusión vascular. Otros trabajos han mostrado que la aspirina y, en general, los salicilatos son neuroprotectores puesto que incrementan los niveles de ATP y disminuyen la liberación de glutamato.[96,106,107] Según parece, este efecto neuroprotector estaría relacionado, probablemente, con las bien conocidas propiedades antioxidantes de los salicilatos.

Debido a que el metabolismo energético mitocondrial es extremadamente sensible a las acciones de las especies reactivas de oxígeno y nitrógeno, hasta hace poco se había creído que los efectos de los antioxidantes en la isquemia cerebral respondían únicamente al «se-

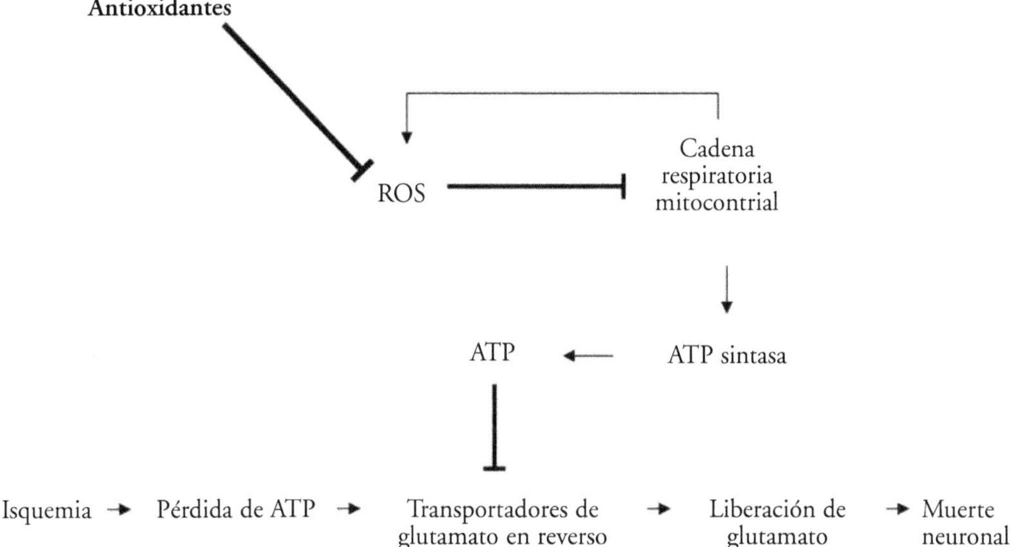

Figura 3. Los antioxidantes «secuestran» las ROS formadas, de manera natural, por la cadena respiratoria mitocondrial, resultando en un incremento de la síntesis de ATP que retrasa la liberación de glutamato después de la isquemia cerebral. (→, activación; ⊣, inhibición).

cuestro» de los radicales libres formados durante la reperfusión. Sin embargo, a raíz de las conclusiones que se desprenden de los trabajos a los que se ha hecho referencia, se ha visto que podría existir un mecanismo adicional de acción de estos compuestos, mediante el cual se podría potenciar la fosforilación oxidativa y se retrasaría la caída de ATP. La eficacia máxima del antioxidante se esperaría entonces cuando éste se administra bien de manera preventiva o tan pronto como sea posible después de iniciarse la isquemia, con el fin de reducir el déficit neurológico temprano, el cual se asocia con altas concentraciones de glutamato en sangre y en el líquido cefalorraquídeo.[102-104]

5　Conclusiones

Uno de los principales fenómenos que se dan durante la isquemia cerebral es la generación de ROS. Estas especies reactivas alteran los lípidos, el ADN y las proteínas, y provocan la muerte neuronal. Contribuyen también a la alteración de la BHE y al edema cerebral. Estas especies reactivas del oxígeno incluyen NO y $O_2^{\cdot-}$, dos radicales libres que tienen una gran tendencia a reaccionar entre sí para formar $ONOO^-$, otro compuesto altamente reactivo. Durante la isquemia cerebral, la cadena de transporte electrónico mitocondrial puede constituir una fuente importante de $O_2^{\cdot-}$. El principal efecto del NO generado en la isquemia sobre la cadena de transporte electrónico es la inhibición reversible de la citocromo *c* oxidasa. La continua exposición de la mitocondria al NO, además, puede producir $ONOO^-$ que, a su vez, podría causar el daño descrito en los complejos I, IV o V de la cadena respiratoria mitocondrial.

Una de las consecuencias del daño mitocondrial que tiene lugar después de la isquemia cerebral es la pérdida adicional de ATP y de otros metabolitos energéticos. La disminución de los niveles de ATP está ligada al transporte en reverso del glutamato, disminución que, a su vez, provoca una elevación de este neurotransmisor excitador en el espacio extracelular. La pérdida mitocondrial de ATP puede ser mediada por el NO que deriva de la iNOS, y puede contribuir, asimismo, a la progresión de la penumbra isquémica.

Por otro lado, diversos trabajos han demostrado que la acción neuroprotectora de los antioxidantes, al actuar sobre los complejos I-III de la cadena respiratoria mitocondrial, resulta en un incremento de la respiración y de la producción de ATP retrasando la disminución de ATP y el subsiguiente transporte en reverso de glutamato inducidos por la isquemia. Todos estos resultados sugieren que los antioxidantes pueden resultar útiles para tratar el infarto cerebral agudo.

BIBLIOGRAFÍA

1. Instituto Nacional de Estadística. Defunciones según la causa de muerte 2003. http://www.ine.es/prensa/np393.pdf
2. Madureira S, Guerreiro M, Ferro JM. Dementia and cognitive impairment three months alter stroke. Eur J Neurol 2001; 8: 621-27.
3. Castillo J, Rodríguez I. Biochemical changes and inflammatory response as markers for brain ischemia: molecular markers of diagnostic utility and prognosis in human clinical practice. Cerebrovas Dis 2004; 17(suppl 1): 7-18.
4. Choi D.W, Rothman S.M. The role of glutamate neurotoxicity in hypoxic-ischaemic neuronal death. Annu. Rev. Neurosci 1990; 13: 171-82.
5. Beal M.F. Mechanisms of excitotoxicity in neurologic diseases. FASEB J 1992; 6: 3338-344.
6. Castillo J, Dávalos A, Na veiro J, Noya M. Neuroexcitatory amino acids and their relationship to infarct size and neurological deficit in ischemic stroke. Stroke 1996; 27:1060-065.
7. Beckman J.S, Beckman T.W, Chen J, Marshall P.A, Freeman, B.A. Apparent hydroxyl radical production by peroxynitrite: implications for endothelial injury from nitric oxide and superoxide. Proc. Natl. Acad. Sci. USA1 1990; 87: 1620-624.
8. del Zoppo G, Ginis I, Hallenbeck J.M, Iadecola, C, Wang X, Feuerstein G.Z. Inflammation and stroke: putative role for cytokines, adhesion molecules and iNOS in brain response to ischemia. Brain Pathol 2000; 10: 95-112.
9. Knowles R.G, Moncada S. Nitric oxide synthases in mammals. Biochem. J 1994; 298: 249-58.
10. Knowles R.G, Palacios M, Palmer R.M.J, Moncada S. Formation of nitric oxide from L-arginine in the central nervous system: a transduction mechanism for stimulation of the soluble guanylate cyclase. Proc. Natl. Acad. Sci. USA 1989; 86: 5159-162.
11. Bredt D.S, Snyder S.H. Nitric oxide mediates glutamate-linked enhancement of cGMP levels in the cerebellum. Proc. Natl. Acad. Sci. USA 1989; 86: 9030-033.
12. Moncada S, Palmer R.M.J, Higgs E.A. Nitric oxide: physiology, pathophysiology and pharmacology. Pharmacol. Rev 1999; 43: 109-42.
13. Bredt D.S, Snyder S.H. Nitric oxide: a physiologic messenger molecule. Annu. Rev. Biochem. 1994; 63: 175-95.
14. Hawkins R.D. NO honey, I don't remember. Neuron 1996; 16: 465-67.
15. Kilbourn R, Belloni P. Endothelial cell production of nitrogen oxides in response to interferon gamma in combination with tumor necrosis factor, interleukin-1, or endotoxin. J. Natl. Cancer Ins 1990; 82: 772-76.
16. Minc-Golomb D, Yadid G, Tsarfaty I, Resau J.H, Schwartz J.P. In vivo expression of inducible nitric oxide synthase in cerebellar neurons. J. Neurochem 1996; 66: 1504-509.
17. Moro M.A, De Alba J, Leza J.C, Lorenzo P, Fernández A.P, Bentura M.L, Boscá L, Rodrigo J, Lizasoain I. Neuronal expression of inducible nitric oxide synthase after oxygen and glucose deprivation in rat forebrain slices. Eur. J. Neurosci 1998; 10: 445-56.
18. Agulló L, García A. Different receptors mediate stimulation of nitric oxide-dependent cyclic GMP formation in neurons and astrocytes in culture. Biochem. Biophys. Res. Commun 1992; 182: 1362-368.
19. Galea E, Feinstein D.L, Reis D.J. Induction of calcium-independent nitric oxide synthase activity in primary rat glial cultures. Proc. Natl. Acad. Sci. USA 1992; 89: 10945-0949.
20. Bolaños J.P, Almeida A. Roles of nitric oxide in brain hypoxia-ischemia, Biochim. Biophys. Acta 1999; 1411: 415-36.
21. Shin T, Weinstock D, Castro MD, Hamir AN, Wampler T, Walter M, Kim HY, Acland H. Immunohistochemical localization of endothelial and inducible nitric oxide synthase within neurons of cattle with rabies. J Vet Med Sci 2004; 66: 539-41.

22. Malinski T, Bailey F, Zhang Z.G, Chopp M. Nitric oxide measured by a porphyrinic microsensor in rat brain after transient middle cerebral artery occlusion. J. Cereb. Blood Flow Metab 1993; 13: 355-58.

23. Zhang Z.G, Chopp M, Bailey F, Malinski T. Nitric-oxide changes in the rat-brain after transient middle cerebral-artery occlusion. J. Neurol. Sci 1995; 128: 22-7.

24. Krupinski J, Vodovotz Y, Li C, Slowik A, Beevers D, Flanders, K.C Lip, G Kumar, P, Szczudlik A. Inducible nitric oxide production and expression of transforming growth factor-beta1 in serum and CSF after cerebral ischaemic stroke in man. Nitric Oxide 1998; 2: 442-53.

25. El Kossi M.M, Zakhary M.M. Oxidative stress in the context of acute cerebrovascular stroke. Stroke 2000; 31:1889-892.

26. Armengou A, Hurtado O, Leira R, Obon M, Pascual C, Moro M.A, Lizasoain I, Castillo J, Davalos A. L-arginine levels in blood as a marker of nitric oxide-mediated brain damage in acute stroke: a clinical and experimental study. J. Cereb. Blood Flow Metab 2003; 23: 978-84.

27. Kader A, Frazzini V.I, Solomon R.A, Trifiletti R.R. Nitric oxide production during focal cerebral ischemia in rats. Stroke 1993; 24: 1709-716.

28. Zhang Z.G, Chopp M, Gautam S, Zaloga C, Zhang R.L, Schmidt H.H, Pollock J.S, Forstermann U. Upregulation of neuronal nitric oxide synthase and mRNA, and selective sparing of nitric oxide synthase-containing neurons after focal cerebral ischemia in rat. Brain Res 1994; 654: 85-95.

29. De Alba J, Cárdenas A, Moro M.A, Leza J.C, Lorenzo P, Boscá L, Lizasoain I. Down-regulation of neuronal nitric oxide synthase by nitric oxide after oxygen-glucose deprivation in rat forebrain slices. J. Neurochem 1999; 72: 248-54.

30. Guo Y, Ward M.E, Beasjours S, Mori M, Hussain S.N. Regulation of cerebellar nitric oxide production in response to prolonged in vivo hypoxia. J. Neurosci. Res 1997; 49: 89-97.

31. Huang Z, Huang P.L, Panahian N, Dalkara T, Fishman M.C, Moskowitz M.A. Effects of cerebral ischemia in mice deficient in neuronal nitric oxide synthase. Science 1994; 265: 1883-885.

32. Zhang, Z.G., Chopp, M., Zaloga, C., Pollock, J.S., Förstermann, U. and Dawson, T.M. Cerebral endothelial nitric oxide synthase expression after focal cerebral ischemia in rats. Stroke 1993; 24: 2016-022.

33. Abu-Soud H.M, Wang J, Rousseau D.L, Fukuto J.M, Ignarro L.J, Stuehr D.J. Neuronal nitric oxide synthase self-inactivates by forming a ferrous-nitrosyl complex during aerobic catalysis. J. Biol. Chem 1995; 270: 22997-3006.

34. Colasanti M., Persichini T, Menegazzi M, Mariotto S, Giordano E, Caldarera C.M, Sogos V, Lauro G.M, Suzuki H. Induction of nitric oxide synthase mRNA expression. Suppression by exogenous nitric oxide. J. Biol. Chem1995; 270: 26731-6733.

35. Simmons M.L, Murphy S. Induction of nitric oxide synthase in glial cells. J. Neurochem 1992; 59: 897-905.

36. Grandati M, Verrecchia C, Revaud M.L, Allix M, Boulu R.G, Plotkine M, Calcium-independent NO-synthase activity and nitrites/nitrates production in transient focal cerebral ischaemia in mice. Br. J. Pharmacol 1997; 122: 625-30.

37. Cárdenas A, De Alba J, Moro M.A, Leza J.C, Lorenzo P, Lizasoain I. Protective effect of N-(3-(aminomethyl)benzyl) acetamidine, an inducible nitric oxide synthase inhibitor, in brain slices exposed to oxygen-glucose deprivation. Eur. J. Pharmacol 1998; 354: 161-65.

38. Xie QW, Kashiwabara Y, Nathan C. Role of transcription factor NFkB/Rel in induction of nitric oxide synthase. J. Biol. Chem. 1994; 269: 4705-708.

39. Martin E, Nathan C, Xie Q.W Role of interferon regulatory factor 1 in induction of nitric oxide synthase. J. Exp. Med. 1994; 180: 977-84.

40. Melillo G, Musso T, Sica A, Taylor L.S, Cox G.W, Varesio, L. A hypoxia-responsive element mediates a novel pathway of activation of the inducible nitric oxide synthase promoter. J. Exp. Med 1995; 182: 1683-693.

41. Hurtado O, Cárdenas A, Lizasoain I, Boscá L, Leza J.C, Lorenzo P, Moro M.A. Up-regulation of TNF-alpha convertase (TACE/ADAM17) after oxygen-glucose deprivation in rat forebrain slices. Neuropharmacology 2001; 40: 1094-102.

42. Moro M.A, Hurtado O, Cárdenas A, Romera C, Madrigal J.L.M., Fernández-Tomé P, Leza J.C, Lorenzo P, Lizasoain I. Expression and function of TACE (TNF-a converting enzyme) in the central nervous system. Neurosignals 2003; 12: 53-8.

43. Hurtado O, Lizasoain I, Fernández-Tomé P, Álvarez-Barrientos A, Leza J.C, Lorenzo P, Moro M.A. TACE/ADAM17-TNFa pathway in rat cortical cultures after exposure to oxygen-glucose deprivation or glutamate. J. Cereb. Blood Flow Metab 2002; 22: 576-85.

44. Guerrini L, Blasi F, Denis-Donini S. Synaptic activation of NF-kB by glutamate in cerebellar granule neurons in vitro. Proc. Natl. Acad. Sci. USA 1995; 92: 9077-081.

45. Planas A.M, Soriano M.A, Rodríguez-Farré E, Ferrer I. Induction of cyclooxygenase-2 mRNA and protein following transient focal ischemia in rat brain. Neurosci. Lett 1995; 200: 187-90.

46. Kinuta Y, Kimura M, Itokawa Y, Ishikawa M, Kikuchi H. Changes in xanthine oxidase in ischemic brain. J. Neurosurg 1989; 71: 417-20.

47. Lipton P. Ischemic cell death in brain neurons. Physiol. Rev. 1999; 79: 1431-468.

48. Murphy A.N, Fiskum G, Beal M.F. Mitochondria in neurodegeneration: bioenergetic function in cell life and death. J. Cereb. Blood Flow Metab 1999; 19: 231-45.

49. Beckman J.S. Peroxynitrite versus hydroxyl radical: the role of nitric oxide in superoxide-dependent cerebral injury. Ann. NY Acad. Sci 1994; 738: 69-75.

50. Sims NR. Selective impairment of respiration in mitochondria isolated from brain subregions following transient forebrain ischemia in the rat. J Neurochem 1991; 56: 1835-844.

51. Allen KL, Almeida A, Bates, TE, Clark JB. Changes of respiratory chain activity in mitochondrial and synaptosomal fractions isolated from the gerbil brain after graded ischemia. J. Neurochem. 1995; 64: 2222-229.

52. Kuroda S, Katsura KI, Tsuchidate R, Siesjo BK. Secondary bioenergetic failure after transient focal ischaemia is due to mitochondrial injury. Acta Physiol. Scand. 1996; 156: 149-50.

53. Siesjö BK, Katsura KI, Zhao Q, Folbergrova J, Pahlmark K, Siesjö P, Smith ML. Mechanisms of secondary brain damage in global and focal ischemia: a speculative synthesis. J. Neurotrauma 1995; 12: 943-56.

54. Stevens TH, Bocian DF, Chan SI. EPR studies of ^{15}NO-ferrocytochrome a$_3$ in cytochrome c oxidase. FEBS Lett. 1979; 97: 314-16.

55. Stevens TH, Brudvig GW, Bocian DF, Chan SI. Structure of cytochrome a$_3$-Cu$_{a3}$ couple in cytochrome c oxidase as revealed by nitric oxide binding studies. Proc. Natl. Acad. Sci. USA 1979; 76: 3320-324.

56. Brudvig GW, Stevens TH, Chan SI. Reactions of nitric oxide with cytochrome c oxidase. Biochemistry 1980; 19: 5275-285.

57. Malmström BG. Cytochrome c oxidase. Structure and catalytic activity. Biochim. Biophys. Acta 1979; 549: 281-303.

58. Borutaite V, Brown GC. Rapid reduction of nitric oxide by mitochondria, and reversible inhibition of mitochondrial respiration by nitric oxide. Biochem J 1996; 315: 295-99.

59. Brown GC, Cooper CE. Nanomolar concentrations of nitric oxide reversibly inhibit synaptosomal respiration by competing with oxygen at cytochrome oxidase. FEBS Lett 1994; 356: 295-98.

60. Cleeter MWJ, Cooper JM, Darley-Usmar VM, Moncada S, Schapira AH. Reversible inhibition of cytochrome c oxidase, the terminal enzyme of the mitochondrial respiratory chain, by nitric oxide. Implications for neurodegenerative diseases. FEBS Let 1994; 345: 50-4.

61. Brown GC. Nitric oxide regulates mitochondrial respiration and cell functions by inhibiting cytochrome oxidase. FEBS Lett 1995; 369: 136-39.

62. Cassina A, Radi R. Differential inhibitory action of nitric oxide and peroxynitrite on mitochondrial electron transport. Arch. Biochem. Biophys 1996; 328: 309-16.

63. Lizasoain I, Moro MA, Knowles RG, Darley-Usmar, V, Moncada S. Nitric oxide and peroxynitrite exert distinct effects on mitochondrial respiration which are differentially blocked by glutathione or glucose. Biochem J 1996. 314: 877-80.

64. Poderoso JJ, Carreras MC, Lisdero C, Riobó N, Schöper F, Boveris A. Nitric oxide inhibits electron transfer and increases superoxide radical production in rat heart mitochondria and submitochondrial particles. Arch. Biochem. Biophys 1996; 328: 85-92.

65. Radi R. Reactions of nitric oxide with metalloproteins. Chem Res Toxicol 1996; 9: 828-35.

66. Darley-Usmar V, Wiseman H, Halliwell B. Nitric oxide and oxygen radicals: a question of balance. FEBS Lett 1995; 369: 131-35.

67. Takehara Y, Kanno T, Yoshioka T, Inoue M, Utsumi K. Oxygen-dependent regulation of mitochondrial energy metabolism by nitric oxide. Arch Biochem Biophys 1995; 323: 27-32.

68. Torres J, Darley-Usmar VM, Wilson MT. Inhibition of cytochrome c oxidase in turnover by nitric oxide mechanism and implications for control of respiration. Biochem J 1995; 312: 169-73.

69. Bellamy TC, Griffiths C, Garthwaite J. Differential sensitivity of guanylyl cyclase and mitochondrial respiration to nitric oxide measured using clamped concentrations. J Biol Chem 2002; 277: 31801-1807.

70. De Visscher G, Springett R, Delpy DT, Van Reempts J, Borgers M, Van Rossem K. Nitric oxide does not inhibit cerebral cytochrome oxidase in vivo orin the reactive hyperemic phase after brief anoxia in the adult rat. J Cereb Blood Flow Metab 2002; 22: 515-19.

71. Cooper CE. Competitive, reversible, physiological? inhibition of mitochondrial cytochrome oxidase by nitric oxide. IUBMB Life 2003; 55: 591-97.

72. Palacios-Callender M, Quintero M, Hollis VS, Springett RJ, Moncada S. Endogenous NO regulates superoxide production at low oxygen concentrations by modifying the redox state of cytochrome c oxidase. Proc Natl Acad Sci USA 2004; 101: 7630-635.

73. Trimmer BA, Aprille JR, Dudzinski DM, Lagace CJ, Lewis SM, Michel T, Qazi S, Zayas RM. Nitric oxide and the control of firefly flashing. Science 2001; 292: 2486-488.

74. Hagen T, Taylor CT, Lam F, Moncada S. Redistribution of intracellular oxygen in hypoxia by nitric oxide: effect on HIF1alpha. Science 2003; 302: 1975-978.

75. Dery MA, Michaud MD, Richard DE. Hypoxia-inducible factor 1: regulation by hypoxic and non-hypoxic activators. Int J Biochem Cell Biol 2005; 37: 535-40.

76. Clementi E, Brown GC, Feelisch M, Moncada S. Persistent inhibition of cell respiration by nitric oxide: crucial role of S-nitrosylation of mitochondrial complex I and protective action of glutathione. Proc Natl Acad Sci USA 1998; 95: 7631-636.

77. Riobó NA, Clementi E, Melani M, Boveris A, Cadenas E, Moncada S, Poderoso JJ. Nitric oxide inhibits mitochondrial NADH:ubiquinone reductase activity through peroxynitrite formation. Biochem J 2001; 359: 139-45.

78. Sharpe MA, Cooper CE. Interaction of peroxynitrite with mitochondrial cytochrome oxidase. J Biol Chem 1998; 273: 30961-0972.

79. Aulak KS, Koeck T, Crabb JW, Stuehr DJ. Dynamics of protein nitration in cells and mitochondria. Am J Physiol Heart Circ Physiol 2004; 286: H30-H38.

80. Drapier JC, Hibbs Jr JB. Differentiation of murine macrophages to express nonspecific cytotoxicity for tumor cells results in L-arginine-dependent inhibition of mitochondrial iron-sulfur enzymes in the macrophage effector cells. J Immunol 1998; 140: 2829-838.

81. Cooper CE, Brown GC. The interactions between nitric oxide and brain nerve terminals as studied by electron paramagnetic resonance. Biochem Biophys Res Commun 1995; 212: 404-12.

82. Brown GC, Borutaite V. Inhibition of mitochondrial respiratory complex I by nitric oxide, peroxynitrite and S-nitrosothiols. Biochim Biophys Acta 2004; 1658: 44-9.

83. Bolaños JP, Peuchen S, Heales SJR, Land JM, Clark JB. Nitric oxide-mediated inhibition of the mitochondrial respiratory chain in cultured astrocytes. J Neurochem 1994; 63: 910-16.

84. Radi R, Rodríguez M, Castro L, Telleri R. Inhibition of mitochondrial electron transport by peroxynitrite. Arch Biochem Biophys 1994; 308: 89-95.

85. Bolaños JP, Heales SJR, Land JM, Clark JB. Effect of peroxynitrite on the mitochondrial respiratory chain: differential susceptibility of neurones and astrocytes in primary cultures. J Neurochem 1995; 64: 1965-972.

86. Barker JE, Bolaños JP, Land JM, Clark JB, Heales SJR. Glutathione protects astrocytes from peroxynitrite-mediated mitochondrial damage: implications for neuronal/astrocytic trafficking and neurodegeneration. Dev Neurosci 1996; 18: 391-96.

87. Beer SM, Taylor ER, Brown SE, Dahm CC, Costa NJ, Runswick MJ, Murphy MP. Glutaredoxin 2 catalyzes the reversible oxidation and glutathionylation of mitochondrial membrane thiol proteins: implications for mitochondrial redox regulation and antioxidant defense. J Biol Chem 2004; 279: 47939-7951.

88. Taylor, E.R.; Hurrell, F.; Shannon, R.J.; Lin, T.K.; Hirst, J.; Murphy, M.P. Reversible glutathionylation of complex I increases mitochondrial superoxide formation. J. Biol. Chem. 278: 19603-9610; 2003.

89. Cooper CE. Nitric oxide and iron proteins. Biochim Biophys Acta 1999; 1411: 290-309.

90. Brown GC, Borutaite V. Nitric oxide inhibition of mitochondrial respiration and its role in cell death. Free Radic Biol Med 2002; 33: 1440-450.

91. Stewart VC, Heales SJR. Nitric oxide-induced mitochondrial dysfunction: implications for neurodegeneration. Free Radic Biol Med 2003; 34: 287-303.

92. Jabaudon D, Scanziani M, Gähwiler BH, Gerber U. Acute decrease in net glutamate uptake during energy deprivation. Proc Natl Acad Sci USA 2000; 97: 5610-615.

93. Rossi DJ, Oshima T, Attwell D. Glutamate release in severe brain ischemia is mainly by reversed uptake. Nature 2000; 403: 316-21.

94. Madl JE, Burgesser K. Adenosine triphosphate depletion reverses sodium-dependent, neuronal uptake of glutamate in rat hippocampal slices. J Neurosci 1993; 13: 4429-444.

95. Santos MS, Moreno AJ, Carvalho AP. Relationships between ATP depletion, membrane potential, and the release of neurotransmitters in rat nerve terminals. An in vitro study under conditions that mimic anoxia, hypoglycemia, and ischemia. Stroke 1996; 27: 941-50.

96. De Cristóbal J, Cárdenas A, Lizasoain I, Leza JC, Fernandez-Tomé P, Lorenzo P, Moro MA. Inhibition of glutamate release via recovery of ATP levels accounts for a neuroprotective effect of aspirin in rat cortical neurons exposed to oxygen-glucose deprivation. Stroke 2002; 33: 261-67.

97. Matsumoto K, Lo EH, Pierce AR, Halpern EF, Newcomb R. Secondary elevation of extracellular neurotransmitter amino acids in the reperfusion phase following focal cerebral ischemia. J Cereb Blood Flow Metab 1996; 16: 114-24.

98. Taguchi J, Graf R, Rosner G, Heiss WD. Prolonged transient ischemia results in impaired CBF recovery and secondary glutamate accumulation in cats. J Cereb Blood Flow Metab 1996; 16: 271-79.

99. Mori T, Tateishi N, Kagamiishi Y, Shimoda T, Satoh S, Ono S, Hatsube N, Asano T. Attenuation of a delayed increase in the extracellular glutamate level in the peri-infarct area following focal cerebral ischemia by a novel agent ONO-2506. Neurochem Int 2004; 45: 381-87.

100. Bal-Price A, Brown GC. Inflammatory neurodegeneration mediated by nitric oxide from activated glia-inhibiting neuronal respiration, causing glutamate release and excitotoxicity. J Neurosci 2001; 21: 6480-491.

101. Pérez-Asensio FJ, Hurtado O, Burguete MC, Moro MA, Salom JB, Lizasoain I, Torregrosa G, Leza JC, Alborch E, Castillo J, Knowles RG, Lorenzo P. Inhibition of iNOS Activity by 1400W Decreases Glutamate Release and Ameliorates Stroke Outcome After Experimental Ischemia. Neurobiol Dis 2005; 18(2): 375-84

102. Castillo J, Dávalos A, Noya M. Progression of ischemic stroke and excitotoxic aminoacids. Lancet 1997; 349: 79-83.

103. Dávalos A, Castillo J, Serena J, Noya M. Duration of glutamate release after acute ischemic stroke. Stroke 1997; 28: 708-10.

104. Serena J, Leira R, Castillo J, Pumar JM, Castellanos M, Dávalos A. Neurological deterioration in acute lacunar infarctions. The role of excitatory and inhibitory neurotransmitters. Stroke 2001; 32: 1154-161.

105. Hurtado O, De Cristóbal J, Sánchez V, Lizasoain I, Cárdenas A, Pereira MP, Colado MI, Leza JC, Lorenzo P, Moro MA. Inhibition of glutamate release by delaying ATP fall accounts for neuroprotective effects of antioxidants in experimental stroke. FASEB J 2003; 17: 2082-084.

106. Moro MA, De Alba J, Cárdenas A, De Cristóbal J, Leza JC, Lizasoain I, Díaz-Guerra MJM, Boscá L, Lorenzo P. Mechanisms of the neuroprotective effect of aspirin after oxygen and glucose deprivation in rat forebrain slices. Neuropharmacology 2000; 39: 1309-318.

107. De Cristóbal J, Moro MA, Dávalos A, Castillo J, Leza JC, Camarero J, Colado MI, Lorenzo P, Lizasoain I. Neuroprotective effect of aspirin by inhibition of glutamate release after permanent focal cerebral ischaemia in rats. J Neurochem 2001; 79: 456-59.

Capítulo 7. Alteraciones inmunológicas en el infarto cerebral

A. Chamorro

Unidad Funcional de Patología Cerebrovascular
Hospital Clínic i Provincial de Barcelona
Barcelona

Dirección para correspondencia
Hospital Clínic i Provincial
de Barcelona
Dr. A. Chamorro
achamorro@ub.edu

1 Introducción

Cada vez se otorga mayor importancia a la participación del sistema inmune en la respuesta que sigue a la isquemia cerebral humana.[1,2] Varios estudios habían señalado diversas anomalías inmunológicas en los pacientes con traumatismos craneoencefálicos, tumores cerebrales o epilepsia[3,4], pero la información concerniente a los pacientes con isquemia cerebral era fragmentaria y anecdótica.[5,6] En los últimos años, esta situación ha ido cambiando de forma sustancial. Las razones de este cambio hay que buscarlas en nuevas investigaciones que han puesto de relieve el control recíproco existente entre el sistema inmune y el SNC, tanto en condiciones clínicas como experimentales. No debería sorprendernos, por lo tanto, si este mayor conocimiento se tradujese en un plazo no lejano en el diseño de ensayos clínicos que aportasen novedosas aproximaciones con terapias inmunomoduladoras en el paciente con ictus, tal como ocurre en otras afecciones inflamatorias del neuroeje. El objetivo principal de este capítulo es actualizar algunos de los conocimientos existentes sobre las alteraciones inmunológicas descritas en la isquemia cerebral, tanto en humanos como en animales de experimentación. Se revisan también las principales vías de comunicación que permiten el estrecho y permanente diálogo entre el SNC y el sistema inmune, tanto en condiciones fisiológicas como después de un insulto isquémico cerebral.

2 Los sofisticados privilegios inmunológicos del sistema nervioso central

Tradicionalmente, el SNC ha sido considerado como un reservorio inmunológico del organismo, aparentemente protegido de las influencias de su entorno celular gracias a la BHE.

La historia de este privilegiado estado inmunológico es larga, pues ya en la década de 1920 se observó que la supervivencia de los sarcomas implantados en el tejido cerebral de rata era superior a la de los sarcomas implantados en el tejido muscular o subcutáneo.[7] Durante la misma época pudo observarse que la implantación en el cerebro de tejido esplénico dificultaba el crecimiento de los tumores cerebrales que, previamente, se habían implantado; estos resultados sugerían que la persistencia de los tumores dependía, en parte, de la desconexión del SNC respecto del sistema inmune periférico.[8] Hoy se sabe que la respuesta inmunológica del SNC difiere en toda su anatomía y que está compartimentalizada y distribuida de manera desigual.[9] Así, el parénquima cerebral propiamente dicho (neurópilo) es la zona con menor respuesta a los estímulos inmunes, mientras que las meninges, plexos coroideos, ventrículos y espacios periventriculares presentan, por el contrario, una capacidad de respuesta inmunológica prácticamente análoga a la observada en otros tejidos del organismo.[10] Así, mientras que la inyección de lipopolisacáridos (LPs) bacterianos en la piel desencadena una rápida respuesta inflamatoria, caracterizada por la infiltración de monocitos y neutrófilos, la inyección de LPs en el parénquima cerebral provoca una respuesta retardada, predominantemente monocítica (sin neutrófilos) y sólo si se administran dosis muy elevadas de la toxina. Por el contrario, cuando la LPS se administra intraventricularmente, la respuesta inflamatoria desencadenada es similar a la que se obtiene con la administración cutánea. Dentro del parénquima propiamente dicho, la respuesta inmune es más pronunciada en la médula espinal que en el cerebro, y mayor también en la sustancia blanca que en la sustancia gris.

La existencia de un privilegio inmunológico relativo en el SNC, si lo comparamos con el estado inmunológico de otros órganos, tiene como finalidad evolutiva primordial limitar el daño inflamatorio en un órgano extremadamente sensible, encerrado en un estuche óseo no expansible y con una limitada capacidad regenerativa. En condiciones normales, células presentadoras de antígenos (APCs), como la microglía, los macrófagos o las células dendríticas (CDs), se encuentran en el SNC en situación de reposo pero son capaces de producir citoquinas inmunomoduladoras con acciones netamente antiinflamatorias, entre las que destacan el factor de transformación del crecimiento (TGF)-β y la interleuquina (IL-10). Recientemente, también ha podido establecerse que las neuronas son capaces de secretar TGF-β (de efecto antiinflamatorio) y que los astrocitos inducen la producción de células T reguladoras, cuyas funciones inmunomoduladoras cada vez se reconocen mejor. Por lo tanto, este privilegio del SNC no debe ser interpretado como indicativo de una ausencia de respuesta inmunológica, sino que traduce una respuesta inmune altamente elaborada favorecedora de señales antiinflamatorias.

A grandes rasgos, la respuesta inmune consta de un brazo aferente y otro eferente. El primero se caracteriza por la llegada de un antígeno a un nodo linfático habiendo sido transportado por mecanismos humorales solubles o mediante diversas rutas celulares (CDs, principalmente). En el nodo linfático los antígenos son presentados por APCs profesionales a células T o células B inmaduras, ante lo cual éstas proliferan y maduran.

El brazo eferente de la respuesta inmune consiste en la llegada de células B o células T maduras (respuesta adaptativa), o de neutrófilos y macrófagos (respuesta innata) al tejido

• Existencia de una BHE con sistemas de regulación estrecha de la entrada de células al SNC.
• Una expresión cerebral rica de ligandos que activan la apoptosis de células inmunes.
• Una expresión pobre de antígenos de histocompatibilidad imprescindibles para el reconocimiento de antígenos.
• Astrocitos y neuronas que secretan o inducen sustancias inmunomoduladoras que disminuyen la respuesta inflamatoria.
• Una microglía con baja expresión fenotípica de moléculas de membrana.

Tabla 1. Características del brazo eferente inmune en el SNC sano que limitan la intensidad de la respuesta.

en el que se inició el estímulo original, en este caso el SNC lesionado. Si comparamos la respuesta inmune del SNC lesionado respecto a la de un órgano periférico, encontramos un brazo aferente con un claro predominio de la ruta humoral sobre la celular. De hecho, no se ha podido establecer definitivamente la existencia de APCs en el parénquima cerebral sano, ni la presencia, en situaciones inflamatorias del SNC, de tejido linfoide al que lleguen células inmunes profesionales cargadas con antígenos cerebrales. Contrariamente, aunque se sabe que el SNC carece de un sistema linfático propiamente dicho, se han establecido importantes rutas de comunicación humoral. Mediante estas rutas antígenos del propio tejido cerebral, sean éstos agentes patógenos o ligandos endógenos expuestos al medio por una lesión, pueden acceder a los nodos linfáticos de la región cervical, en donde incitarían el brazo eferente de la respuesta inmune.[11] Estas rutas anatómicas discurren por el espacio subaracnoideo, los espacios perivasculares de Virchow-Robin y el trayecto anatómico de algunos pares craneales, como el nervio olfatorio. Las raíces espinales son también vías de acceso del parénquima medular al LCR y de aquí a la circulación venosa. El LCR (líquido cefalorraquídeo) que discurre por el espacio subaracnoideo puede acceder al sistema venoso cerebral mediante su reabsorción en las granulaciones de Pachioni. Utilizando esta vía, un antígeno localizado en el espacio subaracnoideo puede acceder a los nódulos linfáticos sistémicos y al bazo. El líquido intersticial que envuelve el neurópilo puede acceder también a esta vía de comunicación siguiendo el curso de los espacios perivasculares de Virchow-Robin. Finalmente, tanto el LCR como el líquido intersticial (en rata, ratón y conejo, entre otros) se comunican con los ganglios linfáticos cervicales pro-

• Rotura de la BHE.
• Dilución de señales inmunosupresoras en el microambiente del SNC.
• Efectos inmunomoduladores locales de citoquinas y quemoquinas.
• Facilitación del drenaje de antígenos al tejido inmune periférico.
• Aparición de células dendríticas (CDs) en el SNC.
• Establecimiento de tejido linfoide terciario en meninges.

Tabla 2. Mecanismos potenciales que disminuyen el privilegio inmune del SNC tras un infarto cerebral.

fundos a través de la lámina cribiforme del etmoides y siguiendo el curso de los filetes nerviosos del nervio olfatorio.[11] Por lo tanto, existen numerosos mecanismos anatómicos mediante los cuales el cerebro y el sistema inmune se mantienen permanente y mutuamente «vigilados».

La respuesta eferente del SNC tiene también unos rasgos especiales que le dan un carácter privilegiado. Así, una vez que un antígeno es capaz de estimular la producción de células T específicas, para que éstas puedan llegar al SNC y llevar a cabo sus funciones tienen que vencer una auténtica carrera de obstáculos (véase tabla 1). Cuando se produce un infarto cerebral, esta situación privilegiada se ve claramente alterada por la intervención de diversos factores (véase la tabla 2). Siguiendo el *Modelo de Peligro* propuesto por Matzinger,[12] tras la isquemia, el sistema inmune entra en acción, no para diferenciar entre lo propio y lo extraño, como propugnaban los modelos anteriores, sino para identificar con rapidez la existencia de daño tisular. Existen razones, cada vez mejor fundamentadas, para considerar la validez de este modelo.

3   Cerebro y sistema inmune: dos supersistemas extensamente conectados

El cerebro y el sistema inmune son los dos sistemas adaptativos principales del organismo que durante una respuesta inmune «hablan entre sí» en un proceso esencial para mantener la homeostasis.[13] Sensores colocados en el SNC y en el sistema nervioso periférico recogen, de manera permanente, información sobre el estado inmunológico y envían a su vez señales homeostáticas, principalmente a través del eje hipotálamo-hipofisario-adrenal (HHA) y el sistema nervioso autónomo (SNA).[14] Existe una evidencia inequívoca, según la cual la respuesta del HHA a un estímulo inmune está dirigida por intermediarios que liberan las células inmunes/inflamatorias, entre las que se encuentran la IL-1α, la IL-1β, el TNF-α y la IL-6.[20] Está plenamente aceptado que, tras la isquemia cerebral, estas citoquinas son rápidamente inducidas y secretadas al medio, en donde ejercerán funciones autocrinas, paracrinas y hormonales.[15,16] Estas citoquinas responden al insulto inmune (por ejemplo, isquémico) incrementando los niveles de ACTH en la hipófisis y la secreción de glucocorticoides (GCs) en la corteza adrenal con efectos antiinflamatorios e inmunosupresores. La activación de estructuras anatómicas cerebrales provistas de neuronas noradrenérgicas, como el *locus coeruleus*, que están conectadas con extensas áreas del manto cortical y con estructuras subcorticales, incrementa rápidamente la producción de catecolaminas (CAs), tanto en las terminales de los nervios simpáticos (efecto neural) como en las células cromafines de la médula suprarrenal (efecto hormonal) cuyo origen embrionario es parejo a las primeras.[17,18] Esta activación conlleva la inhibición de la producción de citoquinas proinflamatorias tipo Th1, como la IL-2, el TNF-α y el interferón (INF)-γ por las APCs y las células T cooperadoras (Th) de tipo 1, por un lado, y la estimulación de la producción de citoquinas antiinflamatorias tipo Th2, como IL-10 y TGF-β, por el otro.[19] Las vías de conexión que existen entre algunos núcleos del hipotálamo (como el núcleo paraventricular) y el *locus coeruleus* permiten que el eje HHA y el SNA se activen simultáneamente, por lo que la estimulación de la corteza suprarrenal (GCs) está habitualmente sincronizada con la respuesta de la médula suprarrenal (adrenalina) y la respuesta de las terminales nerviosas del sistema simpático (noradrenalina). En esta actividad sincronizada también se encuentran involucradas las vías aferentes y eferentes del vago (acetilcolina) con el resultado neto de una actividad colinérgica de marcado efecto antiinflamatorio.

Un efecto importante de las CAs es incrementar la liberación de IL-10 por diversas células, entre las que destaca el monocito[20] que analizaremos después. La IL-10 es una citoquina antiinflamatoria que podría ejercer un papel crucial tanto en la progresión del ictus como en la aparición de las infecciones que complican la evolución de esta patología.[21] Nuestro grupo ha descrito niveles plasmáticos inferiores de IL-10 en los pacientes con ictus y mayor riesgo de progresión clínica temprana.[2] Por el contrario, se han detectado niveles elevados de IL-10 en los pacientes con trauma craneal o tumores cerebrales con mayor riesgo de desarrollar complicaciones infecciosas, debido a una desactivación de los monocitos y una inhibición de su capacidad de producir citocinas pro-inflamatorias al ser estimulados.[3] Recientemente, hemos descrito que los niveles elevados de IL-10 preceden en el tiempo a la aparición de infecciones en el paciente con ictus.[22] Además, la IL-10 muestra un potente efecto regulador sobre los linfocitos Th1 y sobre las células presentadoras de antígenos, inhibiendo la expresión de antígenos de histocompatibilidad de tipo II. De este modo, la IL-10 sería un arma de doble filo y su elevación prevendría la progresión del infarto cerebral, aunque a expensas de incrementar el riesgo de infecciones. Cabe por tanto hacerse la pregunta de si la infección que complica un ictus es deletérea al favorecer el daño isquémico o si, contrariamente, es tan solo un marcador de la fortaleza antiinflamatoria del sistema inmune.[23] En el segundo escenario, la aparición de una infección no se asociaría a un empeoramiento neurológico, aunque podría desencadenar un daño séptico multiorgánico si la infección no fuese debidamente tratada.

4　La infección como complicación del ictus

Series autópsicas[24] y estudios poblacionales[25] coinciden en señalar a la infección como la principal causa de mortalidad durante los días que siguen al ictus. La mayoría de infecciones acontecen entre 2 y 5 días después del ictus.[26] La frecuencia de infecciones después de un ictus puede alcanzar hasta el 96 %, aunque la tasa más frecuentemente reportada indica que afecta, aproximadamente, a un tercio de los pacientes.[27] Esta incidencia infecciosa tan variable responde al tipo de pacientes analizados en los diferentes estudios, la naturaleza prospectiva o retrospectiva de las series, la propia definición empleada para catalogar la infección o los métodos diagnósticos utilizados para establecer su presencia.[28] Así, las series que incluyen a pacientes tratados en unidades intensivas refieren una tasa de complicaciones infecciosas más elevada que las series de pacientes tratados en unidades de ictus. La mayoría de infecciones que complican el curso clínico del ictus afectan al árbol respiratorio o a las vías urinarias. Las neumonías complican entre el 7 % y el 22 % de los ictus,[29,30] y son especialmente frecuentes en individuos con ictus grave, disfagia, o en sujetos ali-

• Incremento de la temperatura corporal.
• Alteraciones hidroelectrolíticas.
• Hipoxia y acidosis.
• Incremento de neurotransmisores excitatorios.
• Incremento de las señales proinflamatorias y protrombóticas.
• Incremento de la permeabilidad de la BHE.
• Incremento de la demanda metabólica.

Tabla 3. Mecanismos potenciales por los que una infección podría facilitar el empeoramiento del ictus.

mentados por sonda nasogástrica.[31] No obstante, se ha observado que la colocación de una sonda nasogástrica no previene, de manera adecuada, la aparición de las infecciones broncorespiratorias.[29]

Teóricamente, la aparición de una infección después del ictus puede disminuir la supervivencia neuronal de las zonas de penumbra isquémica y favorecer infartos más extensos, estancias hospitalarias más prolongadas y costes de hospitalización superiores. Existen también varios mecanismos por los que una infección puede contribuir al empeoramiento del daño cerebral isquémico (véase tabla 3). Muy pocos estudios han analizado de forma prospectiva las causas de las infecciones en el ictus y su impacto sobre el curso clínico de los pacientes. Cabe señalar, además, que los estudios basados en los múltiples factores pronósticos que intervienen en la isquemia cerebral no han identificado a la infección como una causa independiente de empeoramiento clínico en el paciente con ictus.[29,32]

4.1   Infección secundaria al ictus: ¿un marcador de inmunosupresión?

El estudio de las infecciones que complican el curso evolutivo del ictus agudo proporciona un modelo de investigación clínica muy útil para analizar la relación del SNC con el sistema inmunitario. Las infecciones son poco habituales en los pacientes con infartos lacunares o con infartos pequeños de tipo no lacunar y cuyos síntomas revierten total o parcialmente. Esta situación de bajo riesgo infeccioso también se observa en pacientes con daño tisular pequeño, aunque presentan síntomas como disfagia, que posibilitaría la broncoaspiración del contenido alimentario, como ocurre en el síndrome de Wallemberg. También se ha observado que los sujetos sin lesión cerebral que broncoaspiran se ven menos afectados por infecciones que los individuos que broncoaspiran y están afectados con una lesión cerebral; esto podría sugerir que el propio daño cerebral predispone de alguna manera a este tipo de complicaciones.[20] Una posibilidad que ha sido avanzada es la existencia en humanos de un síndrome de inmunodepresión inducido por el propio ictus.[13]

Recientemente, en un modelo murino de isquemia cerebral focal transitoria, se ha identificado un síndrome de inmunodeficiencia inducido por la lesión cerebral, asociado a un elevado índice de infecciones bacterianas y a un mal pronóstico funcional de los animales.[33] En este modelo experimental, se ha observado una marcada apoptosis linfocitaria, tanto en el tejido linfoide (timo y bazo) como en los linfocitos periféricos. En este estudio se ha visto, además, que los linfocitos y los monocitos estimulados *ex vivo* producen menos IFN-γ y menos TNF-α, respectivamente, un resultado que indica que éstos tienen menos capacidad fagocítica y proinflamatoria. Un aspecto importante de este síndrome es que las alteraciones descritas y la incidencia de infecciones han revertido en su totalidad cuando los animales han sido tratados con propanolol, un fármaco beta-bloqueante simpático, después de inducirse la isquemia cerebral, mientras que no se obtenían resultados clínicos favorables cuando se bloqueaba la producción de GCs. Por lo tanto, es verosímil que en el modelo murino de isquemia cerebral la activación de la vía simpática es un elemento capital en la traslación a la clínica de las anomalías inmunológicas desencadenadas por la lesión cerebral. En la práctica clínica, se ha descrito una mayor mortalidad en el ictus asociado a la elevación de las CAs y se ha constatado que la intensidad de este incremento se asocia a la aparición de infecciones.[34]

5 Monocitos e infarto cerebral

En condiciones fisiológicas, los monocitos contribuyen a la limpieza de células senescentes o apoptóticas. Durante una infección, los monocitos son los principales efectores de la inmunidad innata, y una fuente principal de sustancias inflamatorias.[35] Desde hace más de cincuenta años se ha descrito que la leucocitosis se asocia a un incremento de la morbilidad y mortalidad del ictus. Sin embargo, la mayoría de estudios disponibles comunican la cifra leucocitaria total, sin detallar el recuento diferencial de las diferentes células blancas. Clásicamente, los eventos clínicos que siguen al ictus se han asociado, preferentemente, al incremento de neutrófilos, aunque se ha sugerido que la no identificación de los monocitos en esta asociación pudiera corresponder a un efecto de dilución. En estudios anatomopatológicos se describe un pico de infiltración monocitaria a los 7 días de la isquemia cerebral experimental, si bien se ha observado una elevación mucho más rápida en los pacientes con ictus, especialmente en aquellos con mayor riesgo de infección después del ictus.[22] En los estudios experimentales, la modulación precoz de la respuesta monocitaria disminuye el volumen del infarto cerebral y mejora el pronóstico clínico. Estos resultados sugieren que la contribución del monocito pudiera ser más precoz e importante de lo previsto. Estudios preliminares, tanto en condiciones experimentales como en estudios humanos, han ilustrado que en los ictus con una mayor propensión a la infección, los monocitos, al ser estimulados *ex vivo*, expresan menos antígenos de superficie del sistema mayor de histocompatibilidad y tienen una menor capacidad de producir citoquinas proinflamatorias (INF-γ o TNF-α). De confirmarse estos estudios en otras series de pacientes, podría derivarse que el estudio de las características fenotípicas de los monocitos pudiera utilizarse de forma precoz como un biomarcador para detectar en los pacientes con ictus el riesgo de presentar complicaciones infecciosas. Esta metodología permitiría seleccionar a los sujetos con ictus para los que estaría indicada una terapia antibiótica profiláctica, una terapia que no ha sido eficaz cuando se ha aplicado en situaciones en las que no se conocía el estado previo de activación del sistema inmune del paciente.[36] Finalmente, hay alguna sugerencia de que la magnitud de esta activación monocitaria pudiera estar, en parte, genéticamente determinada.

6 Conclusiones

La neuroinmunología vascular se está desarrollando como una disciplina de interés clínico creciente. La rápida respuesta que muestran numerosas células inmunes tras el inicio de la isquemia, la rica red de comunicación existente entre los dos supersistemas homeostáticos, las evidencias, cada vez más numerosas, de la relevancia clínica de la activación del eje HHA y del SNA, la proliferación de estudios neuroinmunológicos, cada vez más sofisticados, en animales de experimentación, y la cada vez mejor comprensión del significado del privilegio inmunológico del SNC, vaticinan que en un futuro no lejano la investigación de terapias inmunomoduladoras en pacientes con infarto cerebral podría tomar mayor importancia.

BIBLIOGRAFÍA

1. Chamorro A, Hallenbeck J. The harms and benefits of inflammatory and immune responses in vascular disease. Stroke. 2006; 37: 291–93.
2. Vila N, Castillo J, Dávalos A, Esteve A, Planas AM, Chamorro A. Levels of anti-inflammatory cytokines and neurological worsening in acute ischemic stroke. Stroke. 2003; 34: 671– 75.
3. Woiciechowsky C, Asadullah K, Nestler D, Eberhardt B, Platzer C, Schoning B, Glockner F, Lanksch WR, Volk HD, Docke WD. Sympathetic activation triggers systemic interleukin-10 release in immunodepression induced by brain injury. Nat. Med. 1998; 4: 808–13.
4. Docke WD, Randow F, Syrbe U, Krausch D, Asadullah K, Reinke P, Volk HD, Kox W. Monocyte deactivation in septic patients: restoration by IFN-gamma treatment. Nat. Med. 1997; 3: 678–81.
5. Czlonkowska A, Cyrta B, Korlak J. Immunological observations on patients with acute cerebral vascular disease. J Neurol Sci. 1979; 43: 455-64.
6. Howard RJ, Simmons RL. Acquired immunologic deficiencies after trauma and surgical procedures. Surg Gynecol Obstet 1974; 139: 771–82.
7. Shirai Y. On the transplantation of the rat sarcoma in adult heterogenous animals. Jap. Med. World 1921; 1: 14–5.
8. Murphy JB, Sturm E. Conditions determining the transplantability of tissues in the brain. J. Exp. Med. 1923; 38: 183–97.
9. Galea I, Bechmann I, Perry VH. What is immune privilege (not)? Trend Immunol 2006; 28: 12-8.

10. Andersson PB, Perry VH, Gordon S. The acute inflammatory response to lipopolysaccharide in CNS parenchyma differs from that in other body tissues. Neuroscience 1992; 48: 169–86.
11. Bradbury MW, Cole DF. The role of the lymphatic system in drainage of cerebrospinal fluid and aqueous humour. J. Physiol. 1980; 299: 353-65.
12. Matzinger P. The danger model: a renewed sense of self. Science. 2002; 296: 301-05.
13. Meisel C, Schwab JM, Prass K, Meisel A, Dirnagl U. Central nervous system injury-mediated immune deficiency syndrome. Nat Rev Neurosc. 2005; 6: 775-86.
14. Elenkov IJ, Wilder RL, Chrousos GP, Vizi ES. The sympathetic nervean integrative interface between two supersystems: the brain and the immune system. Pharmacol. Rev. 2000;52:595– 638. Pharmacol Rev. 2000; 52: 595-638.
15. Tarkowski E, Rosengren L, Blomstrand C, Wikkelsö C, Jensen C, Ekholm S, et al. Intrathecal release of pro- and anti-inflammatory cytokines during stroke. Clin Exp Immunol 1997: 492–99.
16. Vila N, Castillo J, Dávalos A, Chamorro A. Proinflammatory cytokines and early neurological worsening in ischemic stroke. Stroke 2000; 31: 2325–329.
17. Besedovsky HO, Del Ray AE, Sorkin E. Immuno-neuroendocrine interactions. J Immunol 1985; 135: 750–54.
18. Myers M, Norris J, Hachinski V. Plasma norepinephrine in stroke. Stroke 1981; 12: 200–04.
19. Sanders VM, Baker RA, Ramer-Quinn DS, Kasprowicz DJ, Fuchs BA, Street NE. Differential expression

of the beta2-adrenergic receptor by Th1 and Th2 clones: implications for cytokine production and B cell help. J Immunol. 1997; 158: 4200–210.

20. Woiciechowsky C, Schöning B, Lanksch WR, Volk HD, Docke WD. Mechanisms of brain-mediated systemic anti-inflammatory syndrome causing immunodepression. J Mol Med 1999; 77: 769–80.

21. Akdis CA, Blaser K. Mechanisms of interleukin-10-mediated immune suppression. Immunology 2001; 103: 131–36.

22. Chamorro A, Amaro S, Vargas M, Obach V, Cervera A, Torres F, Planas AM. Interleukin 10, monocytes and increased risk of early infection in ischaemic stroke. J. Neurol. Neurosurg. Psychiatr. 2006; 77: 1279-281.

23. Chamorro A, Urra X, Planas AM. Infection after acute ischemic stroke: a manifestation of brain-induced immunodepression. Stroke. 2007; 38: 1097-103.

24. Viitanen M, Winblad B, Asplund K. Autopsy-verified causes of death after stroke. Acta Med Scand. 1987; 222: 401–08.

25. Vernino S, Brown RD Jr, Sejvar JJ, Sicks JD, Petty GW, O'Fallon WM. Cause specific mortality after first cerebral infarction: a population-based study. Stroke. 2003; 34: 1828-832.

26. Grau AJ, Buggle F, Schnitzler P, Spiel M, Lichy C, Hacke W. Fever and infection early after ischemic stroke J Neurol Sci. 1999; 171: 115-20.

27. Johnston KC, Li JY, Lyden PD, Hanson SK, Feasby TE, Adams RJ, Faught RE, Haley EC. Medical and neurological complications of ischemic stroke: experience from the RANTTAS trial. Stroke. 1998; 29: 447-53.

28. Langhorne P, Stott DJ, Robertson L, MacDonald J, Jones L, McAlpine C, Dick F,Taylor GS, Murray G. Medical complications after stroke: a multicenter study. Stroke.2000; 31:1223–229.

29. Vargas M, Horcajada JP, Obach V, Revilla M, Cervera A, Torres F, Planas AM, Mensa J, Chamorro A. Clinical consequences of infection in patients with acute stroke: is it prime time for further antibiotic trials? Stroke. 2006; 37: 461– 65.

30. Hilker R, Poetter C, Findeisen N, Sobesky J, Jacobs A, Neveling M, Heiss WD. Nosocomial pneumonia after acute stroke. Implications for neurological intensive care medicine. Stroke. 2003; 34: 975-81.

31. Dziewas R, Ritter M, Schilling M, Konrad C, Oelenberg S, Nabavi DG, Stogbauer F, Ringelstein EB, Ludemann P. Pneumonia in acute stroke patients fed by nasogastric tube. J Neurol Neurosurg Psychiatry. 2004; 75: 852-56.

32. Weimar C, Roth MP, Zillessen G, Glahn J, Wimmer ML, Busse O, Haberl RL, Diener HC; German Stroke Date Bank Collaborators. Complications following acute ischemic stroke. Eur Neurol. 2002; 48: 133–40.

33. Prass K, Meisel C, Hoflich C, Braun J, Halle E, Wolf T, Ruscher K, Victorov IV, Priller J, Dirnagl U, Volk HD, Meisel A. Stroke-induced immunodeficiency promotes spontaneous bacterial infections and is mediated by sympathetic activation reversal by poststroke T helper cell type 1-like immunostimulation. J Exp Med. 2003; 198: 725–36.

34. Chamorro A, Amaro S, Vargas M, Obach V, Cervera A, Gómez-Choco M, Torres F, Planas AM. Catecholamines, infection, and death in acute ischemic stroke. J. Neurol. Sci. 2007; 252: 29-35.

35. Cavaillon JM, Adib-Conquy M. Monocytes/macrophages and sepsis. Crit Care Med. 2005;33:506-09.

36. Chamorro A, Horcajada JP, Obach V, Vargas M, Revilla M, Torres F, Cerevera A, Planas AM, Mensa J. The early systemic prophylaxis of infection after stroke study: a randomized clinical trial. Stroke 2005; 36: 1495–500.

Capítulo 8. La respuesta neuroinflamatoria en la isquemia cerebral

J. KRUPINSKI, M. M. TURU

Servicio de Neurología, Unidad de Ictus
Institut Català de Ciències Cardiovasculars
Hospital Universitari de Bellvitge
Hospital de la Santa Creu i Sant Pau
Barcelona

Dirección para correspondencia
Hospital Universitari
de Bellvitge
Dr. J. Krupinski
krupinski@csub.scs.es

1   Introducción

Ante el daño que genera el proceso de isquemia tisular, la inflamación y la respuesta inmune se activan como mecanismo de defensa. Aunque en la patogénesis de la isquemia cerebral se hallan implicados diferentes mecanismos, existen evidencias crecientes según las cuales el proceso inflamatorio es una de las principales causas por las que la patología progresa, al menos en la fase aguda.[1-3]

Poco después de la oclusión arterial, la zona cerebral afectada se convierte en un área hipóxica e hipoglucémica. En las terminales presinápticas se induce la liberación de glutamato, y los astrocitos producen N-metil-D-aspartato (NMDA) y sobreexpresan receptores para el glutamato.[4,5] Esta toxicidad extracelular desencadena la entrada de Ca^2 y Na^+ en el interior celular y, pasivamente, aparece movimiento de Cl^- y agua, lo que da lugar a un edema, al fallo de la membrana plasmática y a la necrosis neuronal. El aumento de Ca^{2+} produce la activación de la enzima fosfolipasa C/A2, de la ciclooxigenasa-2 (COX-2) y de la lipólisis. Seguidamente, se induce la activación de diferentes intermediarios de señales de transducción como la proteína quinasa activada por mitógenos (MAPK), el óxido nítrico (NO) y productos de la perioxidación de lípidos, y se produce el daño tisular y la necrosis neuronal.

Otras moléculas, como los radicales libres de oxígeno, el Ca^{2+}, la enzima inducible óxido nítrico sintasa (iNOS) y otras moléculas inducibles por hipoxia, son también factores de señalización implicados en la activación del proceso inflamatorio que ocurre en las horas posteriores al daño inicial.[6] En las células dañadas de la astroglía, la microglía, las células endoteliales, los leucocitos y las células del sistema inmunitario, se induce la expresión de genes de respuesta temprana que producen un aumento de expresión de citoquinas inflamatorias y quemoquinas. El factor nuclear de transcripción κB (NF-κB), uno de los principales genes protagonistas, activa el factor de necrosis tumoral (TNF-α) y la IL-1α , la IL-1β y la IL-6.[7] El HIF-1a activa la expresión del factor de crecimiento del endotelio vascular (VEGF), y esto, a su vez, debilita la BHE y produce edema.[8] El factor-1 regulador de interferón (IRF-1) estimula la producción del interferón gamma (INF-γ) y éste, a su vez, estimula a los macrófagos.[9] Por su parte, la activación de los transductores de señalización y los activadores de la trascripción (STAT-1 o STAT-3) activa la sobreproducción del PAF, de la proteína-1 quimioatrayente de monocitos (MCP-1) y de la molécula de adhesión intercelular-1 (ICAM-1).[10]

La molécula prostaglandina E2, producida mediante la enzima COX y la lipólisis, también puede inducir inflamación mediante la regulación a la alza del TNF-α y de la IL-6.[11] La regulación positiva de citoquinas induce la expresión de moléculas de adhesión, incluidas la ICAM-1, la molécula de adhesión celular plaqueta-célula endotelial (PECAM-1) y la molécula de adhesión de leucocitos-célula endotelial (ELAM-1). Esto hace que los neutrófilos se unan a las células endoteliales y migren hacia el parénquima cerebral.[12] Los macrófagos, los monocitos y los neutrófilos se internan en el parénquima cerebral inducidos por la producción de quemoquinas, entre las que se encuentran la IL-8 y la MCP-1 producidas por el daño de las células cerebrales. Veinticuatro horas después del infarto isquémico, un gran número de células aparecen, mayoritariamente, alrededor del área infartada, en particular en el área de penumbra; desde allí contribuyen al daño cerebral mediante la obstrucción de los microvasos[13] y, además producen mediadores neurotóxicos, que incluyen ROS y NO.[14,15] Según un estudio, sin embargo, los leucocitos infiltrados no parecen contribuir al tamaño del área infartada después de MCAO en un modelo isquémico de rata.[16] Actualmente, no existen estudios de investigación en pacientes humanos sobre los parámetros citados anteriormente y esto imposibilita la evaluación completa de su significado en el proceso del ictus en humanos. Varios trabajos farmacológicos se han propuesto como objetivo reducir la exocitotoxicidad y la inflamación que aparece tras un evento de ictus, pero al llegar a la fase III, han fracasado.[17] Las estrategias para intentar reducir la respuesta inflamatoria tienen una ventana terapéutica más amplia y, por lo tanto, pueden ser más efectivas. Sin embargo, los efectos secundarios beneficiosos de la inflamación, entre las que se encuentran, la reparación del tejido y la remodelación que se produce durante el proceso inflamatorio, se perderían. Por ejemplo, los macrófagos limpian el tejido de células muertas, mientras que una reducción de la liberación de factores de crecimiento en el área infartada y de la expresión de células progenitoras CD34+ podría empeorar la revascularización.[18,19] Revisiones recientes han tratado sobre el uso de marcadores de inflamación como predictores del daño cerebral y de la recuperación. Así por ejemplo, se ha visto que los niveles plasmáticos de IL-6 pueden predecir deterioro del volumen infartado, mientras que los niveles de metaloproteasa de matriz-9 (MMP-9) se han asociado a la eficacia de las terapias trombolíticas.[20] El análisis de los cambios que se producen en la expresión de los marcadores citados se ve entorpecido por las dificultades éticas que existen para obtener, de manera inmediata, muestras de tejido de pacientes fallecidos por ictus cerebral.

2 Respuesta celular tras el evento isquémico cerebral

La reducción del flujo cerebral sanguíneo que desencadena el ictus favorece una respuesta inflamatoria robusta, que se caracteriza por la expresión de genes inflamatorios. Éstos, a su vez, producen una activación local y la liberación de varias citoquinas, quemoquinas, moléculas de adhesión endotelio-leucocito y enzimas proteolíticas, que propagan señales inflamatorias y causan un aumento del daño tisular durante varios días después de la aparición de los primeros síntomas.[21] Los astrocitos, la microglía, los leucocitos y las células endoteliales que se activan mediante el proceso de isquemia producen citoquinas. Esto se ha observado en diferentes modelos de isquemia en animales y en pacientes humanos.[1,22] Además, se sabe también que citoquinas derivadas de fagocitos provenientes de la circulación periférica, de T-linfocitos, de células NK y de leucocitos polimorfonucleados (PMN) pueden aumentar la inflamación y la gliosis que aparece en el SNC.[23]

2.1 *Papel de los leucocitos en el proceso inflamatorio isquémico*

Los leucocitos, originados de células madre mieloides, incluyen monocitos y neutrófilos, y también PMN. Los leucocitos son células circulantes que se infiltran en el tejido cuando son reclutados por procesos de infección o inflamación. En condiciones normales o de quiescencia, los neutrófilos no interactúan con el endotelio cerebral. Sin embargo, cuando tras la oclusión de un vaso, se interrupe el flujo sanguíneo, se inicia la respuesta inflamatoria debido, en parte, a la adhesión de estas células a las células endoteliales del cerebro.[24] Esto produce la infiltración de las células sanguíneas que obstruyen los microvasos y desencadenan la formación de edema, la necrosis celular y el infarto tisular.[24,25] Además, si se produce reperfusión de la zona afectada, aparece una nueva entrada de neutrófilos en la zona dañada del tejido cerebral. Por lo tanto, después del proceso isquémico, aparecen cambios en los microvasos: se producen alteraciones en la expresión de las moléculas de adhesión y las citoquinas reguladoras que activan los leucocitos y las plaquetas que inician la trombosis, y aumenta la permeabilidad de las células endoteliales.[26] La expresión de estas moléculas de adhesión está influenciada por mecanismos de señalización intracelular activados por citoquinas. El reclutamiento de leucocitos en las regiones isquémicas se desencadena gracias a una secuencia de eventos que se inicia con el *rolling* de éstos en las células endoteliales activadas de los vasos sanguíneos, seguido de los procesos de adherencia y trasmigración al interior del tejido cerebral. Esta acumulación temprana de leucocitos es independiente de la presencia de neuronas necróticas. Tras 30 minutos de MCAO en rata, se observa una acumulación de leucocitos, mientras el proceso necrótico se detecta después de 72 horas.[27,28] Los estudios en humanos muestran, mediante histología, que entre 48 y 72 horas después tiene lugar la infiltración de PMN en el parénquima cerebral y evidencian, mediante radiomarcaje, que en un período que oscila entre 6 y 12 horas las zonas cerebrales parcialmente perfundidas se ven «invadidas» por leucocitos.[29]

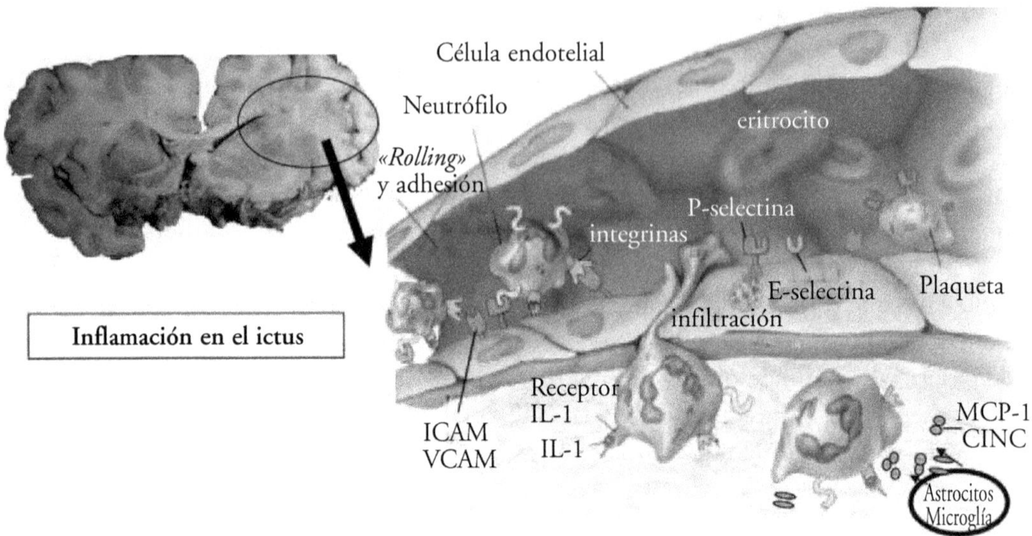

Figura 1. La oclusión de un vaso cerebral por un trombo desencadena la activación de la respuesta inflamatoria en los capilares del tejido isquémico. Las selectinas promueven los procesos de «rolling» y adhesión de neutrófilos al endotelio del microvaso. La isquemia cerebral induce la expresión de IL-1 por el endotelio y esto induce la expresión de ICAM-1 en la superficie de las células endoteliales. Las integrinas de la superficie de los neutrófilos se unen a las moléculas ICAM y VCAM del endotelio mediante una unión firme que permitirá su infiltración. Los astrocitos, macrófagos y microglía residentes en el parénquima cerebral, llevan a cabo la destrucción del tejido mediante la expresión y liberación de moléculas inductoras de la inflamación: MCP-1, CINC.

Una vez los neutrófilos penetran en el cerebro, liberan radicales libres y enzimas proteolíticas.[30,31] El mecanismo de adhesión leucocitaria y la generación de superóxido parecen estar mediadas, en parte, por la proteína quinasa C (PKC)[24]. Además, se ha observado que los neutrófilos constituyen una fuente de MMP-9, la proteasa que degrada la lámina basal y media la rotura de la barrera hematoencefálica (BHE) después del daño parenquimal.[31]

Aunque el papel que ejercen los neutrófilos en el proceso de isquemia cerebral se encuentra bien descrito, el papel de los linfocitos parece mostrar controversia. Li *et al.* han encontrado, tras una MCAO, un elevado número de linfocitos en lesiones isquémicas.[32,33] Además, se ha observado que, inhibiendo el tráfico de linfocitos hacia el área isquémica del cerebro, se produce una reducción del área dañada.[34] Por otro lado, se ha asociado la sobreexpresión de linfocitos circulante a un aumento del riesgo de padecer eventos isquémicos.[35] De todas formas, existen al respecto datos contradictorios, como los que aporta el estudio de Dintel *et al.*, un estudio en el que se aislaron, de forma mayoritaria, neutrófilos pero no linfocitos.[36]

2.2 *Papel de la microglía y los macrófagos en el proceso inflamatorio isquémico*

En el proceso de isquemia cerebral, la activación de genes proinflamatorios produce un aumento en la permeabilidad de la BHE y la infiltración de macrófagos periféricos al interior del parénquima cerebral. Sin embargo, las primeras células inflamatorias que responden al proceso isquémico son la microglía residente.[37] La microglía deriva de las células progenitoras mieloides; son células que actúan como células inmunitarias del SNC y se comportan como células fagocíticas ante procesos infecciosos, inflamatorios, traumáticos, isquémicos y neurodegenerativos.[38] En el cerebro sano, la microglía, normalmente, se encuentra en un estado ramificado; sin embargo, una vez activada, en condiciones patológicas, la microglía se convierte en una célula fagocítica con características idénticas a un macrófago. Una vez la microglía se activa, libera una gran variedad de sustancias citotóxicas y citoprotectivas.[39] No se conoce el mecanismo exacto que activa la microglía mediante el mecanismo de isquemia cerebral, aunque sí se ha descrito que está implicado el receptor CD14, a través del cual se desencadena la estimulación del «Toll-Like Receptor-4» (TLR4).[40-42] Algunos investigadores han sugerido que la activación de la microglía mediante radicales libres es la principal causa del daño celular secundario.[14,43] También se ha mostrado, en modelos animales, que la microglía de rata se activa a los pocos minutos de la oclusión arterial, incluso antes de que se haya producido la muerte neuronal.[44] Zhang *et al.* observaron una disminución del daño cerebral tras la inhibición de la activación de la microglía.[45]

Denis *et al.* mostraron que la rotura de la BHE y la aparición de los primeros daños después de MCAO no están asociados a la infiltración de neutrófilos, aunque estas observaciones fueron llevadas a cabo en modelos de MCAO de períodos largos. Detectaron que después de 72 horas, tras un período de oclusión de 30 o 60 minutos, se habían infiltrado pocos macrófagos exógenos. En contrapartida, observaron un aumento en la microglía proliferativa residente. Interesantemente, el daño más severo, asociado a 60 minutos de MCAO, redujo considerablemente la proliferación de las células de microglía residentes, lo que les llevó a sugerir que estas células llevan a cabo una función de protección, posiblemente fagocitando a los neutrófilos infiltrados. Estos datos apoyan las posibles acciones beneficiosas de las células de microglía en el cerebro dañado. Estas y otras evidencias muestran el papel que ejerce la microglía en la muerte neuronal sin embargo existe controversia, ya que otros estudios parecen evidenciar la función neuroprotectora que ejerce la microglía.[46]

Villa *et al.* han mostrado en un estudio reciente que el tratamiento en modelo isquémico de rata con carbamileritropoyetina (CEPO) reduce la activación de la microglía focal, la infiltración de las células polimorfonucleadas y el daño producido en la materia blanca después de un día de oclusión.[47]

2.3 *Papel de los astrocitos en el proceso inflamatorio isquémico*

Los astrocitos constituyen el número más importante de células del SNC. Tras la isquemia cerebral, los astrocitos cambian a un fenotipo activado denominado *astrogliosis* y desarrollan cambios morfológicos, de tamaño, y muestran, además, un aumento de la proteína fibrilar ácida glial (GFAP).[48] Existe un gran debate en torno al papel que desarrollan los astrocitos en la respuesta inmune. Parece que este tipo celular participa en los procesos de inflamación cerebral y neuromodulación debido a su capacidad para expresar antígenos del complejo de histocompatibilidad mayor (MHC) de clase II y moléculas coestimulatorias (B7 y CD40) que son críticas para la presentación de antígenos y la activación de las células T helper 2. Además, la activación de este tipo celular, tras eventos isquémicos, influye en la expresión de un gran número de citoquinas y quemoquinas que, como la IL-β1, la IL-6 y el TNF-α, actúan a diferentes niveles, como en la infiltración de monocitos o en la determinación de las funciones efectoras de la microglía/macrófagos.[49] En condiciones normales, los astrocitos ejercen un papel neuroprotector, aunque recientemente se ha demostrado que, al ser activados, producen acciones dañinas. Los astrocitos activados mediante procesos isquémicos sobreexpresan la isoforma iNOS que potencia el daño neuronal[50,40] y expresan también la proteína TWEAK, un miembro de la superfamilia del factor de necrosis tumoral y considerado, por lo tanto, un inductor de la apoptosis.[51,52]

3   Moléculas de adhesión

Tras un evento isquémico, se produce la infiltración de los leucocitos en el interior del parénquima cerebral. Esta infiltración se desencadena gracias a una secuencia de eventos que empiezan con el *rolling* de los leucocitos en las células endoteliales activadas de los vasos sanguíneos, y siguen con los procesos de adherencia y trasmigración al interior del tejido cerebral.

Existen tres clases de moléculas de adhesión celular que median las interacciones entre los leucocitos y las células endoteliales. Son las selectinas, las integrinas y las moléculas pertenecientes a la superfamilia de inmunoglobulinas. Las selectinas (P-selectinas, E-selectinas y L-selectinas) unen carbohidratos e inician las interacciones entre estos dos tipos celulares, lo que permite el reclutamiento de leucocitos. Las integrinas son responsables de la fuerte adhesión que se produce entre estos dos tipos celulares y se unen a otras moléculas de adhesión celular y a la matriz extracelular. Y los miembros de la superfamilia de inmunoglobulinas –la molécula de adhesión intercelular (ICAM) y las moléculas de adhesión vascular (VCAM)– intervienen en el mecanismo de adhesión y sirven como ligandos de las integrinas.[53]

3.1   *Selectinas*

Las selectinas son glicoproteínas que median interacciones de baja afinidad entre los leucocitos y las células endoteliales y promueven, por consiguiente, el *rolling* de los leucocitos mediante interacciones de residuos carbohidratos.[54,55] Esta familia de moléculas de adhesión celular incluye P-, E- y L-selectinas. La L-selectina se almacena en el citoplasma de las células endoteliales y rápidamente se moviliza a la superficie cuando aparece activación celular. Mientras la P-selectina y la E-selectina están involucradas en el *rolling* de leucocitos y su reclutamiento en los estados tempranos de activación, la L-selectina actúa como guía para leucocitos no estimulados.

La P-selectina se expresa en plaquetas y en células endoteliales. En estados postisqué-
micos, aparece sobreexpresión de esta selectina en vasculatura cerebral. Además, en estados de reperfusión, los leucocitos polimorfonucleados y las células endoteliales producen
citoquinas y radicales superóxido que pueden inducir la expresión de P-selectina.[56] La
P-selectina media también interacciones entre leucocito y plaqueta, y potencia el daño celular. Se ha demostrado que, después de un evento vascular agudo, se induce la migración
de plaquetas activas que liberan P-selectina desde los gránulos-a e interactúan con los leucocitos potenciando el daño celular.[57,58]

El papel de la E-selectina en la patogénesis de la isquemia cerebral es menos conocido.
Esta molécula sólo se expresa en el endotelio activado. Se ha observado una expresión temprana de esta molécula en áreas cerebrales de modelos isquémicos[59] y parece que es un factor importante para el desarrollo de la respuesta inflamatoria *in vivo*[60]. Varios modelos isquémicos *in vivo* muestran sobreexpresión de esta molécula tras 2 y 4 horas de
reperfusión.[60,61]

La L-selectina también se encuentra en las células endoteliales y en los leucocitos. Estas
selectinas median el contacto entre leucocitos y células endoteliales mediante interacciones independientes de integrina CD18.[62] De todas formas, no está claro si estas selectinas
influyen en el resultado del evento isquémico.

3.2 *Integrinas*

Las integrinas son glicoproteínas heterodiméricas de membrana, están formadas por una
subunidad α y una subunidad β y ejercen un papel en la matriz extracelular y en las uniones entre célula y célula. Además, las integrinas unen a las células endoteliales con la matriz extracelular a nivel de la lámina basal. En el cerebro, las integrinas unen a las células
endoteliales, a los astrocitos y a la lámina basal para formar la BHE que mantiene la integridad de la microvasculatura cerebral. Aunque el *rolling* de los leucocitos parece que está
mediado principalmente por la P-selectina y la E-selectina, la adherencia firme al endotelio vascular requiere la expresión de ICAM e interacciones con la integrina CD11b/CD18
(Mac-1) de los leucocitos.[63] Éste y otros datos sugieren que la integrina CD11b/CD18 ejerce un papel en el daño cerebral causado por la isquemia o la reperfusión. De todas formas,
los estudios practicados en humanos no acaban de elucidar el papel de esta integrina en la
isquemia. Las integrinas expresadas por los leucocitos se activan mediante quemoquinas y
citoquinas.

Otra integrina, la CD41 ($\alpha_{IIb}\beta_3$), se ha relacionado con el evento isquémico cerebral.
Parece que esta inegrina sería el último escalón en muchas de las vías que producen activación plaquetar como la unión plaqueta-fibrinógeno. Por lo tanto, esta integrina parece
que activa plaquetas y desencadena las complicaciones trombóticas que aparecen en la microvasculatura cerebral isquémica.

Modelos de isquemia cerebral han elucidado el papel de otra integrina, la $\alpha_6\beta_4$ (Cd104),
que media uniones entre astrocitos y laminina de tipo 5 de la matriz extracelular.

Todas estas evidencias muestran cómo intervienen las integrinas en la inducción de la adherencia de los neutrófilos al endotelio, la activación plaquetar y la mediación de uniones entre las células y la matriz extracelular.

3.3 *Familia supergénica de las inmunoglobulinas*

La familia de inmunoglobulinas incluye la molécula 1 de adhesión intracelular (ICAM-1), la molécula 2 de adhesión intracelular (ICAM-2) y la molécula de 1 de adhesión vascular (VCAM-1). En su conjunto, estas moléculas promueven la adhesión de leucocitos a células endoteliales.

VCAM-1 no sólo se expresa en células endoteliales proliferativas de las áreas periinfartadas, sino que aparece también en astrocitos reactivos; ambos tipos celulares se implican en la respuesta inflamatoria que aparece después del ictus.[64] En cerebros humanos y animales sometidos a isquemia se ha visto que la expresión de ICAM-1 y VCAM-1 aumenta[65,66] una hora después del proceso isquémico con un pico entre las 4 y 10 horas de reperfusión. Estos niveles se mantienen estables durante más de una semana.[60,67,68] Se ha observado que ICAM-1 interviene en el mecanismo de infiltración de leucocitos y se sabe, por lo tanto, que influye en el daño celular.[69,70] La expresión de ICAM-1 y VCAM-1 se ve inducida por la IL-1-α y el TNF-α.[71]

ICAM-2 se une a la integrina CD11a/Cd18, y esto potencia la interacción entre ICAM-1 y CD11b/Cd18. Así pues, ICAM-2 también está involucrada en la interacción entre leucocitos y células endoteliales y, además, es el único miembro de la familia que interviene en las interacciones de los leucocitos con las plaquetas.[72]

La función de VCAM-1 en el proceso de la isquemia cerebral no está tan clara, puesto que no se ha determinado todavía si existen cambios en su expresión.

4 Mediadores de inflamación

La mayoría de moléculas mediadoras de la inflamación ejercen acciones limitadas en el tejido cerebral sano, por ello se encuentran expresadas a niveles casi indetectables. Sin embargo, la expresión de estos mediadores es inducida rápidamente como respuesta al daño tisular. Las citoquinas y otros mediadores proinflamatorios ejercen un papel esencial en el proceso inflamatorio que aparece en el SNC, ya que producen la inducción de quemoquinas y moléculas de adhesión, se hallan implicados en el reclutamiento de células del sistema inmunitario al interior del parénquima y son responsables de la activación de las células del sistema inmunitario y de las células gliales endógenas.[73] Las neuronas, los astrocitos, la microglía y los oligodendrocitos pueden producir estos mediadores inflamatorios, y los receptores de éstos se expresan de manera constitutiva por el SNC aunque a niveles basales. La expresión constitutiva en el SNC de los genes que codifican para citoquinas y sus receptores en el cerebro, sugiere que las citoquinas contribuyen al funcionamiento sano de

Nombre abreviado	Nombre completo	Función
IL-1	Interleuquina 1	Citoquina proinflamatoria. Inicia la inflamación en el ictus cerebral[81-83]
IL-6	Interleuquina 6	Citoquina envuelta en respuesta inflamatoria aguda y con la severidad del daño cerebral[96,98,99]
IL-8	Interleuquina 8	Citoquina proinflamatoria inductora de infiltración de células inmunitarias[96,102]
IL-10	Interleuquina 10	Citoquina antiinflamatoria[104]
IL-18	Interleuquina 18	Citoquina proinflamatoria mediadora de procesos inflamatorios retardados[105,106]
TNF-α	Factor de necrosis tumoral-alfa	Citoquina proinflamatoria y neurodegeneradora[89,93]
TGF-β1	Factor de crecimiento tumoral-beta1	Citoquina antiinflamatoria en el ictus[107,108]
NPY	Neuropéptido Y	Modula la distribución de las células inmunitarias, la diferenciación de las células T *helper* y la activación de las células *natural killer*[109,111]
HMG1	Proteína-1 de grupo de alta movilidad	Proteína de unión al ADN, facilitando la transcripción y estabilizando la estructura nucleosomal [112,113]
CINC	Molécula quimioatrayente de neutrófilos inducidos por citoquina	Inducción de la atracción de neutrófilos hacia las zonas cerebrales dañadas[120,121]
MCP-1	Proteína-1 quimioatrayente de monocitos	Induce la infiltración de células inflamatorias y migración de las células de la médula ósea hacia la zona dañada y produce aumento de permeabilidad de la barrera hematoencefálica[123-125]
MIP-1α	Proteína inflamatoria-1 de macrófagos alfa	Diferenciación celular[129,130]
PG	Prostaglandina	Mediadores de la inflamación[132]
5-HPETE	5-hidroperoxieicosatetranoico	Potente quimioatrayente implicado en la disfunción de la barrera hematoencefálica[133]
NO	Óxido nítrico	Implicada en señalización celular en procesos de comunicación neuronal, de defensa y regulación del tono vascular[134,135]
MMPs	Metaloproteasas de matriz	Proteasas encargadas de la degradación de la matriz extracelular[136,137]
NF-kB	Factor nuclear kB	Factor de transcripción implicado en la inducción de genes proinflamatorios[136-140]
MAPK	Proteína quinasa activada por mitosis	Molécula implicada en señalización celular relacionada con la supervivencia neuronal[141,142,145]
AP-1	Proteína-1 activadora	Factor de transcripción implicado en la inducción de genes proinflamatorios[146]

Tabla 1. Mediadores de la inflamación en el ictus.

éste. Todos los procesos inflamatorios se desencadenan gracias a la activación de vías de señalización mediante diversas citoquinas y quemoquinas. Estas citoquinas y quemoquinas son moléculas liberadas como respuesta a estímulos activadores y llevan a cabo diversos efectos en el comportamiento celular a través de la unión a receptores específicos. Según la citoquina se pueden producir efectos autocrinos, paracrinos o endocrinos. Por el contrario las quemoquinas son un tipo de citoquina que muestran propiedades quimioatrayentes que estimulan la migración celular.

4.1 Citoquinas

Según se desprende de muchos estudios, tras un evento isquémico cerebral, la expresión de citoquinas aumenta.[1,74,75] Las citoquinas proinflamatorias se expresan *de novo* en las primeras 2 horas después del evento isquémico y los niveles permanecen elevados durante varios días, lo cual refleja la intensidad de la inflamación y su papel en el daño cerebral. Se ha demostrado que niveles plasmáticos elevados de marcadores inflamatorios, como la proteína C-reactiva y el fibrinógeno, están asociados con un aumento del riesgo cardiovascular en sujetos sanos y en pacientes que ya han desarrollado un ictus en el pasado. Se sabe, asimismo, que niveles elevados de citoquinas proinflamatorias están relacionados con infartos cerebrales más grandes y dificultan, en mayor grado, la recuperación de los pacientes con ictus.[76,77,78,79] Sin embargo, los mecanismos implicados en la inducción del daño cerebral producido por la inflamación postisquémica aún no se conocen completamente. El proceso de isquemia cerebral está asociado con la expresión de citoquinas inflamatorias (la IL-1 y el TNFα) y quemoquinas (la IL-8, la MCP-1 y la IP-10) que están involucradas en la iniciación o amplificación de la respuesta inflamatoria en pacientes que han padecido un infarto cerebral agudo.[10] En modelos experimentales de ictus, el daño isquémico cerebral puede reducirse con una variedad de agentes antiinflamatorios que incluyen: anticuerpos contra moléculas de adhesión, reductores de neutrófilos e inhibidores de citoquinas proinflamatorias.[80] Las citoquinas antiinflamatorias IL-10 y IL-4 son secretadas, principalmente, por linfocitos y monocitos/macrófagos, y con ellas se activa un ciclo de retroalimentación que bloquea e inhibe la continua producción de citoquinas proinflamatorias.[80]

4.1.1 Interleuquina 1

La IL-1 forma una familia de citoquinas pleiotrópicas que están producidas por macrófagos en respuesta a una gran variedad de estímulos. Parece tener un papel importante en los procesos de iniciación y mantenimiento de la inflamación que aparece tras un proceso de daño cerebral o en la respuesta inmune. Cuando existe un proceso de isquemia cerebral se induce la expresión de IL-1 en el área afectada, sobretodo por la microglía residente. Una vez sintetizada, la IL-1 activa la cascada de inflamación mediante la inducción de las células de alrededor. De esta manera, se producen otras citoquinas (la IL-6, la IL-2 y la IL-4) y quemoquinas que, a su vez, atraen células polimorfonucleadas, monocitos y linfocitos T. La síntesis y activación de la IL-1 está altamente regulada, ya que su desregulación puede conllevar persistencia del proceso inflamatorio y respuestas inmunes anómalas. Esto comporta la existencia de una estrecha regulación; por lo tanto, IL-1 está compuesto por un sistema agonista completo (IL-α y IL-β) y un antagonista (IL-1RA). Además, existen dos receptores para IL-1: IL-1R1 y IL-1R2.

La IL-1 ejerce un papel importante en la producción de daño cerebral isquémico. Por el contrario, la IL-1RA actúa como neuroprotector en humanos y roedores.[81-83] Se ha comprobado que la expresión de IL1-β aumenta durante los primeros 15-30 minutos después de un evento isquémico y también en períodos largos (de 6 a 24 horas) indicando una expresión bifásica.[84,85] Además, se ha asociado la expresión de esta IL-1-β con el aumento del área dañada.[86,87] Estudios recientes de Chen *et al.*, muestran el papel de IL1-α como mediador de la inflamación. Las células necróticas inducen la liberación de IL-β y IL-α en macrófagos u otras células y también inducen la expresión de los receptores de estas interleuquinas. Esto produce la liberación de moléculas quimioatrayentes que inducen la migración de neutrófilos hacia la zona necrótica. Aún queda por resolver cómo se produce la inducción de IL1-α por el mecanismo de necrosis. Por otro lado, la IL1-β se expresa, predominantemente, en macrófagos y células dendríticas y se activa mediante señales inflamatorias y el receptor «Toll Like Receptor» (TLR).[88]

4.1.2   *Factor de necrosis tumoral TNF-α*

El TNF-α es una citoquina proinflamatoria liberada, principalmente, por las células sanguíneas. Si se compara a pacientes que han padecido un evento isquémico cerebral con individuos control, se observa que, durante la fase aguda, en el suero del primer grupo se registran niveles de TNF-α elevados.[89-91] De la misma manera que la IL1-β, el TNF-α muestra un comportamiento bifásico de expresión; se observa un primer aumento entre 1 y 3 horas después del infarto isquémico y el segundo pico aparece entre las 24 y las 36 horas. Esta citoquina es expresada por astrocitos, microglía, neuronas y células del sistema inmunitario después de un evento isquémico cerebral. El TNF-α se ha mostrado como una molécula neurodegeneradora,[92] ya que niveles elevados de TNF-α en pacientes con isquemia cerebral se asocian con una mayor gravedad de la neuropatología isquémica[93] y polimorfismos en el gen que codifica para esta citoquina se asocian con una mayor susceptibilidad a padecer ictus isquémico.[94] Por otro lado, también se ha observado que el TNF-α ejerce funciones neuroprotectoras. Parece que ratones deficientes en receptores para el TNF-α muestran infartos más extensos. Esta dualidad de efectos puede ser debida a la activación de diferentes vías de señalización, ya que existen dos receptores para el TNF-α: el TNFR1 y el TNFR2. Las señales dirigidas por la vía Fas asociada a dominios de muerte (DD) del TNFR1 pueden desencadenar apoptosis; por el contrario, cuando el TNF-α actúa mediante el TNFR2 puede desencadenar acciones antiinflamatorias y antiapoptóticas.[95]

4.1.3   Interleuquina 6

La IL-6 es una citoquina pleiotrópica envuelta en procesos inflamatorios e igual que la IL-1 es capaz de inducir respuestas inflamatorias agudas, como la producción de fibrinógeno y de proteína C-reactiva. El sistema de IL-6 se asocia con la respuesta inflamatoria aguda que aparece después de un evento isquémico cerebral.[96] En muchos estudios clínicos se ha descrito que, tras un infarto isquémico cerebral, la expresión de IL-6 aumenta.[89,97] Además, niveles elevados de esta citoquina se asocian con gravedad del daño isquémico[98,99] y polimorfismos en el promotor de IL-6 se han asociado con ictus isquémico.[100,101] De todas maneras, el papel de esta citoquina en el proceso inflamatorio postictus no está del todo claro; según han demostrado algunos estudios, los efectos de esta molécula podrían ser también neuroprotectores.[83]

4.1.4   Interleuquina 8

La IL-8 es una quemoquina que se halla implicada en la infiltración de células inflamatorias y en el aumento del daño cerebral tras el ictus.[102,103] También parece que interviene en el proceso de amplificación de la respuesta inflamatoria secundaria después del ictus.[96]

4.1.5   Interleuquina 10

La IL-10 se sintetiza en el SNC y está sobreexpresada en modelos isquémicos cerebrales. Es una citoquina antiinflamatoria que actúa inhibiendo la IL-1 y el TNF-α, por lo que, tras un evento isquémico cerebral, parece que ejerce un papel beneficioso.[104]

4.1.6   Interleuquina 18

La IL-18 es una citoquina proinflamatoria recientemente identificada, que pertenece a la familia de la IL-1. Muestra habilidad para inducir INF-γ y también regula la síntesis de otras citoquinas proinflamatorias. Modula, asimismo, la función de muchas células inmunocompetentes, entre las que se encuentran los macrófagos, la microglía, los monocitos, los linfocitos, los granulocitos y las células dendríticas. Se sintetiza de forma ubicua en el cerebro por los astrocitos y la microglía. Los niveles de IL-18 plasmáticos aumentan en pacientes que han padecido ictus y, por lo tanto, podría usarse como marcador de eventos isquémicos cerebrales.[105] Además, la IL-18 es capaz de mediar procesos inflamatorios retardados en modelos experimentales de daño cerebral por isquemia, y, en humanos, se ha visto que está involucrada en la neuroinflamación que sigue al ictus.[106]

4.1.7 Factor de crecimiento transformante β-1 (TGF-β1)

Esta citoquina se expresa en microglía y astrocitos y, a niveles bajos, en neuronas. El TGFβ-1 está sobreexpresado en modelos de isquemia y parece que reduce la respuesta inflamatoria que acompaña el proceso de isquemia cerebral.[107,108] El TGF-β1, por lo tanto, parece que contribuye a la recuperación de la isquemia cerebral. En procesos de infarto de miocardio, se ha relacionado con el bloqueo de la adherencia de neutrófilos y la liberación de NO.

4.1.8 Neuropéptido Y (NPY)

El neuropéptido Y (NPY) modula la distribución de células inmunitarias, la diferenciación de las células T *helper* y la activación de células *natural killer*. Se ha demostrado un aumento en la inmunoreactividad hacia NPY en el córtex de las lesiones periinfartadas después de MCAO de daño focal excitotóxico en ratas.[109] Otro estudio ha mostrado un aumento en la inmunoreactividad de NPY a las 6 horas en la región periisquémica con un pico a los tres días, y una disminución de estos niveles a los 10 días.[110] Estos resultados sugieren que un tiempo de supervivencia de 3 días, después de un proceso de isquemia focal, es el período crítico para examinar la relación entre las respuestas de NPY y la recuperación funcional. En dicho estudio se ha visto también que la administración periférica o central de NPY muestra una disminución de la reperfusión después de MCAO en rata, se produce una reducción del flujo sanguíneo cerebral, aumenta el volumen del infarto y empeora la recuperación tras la isquemia cerebral.[111]

4.1.9 Proteína 1 de grupo de alta movilidad (HMG1)

La *proteína 1 de grupo de alta movilidad* (HMG1) es una proteína ubicua y abundante en el núcleo y el citoplasma, y es componente de la cromatina de células eucarióticas desde levaduras hasta en el hombre. Además de unirse al DNA, facilitando la trascripción génica y estabilizando la estructura del nucleosoma, HMG1 es liberada y secretada por las células del sistema inmunitario innato, macrófagos, monocitos y astrocitos, y puede actuar como mediador de inflamación induciendo la liberación de otros mediadores proinflamatorios.[112] Los mecanismos de producción, secreción y acción de HMG1 no están totalmente definidos. En macrófagos existe una elevada secreción de TNFα, IL-1α, IL-1β, IL-6 y MIP-1α y MIP-1β. Kalinina *et al.*[113] demostró que IFN-γ, TNFα y TGFβ1 aumentaban los niveles de RNA mensajero de HMG1 en monocitos/macrófagos. Esto sugiriere que la HMG1 ejerce su acción inflamatoria a través de la acción de citoquinas, aumentando la posibilidad de que exista un *loop* proinflamatorio entre TNFα y HMG1, tras lo cual aumenta la intensidad de la inflamación y se prolonga su duración. La unión de HMG1 a su receptor produce la activación de múltiples quinasas, entre las que se incluyen p38 MAPK y JNK. La HMG1 es liberada por células endoteliales e induce la migración celular y su liberación por CE.[114] Administrando anticuerpos anti-HMG1 se inhibe la inflamación, incluso en modelos animales, probablemente porque la actividad de HMG1 se eleva significativamente después de la de TNF o de la IL-1.[109] En consecuencia, anticuerpos contra HMG1 pueden conferir protección contra los efectos del ictus, incluso cuando se administran en los últimos estadios. Para llegar a conocer el papel preciso de HMG1 en el desarrollo y la progresión del ictus se necesitan más investigaciones *in vivo* con las que determinar si dicha proteína aporta algún beneficio terapéutico siendo administrada en los últimos estadios del ictus

4.1.10   *Citoquinas y estado antiinflamatorio*

Durante la respuesta inflamatoria se activa también un estado antiinflamatorio caracterizado por niveles elevados de moléculas que tienen capacidad para bloquear directamente la unión de estímulos proinflamatorios con su receptor (como en el caso de la IL-1RA) o para inducir un estado antiinflamatorio por sí mismas (como en el caso del TGF-β y de la IL-10). Este estado antiinflamatorio coexiste con la respuesta inflamatoria que determinan los niveles elevados de citoquinas. De esta manera, durante los procesos fisiopatológicos del ictus isquémico, se observan alteraciones en la expresión de moléculas antiinflamatorias. En humanos, se ha comprobado que, tras un evento isquémico, la IL-1RA y el TGF-β están sobreexpresados.[107,115]

4.2   *Vías de señalización mediadoras de la respuesta inflamatoria de las citoquinas (JAK/STAT)*

Los mecanismos que controlan la expresión de las diferentes citoquinas suelen estar relacionados; el TNF-α estimula la expresión de la IL-1 y la IL-6; la IL-1, a su vez, puede inducir la expresión de la IL-6 y el TNF-α. Además, después de un proceso de daño cerebral, la sobreexpresión inicial de citoquinas produce la infiltración de otros mediadores inflamatorios hacia el lugar dañado, y se inicia así la señalización de citoquinas secundarias.

Las citoquinas están envueltas en la respuesta inflamatoria que aparece localmente en el tejido dañado y también pueden ser mediadores celulares de forma circulante. Existe una importante vía de señalización que se activa por los receptores de citoquinas; es la denominada vía JAK/STAT. Esta vía envuelve diferentes proteínas miembros de la familia JAK/STAT que desencadena una activación selectiva de la trascripción de determinados genes que gobiernan la respuesta celular tras el cambio de los niveles de citoquinas que aparecen tras un evento isquémico cerebral. Las proteínas JAK están acopladas al dominio intracelular de muchos receptores de membrana de citoquinas, y se activan por fosforilación como resultado de la unión específica de citoquinas. Cuando las proteínas JAK están activadas, pueden fosforilar a los miembros de la familia STAT, los cuales forman homo o heterodímeros y se translocan al núcleo donde se unen a secuencias *consensus* del DNA para promover la activación selectiva de la trascripción. JAK y STAT se expresan normalmente en el cerebro y, según se ha podido comprobar en modelos murinos, su expresión aumenta después de una isquemia focal, particularmente en astrocitos reactivos y células de la microglía.[31,116] Estas conclusiones indican que, en la isquemia cerebral, JAK/STAT es un mediador importante de la respuesta inflamatoria. Sin embargo, el primer estímulo responsable de la activación de JAK/STAT aún no se ha identificado. Las citoquinas antiinflamatorias, como la IL-10, inducen la activación de STAT3, mientras que las señales proinflamatorias, como INF-γ, inducen la activación de STAT1. Las proteínas STAT también pueden llegar a ser activadas por el estrés oxidativo que se genera en el cerebro isquémico. La activación de STAT1 promueve la muerte celular,[117] mientras que la activación de STAT3 debida a señales antiinflamatorias, produce efectos de supervivencia.[118] STAT1 y STAT3, por lo tanto, tienen efectos opuestos, y el balance específico desencadena comportamientos selectivos de trascripción. Además de STAT1 y STAT3, hay otros miembros de la familia STAT que se expresan en el cerebro y llevan a cabo varias funciones en la señalización de citoquinas.

La vía de señalización JAK/STAT está también relacionada con la regulación de la respuesta inmune, ya que las señales efectoras de estas vías participan en la generación de células Th1 y Th2.

Existe una importante regulación en el control de la activación de STAT. Los niveles locales de citoquinas causan diferentes grados de la activación de STAT y provocan la actividad de ciertas fosfatasas y moduladores negativos como SOCS (supresor de la señalización de citoquinas) y PIAS (proteína inhibidora de STAT activadas). Los mecanismos moleculares con los que se regula la activación de STAT son muy complejos y aún no se han identificado totalmente.

4.3 Quemoquinas

Las quemoquinas son un tipo de polipéptidos reguladores que llevan a cabo funciones de comunicación celular y reclutamiento de células inflamatorias con función de defensa del organismo, como la migración de leucocitos en respuestas inmunitarias y funciones inflamatorias. Estas moléculas de bajo peso molecular muestran una estructura formada por cuatro residuos de cisteína, se unen a receptores transmembrana específicos, acoplados a proteína G y activan proteínas quinasa intracelulares. Las citoquinas son las encargadas de estimular la síntesis de las quemoquinas CINC y MCP-1.[119] Recientemente, se han conocido un gran número de quemoquinas, aunque su función aún no está bien elucidada.

4.3.1 Molécula quimioatrayente de neutrófilos inducidos por citoquina (CINC)

Esta chemoquina (CINC) está sobreexpresada en áreas de cerebro isquémico a las 12 horas desde la inducción del proceso isquémico, y en modelos animales de isquemia cerebral muestra un pico máximo de expresión entre las 12 y las 24h.[120,121] Se cree que esta molécula induce la atracción de neutrófilos hacia las zonas dañadas del cerebro.

4.3.2 *Proteína-1, quimioatrayente de monocitos (MCP-1)*

La MCP-1 también se sobreexpresa en áreas cerebrales sometidas a isquemia, en células de la microglía y en astrocitos. Esta sobreexpresión de MCP-1 aparece 6 horas después del evento y se mantiene durante 4 días.[122,120] Se cree que, tras un proceso de isquemia cerebral, esta quemoquina aumenta la permeabilidad de la BHE.[123] Además, esta molécula; está implicada también en la migración de células derivadas de la médula ósea hacia áreas isquémicas cerebrales, migración que tiene lugar para que se regenere la zona afectada.[124,125] Yan *et al.* mostraron que la infusión de MCP-1 en la zona del *striatum* sano inducía la migración de neuroblastos en el área de administración.[126] Los neuroblastos migrantes expresan el receptor de MCP-1, el CCR2. En ratones *knockout* para MCP-1 o para su receptor CCR2, se observó que el número de neuroblastos migrantes disminuía, de manera significativa, desde la zona ipsilateral de SVZ a la zona del *striatum* isquémica. Estos resultados muestran que MCP-1 atrae la migración de neuroblastos de neoformación desde las regiones neurogénicas hacia las regiones que han sido dañadas tras la isquemia focal.

Recientemente, se ha publicado un estudio que muestra cómo la infusión de MCP-1 en el *striatum* sano induce, focalmente, la migración de neuroblastos. Estos neuroblastos infiltrados expresan MCP-1 y su receptor CCR2. La migración de estos neuroblastos en la zona afectada puede ayudar a la neurogénesis local.[126]

4.4 *Proteína inflamatoria-1 de macrófagos alfa (MIP-1α)*

Después de un evento isquémico cerebral, aumenta la expresión de MIP en neuronas y astrocitos, y parece que esto promueve el daño tisular.[127] También se ha observado el aumento de los niveles de expresión de esta citoquina mediante hibridación *in situ* en un modelo de MCAO en rata.[119] La expresión de MCP-1 está influenciada por el proceso de estrés oxidativo que aparece después de un evento isquémico cerebral, ya que se ha demostrado que la expresión de esta citoquina se atenúa en ratones mutantes que sobreexpresan la enzima superóxido dismutasa.[128] Además, MIP1-α y su receptor CCR1 se expresan durante el desarrollo del SNC y se asocian con un papel en diferenciación neuronal.[129,130] Actualmente, se necesitan más estudios para esclarecer las funciones neuroprotectoras de la MIP-1α en el cerebro isquémico.

4.5 *Metabolitos del ácido araquidónico*

Tras un evento isquémico, aumentan los niveles de calcio intracelulares, y esto, a su vez, produce la activación de la fosfolipasa A_2 (PLA2). Esta enzima hidroliza glicerolfosfolípidos de membrana celular, a consecuencia de lo cual se produce la liberación de ácido araquidónico. Este ácido araquidónico se convierte en 5-hidroperoxieicosatetranoico (5-HPETE) o en prostaglandinas (PGs) según qué vía se active: la de COX o la de LOX.

4.5.1   Prostaglandinas (PG)

Las PG son mediadores de la inflamación producidos mediante el metabolismo del ácido araquidónico, producido por la liberación de la PLA_2 que aparece gracias a la ciclooxigenasa (COX) y la enzima protanglandina sintasa. El ácido araquidónico es liberado de los fosfolípidos del cerebro durante el proceso de isquemia o de reperfusión y se convierte en prostanglandina H2 (PGH2) mediante la enzima COX. Los efectos de las PGs están mediados por nueve receptores acoplados a la proteína G. Estas moléculas tienen función inflamatoria, aunque en algunos escenarios han mostrado tener un papel antiinflamatorio. La enzima COX muestra dos isoformas: COX-1, que muestra expresión constitutiva en la mayoría de tejidos, y COX-2 que se induce mediante la respuesta inflamatoria. Las PG producidas mediante COX-2 suelen mostrar efectos inflamatorios, mientras que las sintetizadas a través de la vía de COX-1 suelen regular funciones homeostáticas. Tras la isquemia cerebral, PLA_2 aumenta su actividad de manera significativa [131] y los metabolitos de ácido araquidónico liberados contribuyen al proceso inflamatorio que sigue al proceso isquémico.[132]

4.5.2   5-hidroperoxieicosatetranoico

El ácido araquidónico puede convertirse en 5-hidroperoxieicosatetranoico (5-HPETE), mediante 5-lipoxigenasa (5-LOX) y, posteriormente, metabolizarse a leucotrieno A4 (LTA4). LTA4 es un potente quimioatrayente implicado en la disfunción de la BHE y con la muerte celular después de eventos de isquemia cerebral.[133] De todas formas, aún no se ha estudiado a fondo la función de LTA4 y no se conoce bien si LTA4 es dañino o neuroprotector.

4.6   *Óxido nítrico (NO)*

El NO es una molécula importante en señalización celular envuelta en diferentes procesos fisiológicos, tales como la comunicación neuronal, la defensa y la regulación del tono vascular. Es un gas estable que se difunde fácilmente a través de la membrana celular y reacciona con diferentes moléculas diana. Existen tres isoformas de esta enzima aunque la única relacionada con la inflamación celular es la enzima inducible óxido nítrico sintasa (iNOS). La expresión de esta enzima se produce en leucocitos, microglía y astrocitos. iNOS se sobreexpresa en áreas cerebrales isquémicas.[52,134,126] No causa daño cerebral a través de la formación de peroxinitritos.[135] Tratamientos neuroprotectores mediante hipotermia y estrógenos y progesterona reducen los niveles de expresión de iNOS y NO.[136]

4.7   *Especies reactivas de oxígeno*

Uno de los principales eventos que suceden durante el proceso isquémico es la generación de radicales libres. Éstos provocan daño a los lípidos, al ADN y a las proteínas debido a su alta reactividad y ocasionan la muerte neuronal. Además, también contribuyen a la rotura de la BHE y provocan edema cerebral. La generación de ROS tiene lugar mediante la acción de diferentes enzimas en las células inflamatorias. El superóxido se sintetiza mediante COX, xantín deshidrogenada, xantín oxidasa y NADPH oxidasa (NOX). Por su parte, la mieloperoxidasa (MPO) y la monoamina oxidasa (MAO) generan ácido hipoclorito y agua oxigenada (H_2O_2). Entre todos los oxidantes que aparecen en el área cerebral después de un evento isquémico, el $O_2^{\cdot-}$ es el más importante y causa daño cerebral directamente y por reactividad con NO, a consecuencia de lo cual se genera $ONOO^{-}$.[137]

Cuando la enzima NOX se activa, produce una translocación de la subunidad citosólica a la membrana, donde interactúa con la subunidad de membrana para transferir electrones desde NAPH al oxígeno. Este proceso da como resultado la formación de superóxido. Se cree que NOX se expresa, únicamente, en células del sistema inmune.

MPO es una enzima que se expresa tanto en leucocitos como en neutrófilos y monocitos, y está relacionada con el proceso inflamatorio. Esta enzima se usa como marcador de la infiltración de PMN y su sobreexpresión en sangre puede predecir, de manera temprana, el riesgo de infarto. Parece que podría tener una función neuroprotectora, una hipótesis que se fundamenta en la habilidad de MPO como *scavenger* de nitrotirosina que es un producto que se genera a partir de las reacciones del $ONOO^{-}$.

4.8   *Remodelado después de la isquemia: papel de las metaloproteasas de matriz (MMPs)*

Las metaloproteasas de matriz (MMP) son proteasas encargadas de degradar las proteínas de la matriz extracelular, entre las que se encuentran el colágeno, los proteoglicanos, la laminina y la fibronectina. Están implicadas en procesos de remodelado y en la respuesta neuroinflamatoria. En estado normal, estas enzimas se encuentran inactivadas o en forma de proenzima en el citosol, y se activan cuando son cortadas por proteasas como la plasmina u otras MMP. Tras un evento isquémico cerebral, la microglía es la principal fuente de MMP, aunque los astrocitos inducen también la expresión de MMP. Rápidamente, después de un ictus isquémico, las MMP parecen contribuir al daño cerebral mediante la degradación proteolítica de la matriz neurovascular, un proceso que puede terminar en hemorragia cerebral y apoptosis neuronal.[138] La MMP-2 y la MMP-9 son las proteasas que están más implicadas en el proceso de daño cerebral y se han relacionado, además, con mecanismos de migración neuronal y rotura de la BHE. Estas MMP también están implicadas en el proceso de plasticidad y recuperación cerebral que aparece tras un evento isquémico. Por ejemplo, están relacionadas con factores proangiogénicos, como el VEGF.

Haorah *et al.* demostraron que la administración de especies reactivas de oxígeno en células humanas endoteliales de microvasculatura cerebral provocaba una activación de MMP-1, MMP-2 y MMP-9 y una disminución de los inhibidores de metaloproteasas (TIMP-1 y TIMP-2) de forma dependiente de la proteína tirosina quinasa (PTK).[139]

5   Regulación transcripcional de la inflamación

El ictus cerebral comporta que se activen determinados factores de transcripción. A través de estos factores se regulan los niveles de expresión de un gran número de genes que están implicados en la inflamación cerebral.

5.1   *Factor de transcripción nuclear κB (NF-κB)*

El NF-κB es un factor de transcripción dimérico implicado en la regulación de la inflamación.[140] Normalmente, se encuentra localizado en el citoplasma unido a su inhibidor, el IkB. Cuando se produce la fosforilación por la IκB quinasa (Ikk), la ubiquitinación y degradación en el proteosoma, el NF-κB se libera, y esto permite su translocación al núcleo. Aquí, se une a secuencias específicas del DNA y promueve la activación de la transcripción de genes implicados en el proceso inflamatorio. Muchos genes relacionados con la inflamación contienen un lugar kB; ejemplo de ello son: el TNF-α, la ICAM-1, la COX-2, la iNOS y la IL-6.[136]

5.2   *Proteína quinasa activada por mitógenos (MAPK)*

La proteína quinasa activada por mitógenos (MAPK) ejerce un papel importante en la transducción de señales relacionada con estrés, mediante una cascada de fosforilaciones quinasa intracelular y la activación de factores de transcripción que regulan la producción de genes inflamatorios. Después del ictus isquémico, y por detrás de la activación de citoquinas y de los factores de crecimiento, la activación de las vías de señalización intracelulares resulta un elemento crucial para la supervivencia celular.[141] La autofosforilación de los receptores de estas citoquinas y la activación de los factores de crecimiento son procesos mediante los cuales se puede regular la actividad de la tirosina quinasa que éstos contienen y activar moléculas de señalización (PLS g, shc y Pi3-quinasa).[142] Durante el proceso de isquemia cerebral, se activan tres vías de señalización: las proteínas quinasa activadas por estrés c-jun N-terminal quinasas (SAPK/JNK), p38 MAPK y las quinasas reguladas por señales externas (ERK).[76,143] La fosforilación de la proteína MAPK de 44 y 42 KDa (ERK1 y ERK2) produce su translocación al núcleo, a consecuencia de lo cual se activan genes de respuesta temprana, como Elk-1, c-fos y c-jun lo cual finaliza en trascripción de diversos genes.[144] Slevin *et al.* observaron un aumento en la expresión de MAP quinasa (ERK1 y ERK2) en neuronas, células de la astroglía, microglía reactiva y en células endoteliales que se encuentran en las áreas periféricas a la zona infartada, especialmente en las áreas que muestran una mayor densidad de microvasos. Esto parece demostrar que la estimulación crónica de las MAPK ocurre en la zona de penumbra del tejido cerebral expuesto a isquemia y además podría estar asociado a un aumento de la expresión de VEGF. Este mecanismo puede ser determinante en el proceso de supervivencia neuronal relacionado con la actividad angiogénica de estas zonas.[145]

5.3   Proteína-1 activadora (AP-1)

La proteína-1 activadora (AP-1) forma un heterodímero compuesto por factores de transcripción bZIP (como c-jun), factores de transcripción-2 (ATF2) y c-fos.[146] AP-1 se activa a través de la cascada JNK/SAPK, y esto produce que AP-1 se una a regiones del DNA conocidas como dominios de unión a AP-1 y determina la activación o inhibición de la expresión de un determinado gen implicado en la respuesta inflamatoria.

6   Células madre y control de la inflamación

En procesos inflamatorios del SNC, como el ictus isquémico, el trasplante de células precursoras de células madre neuronales multipotentes (NPC) es un objetivo para poder reemplazar a las neuronas dañadas o muertas. Las NPC son capaces de promover procesos de neuroprotección mediante el mantenimiento de sus características como células indiferenciadas y ejerciendo inesperadas funciones inmunitarias. Hace algunos años, en uno de estos estudios se eligió un modelo crónico de inflamación del SNC y se administraron inyecciones sistemáticas de NPC de adulto usando integrinas activadas constitutivamente y receptores de quemoquinas funcionales que permiten la entrada selectiva al SNC inflamado. En dicho trabajo se observó que esas células indiferenciadas sobrevivían repetidos episodios de inflamación del SNC y tendían a acumularse en las áreas perivasculares donde los astrocitos reactivos, las células endoteliales inflamadas y las células T producen reguladores neurogénicos y gliogénicos. Los resultados de la investigación confirmaban, asimismo, que, en las áreas perivasculares del SNC, las NPC supervivientes inducen apoptosis de células T infiltradas de la sangre y que, además, protegían al SNC de la pérdida crónica de tejido neuronal. Podría desprenderse de todo ello que las NPC adultas e indiferenciadas reducen la incapacidad que produce la enfermedad y que tienen un potencial terapéutico relevante en la inflamación crónica, puesto que desencadenan funciones inmunitarias que promueven la neuroprotección a largo plazo.[147]

Las células endoteliales progenitoras (EPC) son células derivadas de la médula ósea que circulan por la sangre periférica y pueden contribuir a la neovascularización. Varios marcadores, como CD34+, caracterizan a este tipo celular. La reparación del tejido isquémico está regulada por un proceso en el cual intervienen las células del tejido residente y las células infiltradas que determinan la recuperación.[148] Se cree que las células CD34+ pueden secretar moléculas terapéuticas, como factores neutrofílicos, y que su administración intravenosa, en modelos isquémicos, puede atenuar las reacciones inflamatorias sistémicas mediante la disminución de TNF-α en el suero y el aumento de IL-10 durante el ictus.[149] Popa *et al.* han publicado recientemente un estudio donde muestran el reclutamiento de monocitos 14 días después de haber implantado células CD34+ humanas en ratón mediante el uso de biomateriales.[150] En otro estudio se ha observado también un aumento significativo del número de monocitos y macrófagos reclutados en la zona donde células CD34+ fueron implantadas en un modelo murino. Además, se sabe que estas células CD34+ son capaces de producir factores quimiotácticos, como el MCP-1 y la IL-8.[151] Otros estudios han demostrado la capacidad de las células CD34+ para producir factores que regulan la hematopoyesis[152] y estimulan la producción de factores inflamatorios por las células Cd34+ circulantes.[153-155]

7   Conclusiones

El proceso inflamatorio modula la progresión del ictus cerebral. El papel beneficioso o destructivo que provoca la respuesta inflamatoria depende de la intensidad de la isquemia y del estado del proceso isquémico en el que se enmarque la respuesta. Probablemente, las respuestas inflamatorias tempranas potencian el daño cerebral, mientras que las respuestas tardías son importantes en la recuperación y reparación del daño cerebral. Las células inflamatorias, como los neutrófilos, son posiblemente destructoras pero las residentes naturales del SNC, como la microglía, ejercen un importante papel protector en las respuestas neuroinflamatorias.

BIBLIOGRAFÍA

1. Barone FC, Feuerstein GZ. Inflammatory mediators and stroke: new opportunities for novel therapeutics. J Cereb Blood Flow Metab. Aug 1999; 19(8): 819-34.
2. Chamorro A, Hallenbeck J. The harms and benefits of inflammatory and immune responses in vascular disease. Stroke. Feb 2006; 37(2): 291-93.
3. Samson Y, Lapergue B, Hosseini H. [Inflammation and ischaemic stroke: current status and future perspectives]. Rev Neurol (Paris). Dec 2005; 161(12 Pt 1): 1177-182.
4. Endres M, Dirnagl U. Ischemia and stroke. Adv Exp Med Biol. 2002;513:455-473.
5. Choi DW. Excitotoxicity, apoptosis ans ischaemic stroke. J Biochem Mol Biol. 2001; 43: 89-94.
6. Iadecola C, Alexander M. Cerebral ischemia and inflammation. Curr Opin Neurol. Feb 2001; 14(1): 89-94.

7. Carlson NG, Wieggel WA, Chen J, *et al.* Inflammatory cytokines IL-1 alpha, IL-1 beta, IL-6, and TNF-alpha impart neuroprotection to an excitotoxin through distinct pathways. J Immunol. Oct 1 1999; 163(7): 3963-968.
8. Zhang Z, Chopp M. Vascular endothelial growth factor and angiopoietins in focal cerebral ischemia. Trends Cardiovasc Med. Feb 2002; 12(2): 62-6.
9. Saura M, Zaragoza C, Bao C, *et al.* Interaction of interferon regulatory factor-1 and nuclear factor kappaB during activation of inducible nitric oxide synthase transcription. J Mol Biol. Jun 11 1999; 289(3): 459-71.
10. Kim OS, Park EJ, Joe EH, *et al.* JAK-STAT signaling mediates gangliosides-induced inflammatory responses in brain microglial cells. J Biol Chem. Oct 25 2002; 277(43): 40594-0601.

11. Bos CL, Richel DJ, Ritsema T, *et al.* Prostanoids and prostanoid receptors in signal transduction. Int J Biochem Cell Biol. Jul 2004; 36(7): 1187-205.

12. Iadecola C, Ross ME. Molecular pathology of cerebral ischemia: delayed gene expression and strategies for neuroprotection. Ann N Y Acad Sci. Dec 19 1997; 835: 203-17.

13. del Zoppo GJ, Schmid-Schonbein GW, Mori E, *et al.* Polymorphonuclear leukocytes occlude capillaries following middle cerebral artery occlusion and reperfusion in baboons. Stroke. Oct 1991; 22(10): 1276-283.

14. Danton GH, Dietrich WD. Inflammatory mechanisms after ischemia and stroke. J Neuropathol Exp Neurol. Feb 2003; 62(2): 127-36.

15. Forman HJ, Torres M. Redox signaling in macrophages. Mol Aspects Med. Aug-Oct 2001; 22(4-5): 189-216.

16. Fassbender K, Ragoschke A, Kuhl S, *et al.* Inflammatory leukocyte infiltration in focal cerebral ischemia: unrelated to infarct size. Cerebrovasc Dis. 2002; 13(3): 198-203.

17. Legos JJ, Tuma RF, Barone FC. Pharmacological interventions for stroke: failures and future. Expert Opin Investig Drugs. May 2002; 11(5): 603-14.

18. Luttun A, Carmeliet G, Carmeliet P. Vascular progenitors: from biology to treatment. Trends Cardiovasc Med. Feb 2002; 12(2): 88-96.

19. Shintani S, Murohara T, Ikeda H, *et al.* Mobilization of endothelial progenitor cells in patients with acute myocardial infarction. Circulation. Jun 12 2001; 103(23): 2776-779.

20. Castillo J, Rodríguez I. Biochemical changes and inflammatory response as markers for brain ischaemia: molecular markers of diagnostic utility and prognosis in human clinical practice. Cerebrovasc Dis. 2004; 17 Suppl 1: 7-18.

21. Dirnagl U, Iadecola C, Moskowitz MA. Pathobiology of ischaemic stroke: an integrated view. Trends Neurosci. Sep 1999; 22(9): 391-97.

22. Pelidou SH, Kostulas N, Matusevicius D, *et al.* High levels of IL-10 secreting cells are present in blood in cerebrovascular diseases. Eur J Neurol. Jul 1999; 6(4): 437-42.

23. Barber PA, Demchuk AM, Hirt L, *et al.* Biochemistry of ischemic stroke. Adv Neurol. 2003; 92: 151-64.

24. Chou WH, Choi DS, Zhang H, *et al.* Neutrophil protein kinase Cdelta as a mediator of stroke-reperfusion injury. J Clin Invest. Jul 2004; 114(1): 49-56.

25. Clark RK, Lee EV, Fish CJ, *et al.* Development of tissue damage, inflammation and resolution following stroke: an immunohistochemical and quantitative planimetric study. Brain Res Bull. 1993; 31(5): 565-72.

26. García JH, Liu KF, Yoshida Y, *et al.* Influx of leukocytes and platelets in an evolving brain infarct (Wistar rat). Am J Pathol. Jan 1994; 144(1): 188-99.

27. del Zoppo GJ. Microvascular changes during cerebral ischemia and reperfusion. Cerebrovasc Brain Metab Rev. Spring 1994; 6(1): 47-96.

28. Dereski MO, Chopp M, Knight RA, *et al.* The heterogeneous temporal evolution of focal ischemic neuronal damage in the rat. Acta Neuropathol (Berl). 1993; 85(3): 327-33.

29. Aspey BS, Jessimer C, Pereira S, *et al.* Do leukocytes have a role in the cerebral no-reflow phenomenon? J Neurol Neurosurg Psychiatry. Apr 1989; 52(4): 526-28.

30. Ivanova S, Batliwalla F, Mocco J, *et al.* Neuroprotection in cerebral ischemia by neutralization of 3-aminopropanal. Proc Natl Acad Sci U S A. Apr 16 2002; 99(8): 5579-584.

31. Planas AM, Soriano MA, Berruezo M, *et al.* Induction of Stat3, a signal transducer and transcription factor, in reactive microglia following transient focal cerebral ischaemia. Eur J Neurosci. Dec 1996; 8(12): 2612-618.

32. Li GZ, Zhong D, Yang LM, *et al.* Expression of interleukin-17 in ischemic brain tissue. Scand J Immunol. Nov 2005; 62(5): 481-86.

33. Stevens SL, Bao J, Hollis J, *et al.* The use of flow cytometry to evaluate temporal changes in inflammatory cells following focal cerebral ischemia in mice. Brain Res. Apr 5 2002; 932(1-2): 110-19.

34. Becker K, Kindrick D, Relton J, *et al.* Antibody to the alpha4 integrin decreases infarct size in transient focal cerebral ischemia in rats. Stroke. Jan 2001; 32(1): 206-11.

35. Nadareishvili ZG, Li H, Wright V, *et al.* Elevated pro-inflammatory CD4+CD28- lymphocytes and stroke recurrence and death. Neurology. Oct 26 2004; 63(8): 1446-451.

36. Dinkel K, Dhabhar FS, Sapolsky RM. Neurotoxic effects of polymorphonuclear granulocytes on hippocampal primary cultures. Proc Natl Acad Sci U S A. Jan 6 2004; 101(1): 331-36.

37. Morioka T, Kalehua AN, Streit WJ. The microglial reaction in the rat dorsal hippocampus following transient forebrain ischemia. J Cereb Blood Flow Metab. Nov 1991; 11(6): 966-73.

38. Thomas WE. Brain macrophages: evaluation of microglia and their functions. Brain Res Brain Res Rev. Jan-Apr 1992; 17(1): 61-74.

39. Wood PL. Microglia as a unique cellular target in the treatment of stroke: potential neurotoxic mediators produced by activated microglia. Neurol Res. Aug 1995; 17(4): 242-48.

40. Beschorner R, Schluesener HJ, Gozalan F, *et al.* Infiltrating CD14+ monocytes and expression of CD14 by activated parenchymal microglia/macrophages contribute to the pool of CD14+ cells in ischemic brain lesions. J Neuroimmunol. May 2002; 126(1-2): 107-15.

41. Saito S, Matsuura M, Tominaga K, *et al.* Important role of membrane-associated CD14 in the induction of IFN-beta and subsequent nitric oxide production by murine macrophages in response to bacterial lipopolysaccharide. Eur J Biochem. Jan 2000; 267(1): 37-45.

42. Guha M, Mackman N. LPS induction of gene expression in human monocytes. Cell Signal. Feb 2001; 13(2): 85-94.

43. Villringer A, Dirnagl U. [Pathophysiology of cerebral ischemia]. Z Arztl Fortbild Qualitatssich. May 1999; 93(3): 164-68.

44. Nakajima K, Kohsaka S. Microglia: neuroprotective and neurotrophic cells in the central nervous system. Curr Drug Targets Cardiovasc Haematol Disord. Mar 2004; 4(1): 65-84.

45. Zhang N, Komine-Kobayashi M, Tanaka R, *et al.* Edaravone reduces early accumulation of oxidative products and sequential inflammatory responses after transient focal ischemia in mice brain. Stroke. Oct 2005; 36(10): 2220-225.

46. Watanabe H, Abe H, Takeuchi S, *et al.* Protective effect of microglial conditioning medium on neuronal damage induced by glutamate. Neurosci Lett. Jul 28 2000; 289(1): 53-6.

47. Villa P, van Beek J, Larsen AK, *et al.* Reduced functional deficits, neuroinflammation, and secondary tissue damage after treatment of stroke by nonerythropoietic erythropoietin derivatives. J Cereb Blood Flow Metab. Mar 2007; 27(3): 552-63.

48. Pekny M, Nilsson M. Astrocyte activation and reactive gliosis. Glia. Jun 2005; 50(4): 427-34.

49. Dong Y, Benveniste EN. Immune function of astrocytes. Glia. Nov 2001; 36(2): 180-90.

50. Hewett SJ, Muir JK, Lobner D, *et al.* Potentiation of oxygen-glucose deprivation-induced neuronal death after induction of iNOS. Stroke. Sep 1996; 27(9): 1586-591.

51. Donohue PJ, Richards CM, Brown SA, *et al.* TWEAK is an endothelial cell growth and chemotactic factor that also potentiates FGF-2 and VEGF-A mitogenic activity. Arterioscler Thromb Vasc Biol. Apr 1 2003; 23(4): 594-600.

52. Iadecola C, Xu X, Zhang F, *et al.* Marked induction of calcium-independent nitric oxide synthase activity after focal cerebral ischemia. J Cereb Blood Flow Metab. Jan 1995; 15(1): 52-9.

53. Lawrence MB, Springer TA. Leukocytes roll on a selectin at physiologic flow rates: distinction from and prerequisite for adhesion through integrins. Cell. May 31 1991; 65(5): 859-73.

54. Fassbender K, Mossner R, Motsch L, *et al.* Circulating selectin- and immunoglobulin-type adhesion molecules in acute ischemic stroke. Stroke. Aug 1995; 26(8): 1361-364.

55. McEver RP. Leukocyte interactions mediated by selectins. Thromb Haemost. Jul 12 1991; 66(1): 80-7.

56. Okada Y, Copeland BR, Mori E, *et al.* P-selectin and intercellular adhesion molecule-1 expression after focal brain ischemia and reperfusion. Stroke. Jan 1994; 25(1): 202-11.

57. Cha JK, Jeong MH, Kim EK, *et al.* Surface expression of P-selectin on platelets is related with clinical worsening in acute ischemic stroke. J Korean Med Sci. Dec 2002; 17(6): 811-16.

58. Goussev AV, Zhang Z, Anderson DC, *et al.* P-selectin antibody reduces hemorrhage and infarct volume resulting from MCA occlusion in the rat. J Neurol Sci. Nov 26 1998; 161(1): 16-22.

59. Haring HP, Berg EL, Tsurushita N, *et al.* E-selectin appears in nonischemic tissue during experimental focal cerebral ischemia. Stroke. Aug 1996; 27(8): 1386-391; discussion 1391-1382.

60. Zhang RL, Chopp M, Zhang ZG, *et al.* E-selectin in focal cerebral ischemia and reperfusion in the rat. J Cereb Blood Flow Metab. Nov 1996; 16(6): 1126-136.

61. Huang J, Choudhri TF, Winfree CJ, *et al.* Postischemic cerebrovascular E-selectin expression mediates tissue injury in murine stroke. Stroke. Dec 2000; 31(12): 3047-053.

62. Hallmann R, Jutila MA, Smith CW, *et al.* The peripheral lymph node homing receptor, LECAM-1, is involved in CD18-independent adhesion of human neutrophils to endothelium. Biochem Biophys Res Commun. Jan 15 1991; 174(1): 236-43.

63. Zhang ZG, Chopp M, Tang WX, *et al.* Postischemic treatment (2-4 h) with anti-CD11b and anti-CD18 monoclonal antibodies are neuroprotective after transient (2 h) focal cerebral ischemia in the rat. Brain Res. Nov 6 1995; 698(1-2): 79-85.

64. Kaluza J, Krupinski J, Kumar P, *et al.* VCAM-1 expression on reactive and tumour astrocytes. Folia Histochem Cytobiol. 1994; 32(1): 17-20.

65. Zhang RL, Chopp M, Zaloga C, *et al.* The temporal profiles of ICAM-1 protein and mRNA expression after transient MCA occlusion in the rat. Brain Res. Jun 5 1995; 682(1-2): 182-88.

66. Shyu KG, Chang H, Lin CC. Serum levels of intercellular adhesion molecule-1 and E-selectin in patients with acute ischaemic stroke. J Neurol. Feb 1997; 244(2): 90-3.

67. Hess DC, Zhao W, Carroll J, *et al.* Increased expression of ICAM-1 during reoxygenation in brain endothelial cells. Stroke. Jul 1994; 25(7): 1463-467; discussion 1468.

68. Hess DC, Bhutwala T, Sheppard JC, *et al.* ICAM-1 expression on human brain microvascular endothelial cells. Neurosci Lett. Feb 28 1994; 168(1-2): 201-04.

69. Antezana DF, Clatterbuck RE, Alkayed NJ, *et al.* High-dose ibuprofen for reduction of striatal infarcts during middle cerebral artery occlusion in rats. J Neurosurg. Apr 2003; 98(4): 860-66.

70. Vemuganti R, Dempsey RJ, Bowen KK. Inhibition of intercellular adhesion molecule-1 protein expression by antisense oligonucleotides is neuroprotective after transient middle cerebral artery occlusion in rat. Stroke. Jan 2004; 35(1): 179-84.

71. Frijns CJ, Kappelle LJ. Inflammatory cell adhesion molecules in ischemic cerebrovascular disease. Stroke. Aug 2002; 33(8): 2115-122.

72. Mayadas TN, Johnson RC, Rayburn H, *et al.* Leukocyte rolling and extravasation are severely compromised in P selectin-deficient mice. Cell. Aug 13 1993; 74(3): 541-54.

73. Rothwell NJ, Luheshi GN. Interleukin 1 in the brain: biology, pathology and therapeutic target. Trends Neurosci. Dec 2000; 23(12): 618-25.

74. Emsley HC, Smith CJ, Gavin CM, *et al.* An early and sustained peripheral inflammatory response in acute ischaemic stroke: relationships with infection and atherosclerosis. J Neuroimmunol. Jun 2003; 139(1-2): 93-101.

75. Lindsberg PJ, Grau AJ. Inflammation and infections as risk factors for ischemic stroke. Stroke. Oct 2003; 34(10): 2518-532.

76. Krupinski J, Slevin M, Marti E, *et al.* Time-course phosphorylation of the mitogen activated protein (MAP) kinase group of signalling proteins and related molecules following middle cerebral artery occlusion (MCAO) in rats. Neuropathol Appl Neurobiol. Apr 2003; 29(2): 144-58.

77. Krupinski J, Turu MM, Martínez-González J, *et al.* Endogenous expression of C-reactive protein is increased in active (ulcerated noncomplicated) human carotid artery plaques. Stroke. May 2006; 37(5): 1200-204.

78. Krupinski J, Catena E, Miguel M, *et al.* D-dimer local expression is increased in symptomatic patients undergoing carotid endarterectomy. Int J Cardiol. Mar 20 2007; 116(2): 174-79.

79. Krupinski J, Turu MM, Slevin M, *et al.* Carotid Plaque, Stroke Pathogenesis, and CRP: Treatment of Ischemic Stroke. Curr Treat Options Cardiovasc Med. Jun 2007; 9(3): 229-35.

80. Takagi Y, Harada J, Chiarugi A, *et al.* STAT1 is activated in neurons after ischemia and contributes to ischemic brain injury. J Cereb Blood Flow Metab. Nov 2002; 22(11): 1311-318.

81. Allan SM, Tyrrell PJ, Rothwell NJ. Interleukin-1 and neuronal injury. Nat Rev Immunol. Aug 2005; 5(8): 629-40.

82. Mulcahy NJ, Ross J, Rothwell NJ, *et al.* Delayed administration of interleukin-1 receptor antagonist protects against transient cerebral ischaemia in the rat. Br J Pharmacol. Oct 2003; 140(3): 471-76.

83. Emsley HC, Smith CJ, Georgiou RF, *et al.* A randomised phase II study of interleukin-1 receptor antagonist in acute stroke patients. J Neurol Neurosurg Psychiatry. Oct 2005; 76(10): 1366-372.

84. Buttini M, Sauter A, Boddeke HW. Induction of interleukin-1 beta mRNA after focal cerebral ischaemia in the rat. Brain Res Mol Brain Res. Apr 1994; 23(1-2): 126-34.

85. Davies CA, Loddick SA, Toulmond S, *et al.* The progression and topographic distribution of interleukin-1beta expression after permanent middle cerebral artery occlusion in the rat. J Cereb Blood Flow Metab. Jan 1999; 19(1): 87-98.

86. Haqqani AS, Nesic M, Preston E, *et al.* Characterization of vascular protein expression patterns in cerebral ischemia/reperfusion using laser capture microdissection and ICAT-nanoLC-MS/MS. Faseb J. Nov 2005; 19(13): 1809-821.

87. Yamasaki Y, Matsuura N, Shozuhara H, *et al.* Interleukin-1 as a pathogenetic mediator of ischemic brain damage in rats. Stroke. Apr 1995; 26(4): 676-80; discussion 681.

88. Elkon KB. IL-1alpha responds to necrotic cell death. Nat Med. Jul 2007; 13(7): 778-80.

89. Ferrarese C, Mascarucci P, Zoia C, *et al.* Increased cytokine release from peripheral blood cells after acute stroke. J Cereb Blood Flow Metab. Sep 1999; 19(9): 1004-009.

90. Kouwenhoven M, Carlstrom C, Ozenci V, *et al.* Matrix metalloproteinase and cytokine profiles in monocytes over the course of stroke. J Clin Immunol. Sep 2001; 21(5): 365-75.

91. Intiso D, Zarrelli MM, Lagioia G, *et al.* Tumor necrosis factor alpha serum levels and inflammatory response in acute ischemic stroke patients. Neurol Sci. Feb 2004; 24(6): 390-96.

92. Allan SM, Rothwell NJ. Cytokines and acute neurodegeneration. Nat Rev Neurosci. Oct 2001; 2(10): 734-44.

93. Muir KW, Weir CJ, Alwan W, *et al.* C-reactive protein and outcome after ischemic stroke. Stroke. May 1999; 30(5): 981-85.

94. Lee BC, Ahn SY, Doo HK, *et al.* Susceptibility for ischemic stroke in Korean population is associated with polymorphisms of the interleukin-1 receptor antagonist and tumor necrosis factor-alpha genes, but not the interleukin-1beta gene. Neurosci Lett. Feb 26 2004; 357(1): 33-6.

95. Hallenbeck JM. The many faces of tumor necrosis factor in stroke. Nat Med. Dec 2002; 8(12): 1363-368.

96. Acalovschi D, Wiest T, Hartmann M, *et al.* Multiple levels of regulation of the interleukin-6 system in stroke. Stroke. Aug 2003; 34(8): 1864-869.

97. Kim JS, Yoon SS, Kim YH, *et al.* Serial measurement of interleukin-6, transforming growth factor-beta, and S-100 protein in patients with acute stroke. Stroke. Sep 1996; 27(9): 1553-557.

98. Tarkowski E, Rosengren L, Blomstrand C, *et al.* Early intrathecal production of interleukin-6 predicts the size of brain lesion in stroke. Stroke. Aug 1995; 26(8): 1393-398.

99. Vila N, Castillo J, Davalos A, *et al.* Proinflammatory cytokines and early neurological worsening in ischemic stroke. Stroke. Oct 2000; 31(10): 2325-329.

100. Revilla M, Obach V, Cervera A, *et al.* A -174G/C polymorphism of the interleukin-6 gene in patients with lacunar infarction. Neurosci Lett. May 10 2002; 324(1): 29-32.

101. Pola R, Flex A, Gaetani E, *et al.* Synergistic effect of -174 G/C polymorphism of the interleukin-6 gene promoter and 469 E/K polymorphism of the intercellular adhesion molecule-1 gene in Italian patients with history of ischemic stroke. Stroke. Apr 2003; 34(4): 881-85.

102. Tarkowski E, Rosengren L, Blomstrand C, *et al.* Intrathecal release of pro- and anti-inflammatory cytokines during stroke. Clin Exp Immunol. Dec 1997; 110(3): 492-99.

103. Kostulas N, Kivisakk P, Huang Y, *et al.* Ischemic stroke is associated with a systemic increase of blood mononuclear cells expressing interleukin-8 mRNA. Stroke. Feb 1998; 29(2): 462-66.

104. van Exel E, Gussekloo J, de Craen AJ, *et al.* Inflammation and stroke: the Leiden 85-Plus Study. Stroke. Apr 2002; 33(4): 1135-138.

105. Zaremba J, Losy J. Interleukin-18 in acute ischaemic stroke patients. Neurol Sci. Oct 2003; 24(3): 117-24.

106. Felderhoff-Mueser U, Schmidt OI, Oberholzer A, *et al.* IL-18: a key player in neuroinflammation and neurodegeneration? Trends Neurosci. Sep 2005; 28(9): 487-93.

107. Krupinski J, Kumar P, Kumar S, *et al.* Increased expression of TGF-beta 1 in brain tissue after ischemic stroke in humans. Stroke. May 1996; 27(5): 852-57.

108. Pang L, Ye W, Che XM, *et al.* Reduction of inflammatory response in the mouse brain with adenoviral-mediated transforming growth factor-ss1 expression. Stroke. Feb 2001; 32(2): 544-52.

109. Chen S, Cheung, RTF. Intracerebroventricular injection of a NPY-Y1 receptor agonist increases while BIBP3226, a Y1 antagonist, reduces infart volume following transient middle cerebral artery occlusion in rats. Neurosci 2003; 116 :119-26.

110. Cheung RT, Diab T, Cechetto DF. Time-course of neuropeptide changes in peri-ischemic zone and amygdala following focal ischemia in rats. J Comp Neurol. Sep 11 1995; 360(1): 101-20.

111. Chen SH, Cheung RT. Peripheral and central administration of neuropeptide Y in a rat middle cerebral artery occlusion stroke model reduces cerebral blood flow and increases infarct volume. Brain Res. Feb 15 2002; 927(2): 138-43.

112. Li J, Wang H, Mason JM, *et al.* Recombinant HMGB1 with cytokine-stimulating activity. J Immunol Methods. Jun 2004; 289(1-2): 211-23.

113. Kalinina N, Agrotis A, Antropova Y, *et al.* Increased expression of the DNA-binding cytokine HMGB1 in human atherosclerotic lesions: role of activated macrophages and cytokines. Arterioscler Thromb Vasc Biol. Dec 2004; 24(12): 2320-325.

114. Degryse B, Bonaldi T, Scaffidi P, *et al.* The high mobility group (HMG) boxes of the nuclear protein HMG1 induce chemotaxis and cytoskeleton reorganization in rat smooth muscle cells. J Cell Biol. Mar 19 2001; 152(6): 1197-206.

115. Beamer NB, Coull BM, Clark WM, *et al.* Interleukin-6 and interleukin-1 receptor antagonist in acute stroke. Ann Neurol. Jun 1995; 37(6): 800-05.

116. Justicia C, Gabriel C, Planas AM. Activation of the JAK/STAT pathway following transient focal cerebral ischemia: signaling through Jak1 and Stat3 in astrocytes. Glia. May 2000; 30(3): 253-70.

117. Townsend PA, Scarabelli TM, Davidson SM, *et al.* STAT-1 interacts with p53 to enhance DNA damage-induced apoptosis. J Biol Chem. Feb 13 2004; 279(7): 5811-820.

118. Yadav A, Kalita A, Dhillon S, *et al.* JAK/STAT3 pathway is involved in survival of neurons in response to insulin-like growth factor and negatively regulated by suppressor of cytokine signaling-3. J Biol Chem. Sep 9 2005; 280(36): 31830-1840.

119. Minami M, Satoh M. Chemokines and their receptors in the brain: pathophysiological roles in ischemic brain injury. Life Sci. Dec 5 2003; 74(2-3): 321-27.

120. Gourmala NG, Buttini M, Limonta S, *et al.* Differential and time-dependent expression of monocyte chemoattractant protein-1 mRNA by astrocytes and macrophages in rat brain: effects of ischemia and peripheral lipopolysaccharide administration. J Neuroimmunol. Apr 1997; 74(1-2): 35-44.

121. Yamasaki Y, Matsuo Y, Matsuura N, *et al.* Transient increase of cytokine-induced neutrophil chemoattractant, a member of the interleukin-8 family, in ischemic brain areas after focal ischemia in rats. Stroke. Feb 1995; 26(2): 318-22; discussion 322-13.

122. Wang X, Yue TL, Barone FC, *et al.* Monocyte chemoattractant protein-1 messenger RNA expression in rat ischemic cortex. Stroke. Apr 1995; 26(4): 661-65; discussion 665-66.

123. Stamatovic SM, Shakui P, Keep RF, *et al.* Monocyte chemoattractant protein-1 regulation of blood-brain barrier permeability. J Cereb Blood Flow Metab. May 2005; 25(5): 593-606.

124. Wang L, Li Y, Chen J, *et al.* Ischemic cerebral tissue and MCP-1 enhance rat bone marrow stromal cell migration in interface culture. Exp Hematol. Jul 2002; 30(7): 831-36.

125. Wang L, Li Y, Chen X, *et al.* MCP-1, MIP-1, IL-8 and ischemic cerebral tissue enhance human bone marrow stromal cell migration in interface culture. Hematology. Apr 2002; 7(2): 113-17.

126. Yan YP, Sailor KA, Lang BT, *et al.* Monocyte chemoattractant protein-1 plays a critical role in neuroblast migration after focal cerebral ischemia. J Cereb Blood Flow Metab. Jun 2007; 27(6): 1213-224.

127. Kim JS, Gautam SC, Chopp M, *et al.* Expression of monocyte chemoattractant protein-1 and macrophage inflammatory protein-1 after focal cerebral ischemia in the rat. J Neuroimmunol. Feb 1995; 56(2): 127-34.

128. Nishi T, Maier CM, Hayashi T, *et al.* Superoxide dismutase 1 overexpression reduces MCP-1 and MIP-1 alpha expression after transient focal cerebral ischemia. J Cereb Blood Flow Metab. Oct 2005; 25(10): 1312-324.

129. Cowell RM, Silverstein FS. Developmental changes in the expression of chemokine receptor CCR1 in the rat cerebellum. J Comp Neurol. Feb 24 2003; 457(1): 7-23.

130. Tran PB, Miller RJ. Chemokine receptors: signposts to brain development and disease. Nat Rev Neurosci. Jun 2003; 4(6): 444-55.

131. Adibhatla RM, Hatcher JF, Larsen EC, *et al.* CDP-choline significantly restores phosphatidylcholine levels by differentially affecting phospholipase A2 and CTP: phosphocholine cytidylyltransferase after stroke. J Biol Chem. Mar 10 2006; 281(10): 6718-725.

132. Sánchez-Moreno C, Dashe JF, Scott T, *et al.* Decreased levels of plasma vitamin C and increased concentrations of inflammatory and oxidative stress markers after stroke. Stroke. Jan 2004; 35(1): 163-68.

133. Rao AM, Hatcher JF, Kindy MS, *et al.* Arachidonic acid and leukotriene C4: role in transient cerebral ischemia of gerbils. Neurochem Res. Oct 1999; 24(10): 1225-232.

134. Iadecola C, Zhang F, Xu X. Inhibition of inducible nitric oxide synthase ameliorates cerebral ischemic damage. Am J Physiol. Jan 1995; 268(1 Pt 2): R286-92.

135. Cui J, Holmes EH, Greene TG, *et al.* Oxidative DNA damage precedes DNA fragmentation after experimental stroke in rat brain. Faseb J. May 2000; 14(7): 955-67.

136. Han HS, Qiao Y, Karabiyikoglu M, *et al.* Influence of mild hypothermia on inducible nitric oxide synthase expression and reactive nitrogen production in experimental stroke and inflammation. J Neurosci. May 15 2002; 22(10): 3921-928.

137. Chan PH. Reactive oxygen radicals in signaling and damage in the ischemic brain. J Cereb Blood Flow Metab. Jan 2001; 21(1): 2-14.

138. Zlokovic BV. Remodeling after stroke. Nat Med. Apr 2006; 12(4): 390-91.

139. Haorah J, Ramírez SH, Schall K, *et al.* Oxidative stress activates protein tyrosine kinase and matrix metalloproteinases leading to blood-brain barrier dysfunction. J Neurochem. Apr 2007; 101(2): 566-76.

140. Baeuerle PA, Henkel T. Function and activation of NF-kappa B in the immune system. Annu Rev Immunol. 1994; 12: 141-79.

141. Mattson MP. Neuroprotective signal transduction: relevance to stroke. Neurosci Biobehav Rev. Mar 1997; 21(2): 193-206.

142. Lemmon MA, Schlessinger J. Regulation of signal transduction and signal diversity by receptor oligomerization. Trends Biochem Sci. Nov 1994; 19(11): 459-63.

143. Sugino T, Nozaki K, Hashimoto N. Activation of mitogen-activated protein kinases in gerbil hippocampus with ischemic tolerance induced by 3-nitropropionic acid. Neurosci Lett. Jan 7 2000; 278(1-2): 101-04.

144. Mielke K, Brecht S, Dorst A, *et al.* Activity and expression of JNK1, p38 and ERK kinases, c-Jun N-terminal phosphorylation, and c-jun promoter binding in the adult rat brain following kainate-induced seizures. Neuroscience. 1999; 91(2): 471-83.

145. Slevin M, Krupinski J, Slowik A, *et al.* Activation of MAP kinase (ERK-1/ERK-2), tyrosine kinase and VEGF in the human brain following acute ischaemic stroke. Neuroreport. Aug 21 2000; 11(12): 2759-764.

146. Lu XC, Williams AJ, Yao C, *et al.* Microarray analysis of acute and delayed gene expression profile in rats after focal ischemic brain injury and reperfusion. J Neurosci Res. Sep 15 2004; 77(6): 843-57.

147. Pluchino S, Zanotti L, Deleidi M, *et al.* Neural stem cells and their use as therapeutic tool in neurological disorders. Brain Res Brain Res Rev. Apr 2005; 48(2): 211-19.

148. Luttikhuizen DT, Harmsen MC, Van Luyn MJ. Cellular and molecular dynamics in the foreign body reaction. Tissue Eng. Jul 2006; 12(7): 1955-970.

149. Peterson DA. Umbilical cord blood cells and brain stroke injury: bringing in fresh blood to address an old problem. J Clin Invest. Aug 2004; 114(3): 312-14.

150. Popa ER, Harmsen MC, Tio RA, *et al.* Circulating CD34+ progenitor cells modulate host angiogenesis and inflammation in vivo. J Mol Cell Cardiol. Jul 2006; 41(1): 86-96.

151. van der Strate BW, Popa ER, Schipper M, *et al.* Circulating human CD34+ progenitor cells modulate neovascularization and inflammation in a nude mouse model. J Mol Cell Cardiol. Jun 2007; 42(6): 1086-097.

152. Majka M, Janowska-Wieczorek A, Ratajczak J, *et al.* Numerous growth factors, cytokines, and chemokines are secreted by human CD34(+) cells, myeloblasts, erythroblasts, and megakaryoblasts and regulate normal hematopoiesis in an autocrine/paracrine manner. Blood. May 15 2001; 97(10): 3075-085.

153. Oswald J, Steudel C, Salchert K, *et al.* Gene-expression profiling of CD34+ hematopoietic cells expanded in a collagen I matrix. Stem Cells. Mar 2006; 24(3): 494-500.

154. Hur J, Yoon CH, Kim HS, *et al.* Characterization of two types of endothelial progenitor cells and their different contributions to neovasculogenesis. Arterioscler Thromb Vasc Biol. Feb 2004; 24(2): 288-93.

155. Umland O, Heine H, Miehe M, *et al.* Induction of various immune modulatory molecules in CD34(+) hematopoietic cells. J Leukoc Biol. Apr 2004; 75(4): 671-79.

Capítulo 9. El papel de la glía tras la isquemia cerebral

M. Sobrado, Mª. Á. Moro, O. Hurtado

**Departamento de Farmacología. Facultad de Medicina
Universidad Complutense de Madrid
Madrid**

Dirección para correspondencia
Universidad Complutense
de Madrid
Dra. Mª Ángeles Moro
neurona@med.ucm.es

1 Introducción

Las células gliales se dividen en dos grandes grupos: *microglía* y *macroglía*. En el SNC los dos tipos fundamentales de macroglía son los astrocitos y los oligodendrocitos. Los astrocitos, a su vez, según su localización y su morfología pueden ser de dos tipos: protoplásmicos o fibrosos. La microglía, los astrocitos y los oligodendrocitos representan el 70 % del total de células del cerebro. Aunque durante mucho tiempo se pensó que el papel de la glía estaba limitado al mantenimiento de la estructura del cerebro como soporte para las neuronas, en las últimas décadas se ha demostrado que las células gliales participan en una gran cantidad de procesos, tanto fisiológicos como patológicos.[1] Se sabe que la glía en condiciones fisiológicas desempeña funciones importantes, entre las que se encuentran la regulación de la homeostasis de su entorno, el mantenimiento de la capacidad de señalización de células nerviosas y de las sinapsis y la producción de diferentes factores neurotróficos. Ante una alteración del tejido nervioso, como sucede en la isquemia cerebral, la glía responde de manera inmediata y sufre cambios morfológicos y funcionales que producen, entre otros efectos, la liberación de citoquinas proinflamatorias. Este proceso se conoce como *gliosis reactiva,* o, simplemente *gliosis,* y a la glía que participa en él como *glía activada.*[2] El papel de la glía que se activa como respuesta a la isquemia cerebral sigue siendo controvertido; factores importantes como la naturaleza y la intensidad del daño dictarán el comportamiento de la glía ante la lesión.

2   Papel de los astrocitos en la neuroprotección

Los astrocitos son las células gliales más numerosas y representan más del 50 % del total de células de la corteza cerebral. Existen dos tipos descritos *in vivo*: los astrocitos protoplásmicos y los fibrosos. *In vitro* la clasificación no es tan clara, y se conocen dos poblaciones diferentes: los tipo I o no diferenciados, que no presentan prolongaciones, y los tipo II o diferenciados, con extensas prolongaciones. Después de una isquemia cerebral, se produce una respuesta inflamatoria que da lugar a la acumulación de mediadores y de células inflamatorias y, entre ellas, los astrocitos son las principales células que participan en este proceso; sin embargo, hay cierta controversia acerca del efecto, inflamatorio o antiinflamatorio, que ejercen los astrocitos en este proceso. Después de la isquemia cerebral, lo que parece claro es que los astrocitos se activan, aumentan de tamaño (hipertrofia) e incrementan la expresión de la proteína GFAP (proteína fibrilar ácida glial), lo que les confiere un aspecto fibroso. A este fenómeno se le conoce como *astrogliosis*.[3]

En modelos de isquemia cerebral global los astrocitos se activan, principalmente, en la zona de necrosis. En modelos de isquemia focal, en cambio, los astrocitos se activan tanto en la zona isquémica como en áreas que la rodean pero que no están muertas, e incluso en el hemisferio contralateral. En los primeros momentos de la isquemia, estos astrocitos reactivos tienen un papel protector puesto que participan en diversos procesos, entre los que se encuentran la regulación de los niveles de iones y neurotransmisores, el mantenimiento de las defensas antioxidantes y la producción de factores de crecimiento. Cabe destacar, asimismo, que tienen un papel fundamental en el desarrollo de la tolerancia isquémica. En los siguientes apartados se irán desarrollando todos estos aspectos.

2.1   *Papel antioxidante de los astrocitos*

La producción de especies reactivas de oxígeno (ROS) es un proceso que ocurre de manera fisiológica y no tiene por qué ser dañino, ya que poseemos la capacidad de neutralizar mediante moléculas antioxidantes. En una situación patológica como en la isquemia cerebral, sin embargo, la situación es diferente y se produce el llamado *estrés oxidativo*, a consecuencia del cual se rompe el equilibrio entre los mecanismos oxidantes y los antioxidantes. Durante la isquemia aumenta el número de especies reactivas, tanto de oxígeno como de nitrógeno, y desciende el número de especies antioxidantes naturales que tiene el organismo.[4] Las especies reactivas de oxígeno son el anión superóxido $O_2^{-\bullet}$, el radical $HO_2^{\bullet}$, el H_2O_2, y el hidróxido $OH^\bullet$. El radical $OH^\bullet$ está considerado como uno de los más oxidantes e inicia la peroxidación lipídica y provoca la oxidación de proteínas y del ADN. El radical $O_2^{-\bullet}$ es también muy tóxico. Esto se debe, en parte, a que el anión $O_2^{-\bullet}$ es capaz de reaccionar con el NO producido por las células gliales y puede dar lugar al $ONOO^-$.[5] Por otro lado, el organismo dispone de unas moléculas que, por su gran capacidad antioxidante, son capaces de enfrentarse al estrés oxidativo; estas especies antioxidantes son el glutatión (GSH), la superóxido dismutasa (SOD), la catalasa, la glutatión reductasa (GSSSGRed) y la glutatión peroxidasa (GSHPx). Todas estas moléculas antioxidantes se encuentran en los astrocitos, de ahí que éstos sean considerados como las células con mayor poder antioxidante del cerebro.[6] Gracias a esta maquinaria antioxidante, los astrocitos son menos vulnerables al daño que las neuronas, se protegen a sí mismos, y además protegen a las neuronas de la muerte por ROS y de nitrógeno.

2.2 *Producción de factores de crecimiento y otras sustancias neuroprotectoras*

Los astrocitos sintetizan y liberan numerosos factores de crecimiento que poseen un efecto neuroprotector en la isquemia cerebral, *in vitro* e *in vivo,* e inducen, además, la proliferación de los propios astrocitos. Entre éstos se encuentran el factor de crecimiento transformante β (TGF-β), el factor NGF, el factor neurotrófico derivado de cerebro (BDNF), la neurotrofina 3 (NT3), el factor neurotrófico derivado de glía (GDNF), el factor neurotrófico ciliar (CNTF) y el factor de crecimiento de fibroblasto tipo básico (bFGF).[7]

En este sentido, los astrocitos sometidos a isquemia liberan el VEGF. A su vez, la unión del VEGF a su receptor VEGFR-2 da lugar a la salida de células progenitoras desde la médula ósea hasta la sangre. Esto favorece la formación de nuevos vasos en la zona isquémica (vasculogénesis).[8]

Los astrocitos activados no sólo liberan factores de crecimiento como moléculas neuroprotectoras; liberan también hormonas como la eritropoyetina (EPO). El receptor para EPO (EpoR) se encuentra también en los astrocitos, y diferentes estudios han demostrado que la EPO es una molécula neuroprotectora tanto en modelos de isquemia *in vitro* como *in vivo*.[9]

2.3 *Transportadores de glutamato: EAAT2*

Tras la isquemia cerebral, disminuyen los niveles de ATP y una intensa depolarización de la membrana provoca que el neurotransmisor excitador glutamato se libere de manera masiva.[10] Para proteger a las células de este neurotransmisor varios transportadores se encargan de retirar el exceso de glutamato del medio extracelular. Hasta el momento se han clonado cinco tipos de transportadores de glutamato (EAAT1-EAAT5), de los cuales dos se encuentran en astrocitos (GLAST o EAAT1 y GLT-1 o EAAT2).[11] El transportador GLT-1/EAAT2 recapta hasta el 90 % de todo el glutamato liberado tras la isquemia,[12] lo cual indica que los astrocitos son las células más importantes del SNC para eliminar el exceso de este aminoácido excitador. En este sentido, un incremento en la expresión o en la actividad de este transportador podría reducir parte del daño que se produce tras la isquemia cerebral. Varios trabajos han avanzado en el conocimiento de la modulación farmacológica del transportador EAAT2. La citicolina o CDP-colina es un precursor de fosfolípidos de la membrana celular que reduce el incremento extracelular de glutamato inducido tras una isquemia experimental tanto *in vitro* como *in vivo*; este efecto se asocia con la reducción de glutamato liberado por las neuronas y por el incremento en la recaptación de glutamato por los astrocitos a través del aumento en la translocación de EAAT2 a la membrana celular[13] y al promover la asociación de este transportador a dominios lipídicos de la membrana plasmática conocidos como balsas lipídicas o *lipid rafts* (Hurtado *et al.*). Además del efecto que tiene la citicolina sobre la modulación de la actividad del transportador, ciertos fármacos actúan incrementando su expresión, así sucede con los antibióticos beta-lactámicos[14] y con los agonistas PPARγ *(peroxisome proliferator-activated receptor γ).*[15] Un nuevo polimorfismo funcional en el promotor del transportador EAAT2 se ha asociado con niveles elevados de glutamato y con un mayor deterioro neurológico. Este hecho pone de relieve la importancia de este transportador glial en la isquemia cerebral.[16]

2.4   *Papel de los astrocitos en el precondicionamiento isquémico*

El precondicionamiento isquémico se define como el fenómeno mediante el cual breves períodos de isquemia confieren al tejido cerebral protección frente a una isquemia más grave y de mayor duración próxima en el tiempo, dando lugar a la tolerancia isquémica. Trabajos efectuados en el campo de la tolerancia han demostrado que, tras el precondicionamiento isquémico, aumenta la recaptación de glutámico debido a que la expresión del transportador glial EAAT2/GLT1 también aumenta. De esta forma, queda demostrado el importante papel que ejercen los astrocitos, a través de EAAT2, en la protección por precondicionamiento.[17] Trabajos posteriores han mostrado que los agonistas exógenos PPARγ producen neuroprotección en isquemia cerebral experimental[18] y que agonistas PPARγ endógenos, como la prostaglandina ciclopentenónica 15dPGJ$_2$, se asocian a un mejor pronóstico en pacientes con infarto cerebral.[19] Para profundizar en el posible mecanismo implicado en la regulación de la expresión de EAAT2 se ha analizado en qué medida el receptor nuclear PPARγ es responsable del aumento de la expresión de este transportador glial y se ha observado que su activación endógena modula el transporte de glutamato a través de la regulación de la expresión de EAAT2.[15]

Otra de las moléculas liberada por los astrocitos e implicada en el precondicionamiento es el VEGF. Este factor de crecimiento participa en los procesos de angiogénesis (formación de nuevos vasos) que tienen lugar tras la isquemia cerebral; es un factor que ayuda, por lo tanto, a la recuperación del tejido lesionado.[20]

2.5   *Uniones* gap junction *y conexina 43*

La unión comunicante o *gap junction* es un tipo de unión entre células. Estas uniones forman hemicanales transmembrana o poros que conectan las membranas de células distintas y permiten la circulación de pequeñas moléculas del citoplasma de una célula al citoplasma de la otra sin pasar por el espacio extracelular. Estos hemicanales se denominan *conexones,* y las proteínas que los forman se denominan *conexinas,* de las que existen al menos 20 miembros conocidos en mamíferos. Las uniones *gap junction* están presentes en gran cantidad de células y son necesarias para que exista una comunicación directa entre astrocitos, astrocitos y oligodendrocitos y entre microglía.[21] Tras una isquemia cerebral se producen cambios en las uniones *gap junction:* la expresión de conexinas, por ejemplo, se ve alterada. La conexina que predomina en los astrocitos es la conexina 43 (Cx43) y su expresión incrementa en estas células tras una isquemia cerebral.[22] Por otro lado, animales *knockout* para Cx43 sometidos a isquemia cerebral muestran un mayor volumen de infarto que sus controles.[23] La isquemia cerebral induce el estado abierto de la conexinas, y esta conformación podría ser esencial para explicar los efectos neuroprotectores y neurogénesicos de los astrocitos.[24]

3 Papel de los astrocitos en el daño celular isquémico

Hasta ahora se ha descrito el papel neuroprotector de los astrocitos en la isquemia cerebral, pero estas células también pueden contribuir al daño neuronal y a la expansión del volumen del infarto. Los astrocitos son muy resistentes a la hipoxia y pueden sobrevivir durante horas en un ambiente con bajos niveles de oxígeno. Sin embargo, existen algunos de los mecanismos, como el incremento de K^+ extracelular disparado por la isquemia, la acidosis y la consiguiente liberación de glutamato, así como la compresión vascular o la constricción mediada por ATP, que pueden comprometer la viabilidad de los astrocitos.[25]

3.1 *El edema cerebral*

Hablamos de *edema cerebral* para referirnos a la hinchazón que ocurre en el parénquima cerebral debido a la acumulación de líquido.[26] Contribuye al daño en numerosas patologías, incluida la isquemia cerebral. El edema cerebral isquémico comprende dos tipos principales de edema: el citotóxico (o celular) y el vasogénico. Los astrocitos participan en ambos procesos.

En el edema citotóxico la acumulación intracelular de agua afecta a todos los elementos celulares del cerebro. Aunque la sustancia gris y la sustancia blanca sin alteración medible de la integridad de la barrera hematoencefálica (BHE) también se ven afectadas, los astrocitos son los que quedan mayormente expuestos a la hinchazón. En presencia de isquemia cerebral aguda, el transporte iónico dependiente de ATP fracasa (entra Na^+, Ca^{2+}, Cl^- y sale K^+) y, a consecuencia de ello, los astrocitos sufren unos minutos de hipoxia y se hinchan. Para mantener el equilibrio osmótico celular el agua se desplaza desde el compartimiento intersticial al intracelular y se recapta desde el compartimiento sanguíneo al parénquima cerebral. Este tipo de edema se desarrolla pocos minutos y pocas horas después de la isquemia cerebral y, aunque puede ser un proceso reversible, predispone al cerebro a un daño posterior debido al incremento de la actividad de aminoácidos excitadores y radicales libres y al consecuente fallo en la homeostasis intracelular con alteración en la membrana plasmática.

El edema vasogénico implica un incremento en la permeabilidad de la BHE. Los astrocitos, mediante los pies astrocitarios, contribuyen física y funcionalmente a esta barrera a través de las uniones estrechas con las células endoteliales de los capilares y regulan la expresión y la función de varios de sus transportadores. Siendo más permeable a proteínas como la albúmina, el endotelio del capilar favorece la entrada de líquido desde el torrente sanguíneo hasta el espacio intersticial por diferencias de presión hidrostática, resultando en la acumulación de fluidos y proteínas séricas en el espacio intersticial. Normalmente, la entrada de líquido con proteínas plasmáticas en el espacio intersticial está controlada por las uniones estrechas de las células endoteliales. Sin embargo, en una situación de daño masivo la permeabilidad del endotelio del capilar a las macromoléculas aumenta, entra líquido y el espacio intersticial se expande. La fase vasogénica se desarrolla en períodos de horas a días, y se considera un proceso de daño irreversible. Como se verá a continuación, el edema y la alteración de la BHE pueden ocurrir por numerosos mecanismos, entre los que cabe mencionar la acción de proteasas, la apertura de canales, la producción de citoquinas y radicales libres.

3.1.1   Producción de metaloproteasas de matriz

Las metaloproteasas de matriz (MMP) pertenecen a una familia de enzimas proteolíticas extracelulares que degradan la matriz extracelular y son producidas por células endoteliales, microglía y astroglía en respuesta al daño cerebral. Se conocen cinco clases y sólo las gelatinasas (MMP-2 y MMP-9) aumentan su expresión en astrocitos tras isquemia focal permanente[27] y transitoria[28]. Ambas están involucradas en la alteración de la permeabilidad de la BHE y en la formación del edema vasogénico después de la isquemia cerebral focal .

3.1.2   Producción de aquaporinas

Las aquaporinas (AQP) son una familia de proteínas tetraméricas de membrana a través de las cuales el agua circula dentro y fuera de los astrocitos como respuesta a los cambios osmóticos. Debido a su alta permeabilidad al agua, las AQP están implicadas en los edemas citotóxico y vasogénico, como el que tiene lugar en el infarto cerebral. Se han clonado diez AQP, de las cuales sólo son permeables al agua la AQP1 y la AQP4; otras como la AQP9 son permeables, además, a otros solutos como el lactato. La AQP4 se expresa altamente en los pies terminales de los astrocitos pericapilares.[29] La expresión de AQP4, principalmente en los límites del parénquima cerebral y en los principales compartimentos de fluidos, sugiere que podría ser clave en la regulación del equilibrio del agua en el parénquima cerebral. De hecho, ratones deficientes para AQP4 muestran menor edema cerebral y déficit neurológico después de la oclusión de la arteria cerebral media.[30]

3.1.3   Producción de citoquinas pro-inflamatorias

En los astrocitos activados por el daño isquémico aumenta la producción y la secreción de citoquinas pro-inflamatorias como la interleuquina-1 (IL-1), la interleuquina-6 (IL-6) y el

TNF-α. Estas citoquinas se secretan poco después de la oclusión isquémica; a continuación, los niveles de citoquinas disminuyen en las primeras horas e intervinienen en la propagación del proceso inflamatorio en estadios tempranos. La IL-1β estimula la producción de TNF-α y de IL-6, las cuales ejercen un papel determinante en la fisiopatología de la lesión cerebral inflamatoria al promover la trombosis, la infiltración de leucocitos y la alteración de la BHE.

3.1.4 Producción de óxido nítrico

El NO es un radical libre sintetizado a partir del aminoácido L-arginina por la sintasa de óxido nítrico (NOS). Se conocen tres isoformas de la NOS: la nNOS, la eNOS y la iNOS. La acción, neurotóxica o neuroprotectora del incremento de NO depende en gran medida del tipo de sintasa que intervenga. La producción de NO en astrocitos activados está a cargo de la enzima iNOS, cuya expresión se detecta después de varias horas de isquemia cerebral y alcanza un pico a los dos o tres días.[31] La síntesis y liberación de grandes cantidades de NO por la iNOS de los astrocitos contribuye al daño neuronal retardado en la isquemia cerebral y genera disfunción mitocondrial debido a su unión reversible con la citocromo oxidasa en competición con el oxígeno, lo que conduce a la inhibición de la producción de ATP, a la sensibilización a la hipoxia y a una mayor liberación de glutamato.[32, 33] Además, el NO puede contribuir a la muerte neuronal puesto que potencia la acción de este aminoácido excitador[34] y se convierte en numerosos derivados reactivos como el $ONOO^-$, NO_2, N_2O_3, y S-nitrosotioles.[35] Las consecuencias pueden derivar a la patogenia en edema cerebral y a la muerte de neuronas vecinas.

3.2 Astrogliosis reactiva

Pocas horas después de una isquemia cerebral se produce una importante activación de los astrocitos que consiguen sobrevivir al daño, que proliferan y se hipertrofian. Esto da lugar a la formación de una barrera o cicatriz que aísla el área de la lesión. Este proceso se conoce con el nombre de *astrogliosis reactiva* o *gliosis anisomórfica*. La cicatriz glial que se forma consiste esencialmente en la acumulación de astrocitos reactivos en el área de la lesión; si bien es cierto que los astrocitos poseen un efecto neuroprotector, también se ha demostrado que constituyen un obstáculo para el restablecimiento de nuevas conexiones. Las neuronas dañadas que pierden su inervación original son ahora inervadas por brotes axonales de neuronas próximas no dañadas y esto, en general, no conduce a la recuperación de la función original. Los astrocitos reactivos pueden ser un impedimento a la regeneración axonal ya que esa superficie suministra un medio no permisivo al crecimiento neurítico[36] a través del incremento en la expresión de GFAP y proteoglicanos, entre otros, proporcionando direcciones a los conos de crecimiento que las aleja de sus dianas originales. Al carecer de una diana neuronal, los brotes regenerativos se atrofian y, con una diana incorrecta, producen disfunciones.

4   Activación de la microglía: neuroinflamación

La microglía representa el 20 % del total de células gliales y constituye las principales células que participan en la neuroinflamación. Del Río Hortega las identificó en 1932. Este tipo de células presentan una morfología ramificada y se transforman y activan frente a determinados estímulos como la isquemia cerebral, dando lugar a una morfología ameboide más parecida a la morfología de los macrófagos. A esta microglía ramificada también se la conoce como *microglía quiescente*. La activación de la microglía implica cambios morfológicos que ocurren de manera muy rápida (son las primeras células inflamatorias que responden a la isquemia cerebral), y cambios funcionales que provocan la proliferación, la migración y la fagocitosis de células muertas. En este sentido, la activación de la microglía ya es visible 25 minutos después de producir una isquemia global con el modelo de oclusión de los cuatro vasos.[37] La microglía activada libera una gran cantidad de sustancias de carácter inflamatorio como citoquinas, radicales libres, MMP y los activadores del plasminógeno tisular (tPA).

En algunas revisiones, a la microglía se la denomina *macrófagos del SNC*, pero este término no es del todo correcto puesto que, aunque la microglía se convierte en fagocitos cuando es necesario, en un cerebro sano la microglía quiescente no se encarga de fagocitar células.

Como se verá en este capítulo, la mayor parte de sustancias que libera la microglía son tóxicas, tanto para sí misma como para las neuronas, los astrocitos y los oligodendrocitos que la rodean.

4.1   *Producción de citoquinas inflamatorias*

En el campo de la isquemia cerebral, uno de los fenómenos más estudiados es la producción de citoquinas pro-inflamatorias. Tanto la microglía como los astrocitos van a ser capaces de liberar una gran cantidad de citoquinas inflamatorias como la IL-1α, la IL-1β, la IL-3, la IL-6 y el TNF-α.[38] Las dos citoquinas pro-inflamatorias más importantes, y a las que se señala como culpables de la muerte neuronal asociada a la isquemia, son la IL-1β y el TNF-α, ya que la inhibición de estas citoquinas tras una isquemia cerebral es capaz de disminuir el volumen de infarto.[39] Una vez liberadas, las citoquinas se unen a sus receptores, a consecuencia de lo cual se activan las proteín-quinasas y éstas, a su vez, activan el factor de transcripción NF-κB. En reposo, este factor se encuentra inhibido en el citoplasma, pero se activa tras un proceso isquémico, translocándose al núcleo donde se regula la transcripción de una gran cantidad de genes involucrados en la inflamación, entre los que se encuentran, la COX-2, la ICAM-1, la VCAM-1, la E-selectina, el TNF-α, la IL-1β, la IL-6, la iNOS y las MMPs. Ello provoca que se generen más citoquinas y se amplifique el daño inflamatorio.

4.2   Producción de óxido nítrico

El NO es una molécula implicada en una gran cantidad de procesos, tanto fisiológicos como patológicos. Tras la isquemia cerebral, el NO se libera junto con las citoquinas proinflamatorias y reacciona con moléculas que tienen electrones desapareados produciendo, a su vez, la liberación de radicales libres, como el ONOO⁻, que dañan a la célula por su gran poder oxidante. En la microglía sólo se expresa la forma iNOS y se induce su expresión después de una isquemia cerebral, lo que causa la producción masiva de NO[40] y contribuye a la evolución de la lesión.[41]

4.3   Producción de MMP y rotura de barrera hematoencefálica

Como ya se comentó anteriormente, las MMP son un grupo de proteínas que se expresan tras la isquemia cerebral; la microglía, concretamente, libera MMP-2,[42] MMP-3, MMP-7 y MMP-9.[43] Además de participar en el remodelado de la matriz extracelular, estas proteínas participan en fenómenos de muerte celular ya que, tras la isquemia cerebral, son capaces de producir la rotura de la BHE.[44]

4.4   Liberación de activadores del plasminógeno tisular

El tPA es una proteasa que se encarga de convertir el plasminógeno inactivo en plasmina[45] y ésta, a su vez, se encarga de disolver los coágulos formados tras la isquemia cerebral. El tPA es producido por la microglía[46] y aunque actualmente se utiliza en el tratamiento del ictus, algunos estudios con animales *knockout* para tPA han demostrado que en éstos el volumen de infarto es menor que en los controles. Estos resultados sugieren que el tPA podría participar también en el daño tras la isquemia cerebral[47] y que podría contribuir, asimismo, a la muerte celular al degradar las proteínas de la matriz extracelular *per se*, al activar la MMP-9[48], mediante mecanismos de señalización vía receptor de NMDA[49] o por unión al receptor LRP (*low density lipoprotein receptor-related protein*).[50]

5   Activación de la microglía: efectos beneficiosos

Aunque existe cierta controversia sobre el efecto beneficioso o deletéreo de la activación de la microglía, ciertas investigaciones sugieren que ésta podría tener un papel neuroprotector en determinadas patologías del SNC. Así pues, la microglía también posee funciones beneficiosas tras la isquemia cerebral puesto que participa en la eliminación de los restos celulares por fagocitosis, en el soporte trófico para las neuronas y en el remodelado de la matriz extracelular.

5.1 Activación y fagocitosis de células muertas

Las células de microglía son los principales fagocitos cuando el daño tisular es pequeño. Ante una isquemia, la microglía se activa, un proceso que se caracteriza por la proliferación y el aumento de la síntesis de proteínas, de enzimas intracelulares y marcadores de superficie. La microglía, además, sufre cambios fenotípicos y adopta una morfología similar a la de los macrófagos, con propiedades fagocíticas y migratorias. La microglía activada sirve principalmente en la fagocitosis de los restos necróticos, cuyo fin es «restaurar» eventualmente el parénquima dañado. Cuando el daño es masivo y existe ruptura de la BHE, se favorece la llegada de los monocitos sanguíneos que adoptan un fenotipo microglial al penetrar en el parénquima cerebral.

5.2 Soporte trófico

En los estadios iniciales de una isquemia cerebral aumenta la microglía activada, y esto contribuye, a su vez, a la astrogliosis reactiva. La microglía activada produce factores neurotróficos (neurotrofinas, factores de crecimiento y citoquinas neurotróficas) capaces de reducir la muerte neuronal en modelos *in vivo* e *in vitro* de isquemia cerebral. Sin bien algunos de estos factores pueden tener consecuencias perjudiciales, muchos parecen tener más efectos beneficiosos que deletéreos.

Neurotrofinas: Las neurotrofinas pertenecen a un grupo de proteínas solubles que promueven el crecimiento neuronal y rescatan a las neuronas de los fenómenos degenerativos. La microglía, aunque no es la principal fuente de neurotrofinas en el cerebro, también expresa factores neurotróficos como el NGF, el BDNF, el GDNF, las neurotrofinas -3 y 4/5 (NT-3, NT4/5) y sus receptores, y promueve el crecimiento neuronal como mecanismo protector frente al daño isquémico. Un trabajo reciente[51] ha demostrado que en un modelo de isquemia cerebral global transitoria la inyección de microglía exógena reduce la muerte neuronal y los déficits de aprendizaje, y que este efecto neuroprotector está asociado a un incremento en la expresión de BDNF y GDNF en el hipocampo dañado.

Factores de crecimiento: Además de las neurotrofinas, la microglía libera otras proteínas solubles que promueven la supervivencia neuronal. Entre ellas, la microglía produce el factor de crecimiento tipo insulina IGF-1, el bFGF, el factor de crecimiento derivado de plaquetas (PDGF), el factor de crecimiento de la epidermis (EGF) y el VEGF. Un trabajo reciente[52] ha demostrado que la ablación de la microglía residente se asocia con la alteración de la respuesta inflamatoria postisquémica, con un incremento de la apoptosis, principalmente neuronal, y del tamaño del infarto, y con una disminución de los niveles de IGF-1 en un modelo de isquemia cerebral focal. Estas conclusiones sugieren que la estimulación de la microglía activada podría ser una nueva diana terapéutica para el tratamiento de la isquemia cerebral.[52]

Citoquinas neurotróficas: El incremento en la expresión de ciertas citoquinas, como el TGFβ, la IL-6 o la IL-1, en la microglía se ha asociado con la reducción de la muerte neuronal, con el incremento de la proliferación de neuronas y microglía y con el remodelado de la matriz extracelular después de la isquemia cerebral. Así, la IL-1 estimula la síntesis de NGF por astrocitos y contribuye, de esta manera, a la regeneración neuronal. El TGF-β minimiza el daño del tejido isquémico[53] y la IL-1 y el TNF-α también regulan positivamente la expresión de moléculas de adhesión (ICAM-1, VCAM-1) y de la molécula-1 asociada al funcionamiento leucocitario (LFA-1) en microglía activada. Todas estas moléculas, junto con las integrinas β1 y β2 y antígenos tardíos, potencian la interacción de las células cerebrales con la matriz extracelular y los leucocitos.

5.3 Remodelado de la matriz extracelular

Las células de microglía responden en cuestión de minutos al daño isquémico y envuelven a las células lesionadas formando una cicatriz glial isomórfica para limitar la expansión del área de lesión y restaurar la citoarquitectura normal del cerebro. El espacio extracelular del sistema nervioso adulto después del daño isquémico es un medio no permisivo a la proliferación y la migración celular necesaria para la reparación del tejido; por lo tanto, la matriz extracelular debe modificarse. Para que tengan lugar los cambios en la morfología celular, la proliferación y la migración de la microglía, los astrocitos y los leucocitos exógenos al área de lesión[54] resulta imprescindible que se dé esta reorganización o remodelado del tejido, que requiere la síntesis *de novo* de proteasas de la matriz, de componentes de la matriz extracelular y receptores de integrinas que permita modificar las interacciones célula-célula y célula-matriz extracelular existentes y el establecimiento de nuevas interacciones. Un grupo de proteínas implicadas en el remodelado de la matriz extracelular son las MMP. Tras la isquemia cerebral, se incrementa la síntesis y liberación de MMP por la microglía, que participan en el remodelado de la matriz extracelular a través de la degradación selectiva de moléculas de adhesión, en el acceso de células inflamatorias al lugar de la lesión, en angiogénesis y en la interacción entre astrocitos y microglía a través de factores solubles. Mediante esta comunicación, los astrocitos detoxifican aminoácidos excitatorios; producen antioxidantes, tal como la superóxido dismutasa, y producen factores neurotróficos que contribuirán en los procesos de regeneración axonal.

5.4 Recaptación de glutamato

La excitotoxicidad mediada por glutamato es un fenómeno temprano que contribuye al daño neuronal en la isquemia cerebral. En condiciones fisiológicas, los transportadores de glutamato astrogliales regulan los niveles de glutamato extracelular y, con ello, la actividad neuronal y la supervivencia celular. La microglía actúa como neuroprotector recaptando glutamato y expresando *de novo* EAAT1 en la primera semana tras el infarto.[55] La microglía también expresa receptores ionotrópicos de glutamato y, aunque su papel no está del todo claro, parece ser que éstos podrían actuar como sensores que informan a la microglía de la extensión del daño neuronal durante la isquemia o como iniciadores de mecanismos de transcripción a través de la activación de quinasas dependientes de calcio.[44]

6 Oligodendrocitos e isquemia cerebral

Los oligodendrocitos (OL) son las células a través de las cuales se forma la mielina que se necesita para conducir el impulso nervioso en el SNC. La excitotoxicidad glutamatérgica, el estrés oxidativo y la inflamación inducidos en la isquemia producen cambios morfológicos tempranos, tales como la expansión de citoplasma y núcleo, la picnosis y la vacuolización de las vainas de mielina; dichos factores contribuyen, asimismo, a la disfunción y muerte del OL.

Las concentraciones elevadas de glutamato pueden inducir la muerte del OL por:

- La inhibición del intercambio cistina-glutamato, situación en la que tiene lugar el agotamiento y la pérdida de las defensas antioxidantes.
- La activación de receptores de glutamato NMDA, AMPA y KA, situación en la que los niveles de Na^+ y Ca^{2+} intracelulares aumentan. El exceso citosólico de Na^+ y Ca^{2+} produce edema, activa canales de Ca^{2+} dependientes de voltaje y favorece el transporte reverso Na^+/Ca^{2+}. Además, la sobrecarga de Ca^{2+} activa proteasas, lipasas, apoptosis, daño mitocondrial y produce ROS.

Los OL también son muy sensibles al estrés oxidativo, principalmente por su contenido elevado en lípidos, hierro y bajos niveles de enzimas antioxidantes. La microglía, la astroglía activada, el endotelio y los propios OL son una fuente de radicales libres que, al interaccionar con los lípidos de la membrana celular, producen peroxidación lipídica, alteración del ADN y oxidación de otras moléculas implicadas en la supervivencia celular. Las proteínas de la mielina, como la proteína básica de la mielina MBP, no sólo son vulnerables al glutamato y al estrés oxidativo, también son vulnerables a la acción de numerosas proteasas, como por ejemplo la MMP-9. A consecuencia de la pérdida selectiva de estas células y de su mielina se va reduciendo la velocidad de transmisión del impulso nervioso y las posibilidades de fracaso en la conducción axonal aumentan. Además, la muerte del OL priva de soporte trófico o metabólico a los axones y deja al descubierto posibles dianas para la respuesta inmune.[56]

6.1 Regeneración y plasticidad

Si bien los OL son células muy vulnerables a la isquemia cerebral, la presencia de OL que sobreviven al daño isquémico y de sus precursores en el borde del infarto sugiere que éstos podrían contribuir a regenerar el tejido infartado. De hecho, se ha demostrado que, tras dos semanas de isquemia, los precursores de OL que expresan el proteoglicano condroitín sulfato, NG2, aumentan en el borde del infarto.[57] El incremento de estos precursores podría contribuir a la diferenciación de nuevos OL y a la remielinización del tejido del borde del infarto. Además, la isquemia cerebral induce la fosforilación de CREB en los OL que sobreviven y mantienen la mielina en el borde del infarto.[57] Dado que el CREB regula la expresión de genes de mielina, el proceso de crecimiento y la diferenciación celular, se cree que éste podría ser uno de los mecanismos de supervivencia de los OL en el borde del infarto. Se desconoce, sin embargo, si éstos poseen la capacidad para remielinizar los axones nuevamente formados, ya que la regeneración y la plasticidad en el cerebro adulto son inhibidas por inhibidores del crecimiento neurítico asociado a la mielina.[56]

BIBLIOGRAFÍA

1. Kempermann G, Neumann H. Neuroscience. Microglia: the enemy within? Science 2003; 302(5651): 1689-90.
2. Raivich G, Bohatschek M, Kloss CU, Werner A, Jones LL, Kreutzberg GW. Neuroglial activation repertoire in the injured brain: graded response, molecular mechanisms and cues to physiological function. Brain Res Brain Res Rev 1999; 30(1): 77-105.
3. Pekny M, Nilsson M. Astrocyte activation and reactive gliosis. Glia 2005; 50(4): 427-34.
4. Chan PH. Role of oxidants in ischemic brain damage. Stroke 1996; 27(6): 1124-9.
5. Beckman JS, Beckman TW, Chen J, Marshall PA, Freeman BA. Apparent hydroxyl radical production by peroxynitrite: implications for endothelial injury from nitric oxide and superoxide. Proc Natl Acad Sci U S A 1990; 87(4): 1620-4.
6. Dringen R. Metabolism and functions of glutathione in brain. Prog Neurobiol 2000; 62(6): 649-71.
7. Trendelenburg G, Dirnagl U. Neuroprotective role of astrocytes in cerebral ischemia: focus on ischemic preconditioning. Glia 2005; 50(4): 307-20.
8. Zhang Z, Chopp M. Vascular endothelial growth factor and angiopoietins in focal cerebral ischemia. Trends Cardiovasc Med 2002; 12(2): 62-6.
9. Semenza GL. HIF-1: mediator of physiological and pathophysiological responses to hypoxia. J Appl Physiol 2000; 88(4): 1474-80.
10. Castillo J, Davalos A, Naveiro J, Noya M. Neuroexcitatory amino acids and their relation to infarct size and neurological deficit in ischemic stroke. Stroke 1996; 27(6): 1060-5.
11. Seal RP, Amara SG. Excitatory amino acid transporters: a family in flux. Annu Rev Pharmacol Toxicol 1999; 39: 431-56.
12. Robinson MB. The family of sodium-dependent glutamate transporters: a focus on the GLT-1/EAAT2 subtype. Neurochem Int 1998; 33(6): 479-91.
13. Hurtado O, Moro MA, Cardenas A, *et al.* Neuroprotection afforded by prior citicoline administration in experimental brain ischemia: effects on glutamate transport. Neurobiol Dis 2005; 18(2): 336-45.

14. Rothstein JD, Patel S, Regan MR, *et al.* Beta-lactam antibiotics offer neuroprotection by increasing glutamate transporter expression. Nature 2005; 433(7021): 73-7.
15. Romera C, Hurtado O, Mallolas J, *et al.* Ischemic preconditioning reveals that GLT1/EAAT2 glutamate transporter is a novel PPARgamma target gene involved in neuroprotection. J Cereb Blood Flow Metab 2007.
16. Mallolas J, Hurtado O, Castellanos M, *et al.* A polymorphism in the EAAT2 promoter is associated with higher glutamate concentrations and higher frequency of progressing stroke. J Exp Med 2006; 203(3): 711-7.
17. Romera C, Hurtado O, Botella SH, *et al.* In vitro ischemic tolerance involves upregulation of glutamate transport partly mediated by the TACE/ADAM17-tumor necrosis factor-alpha pathway. J Neurosci 2004; 24(6): 1350-7.
18. Pereira MP, Hurtado O, Cárdenas A, *et al.* Rosiglitazone and 15-deoxy-Delta12,14-prostaglandin J2 cause potent neuroprotection after experimental stroke through noncompletely overlapping mechanisms. J Cereb Blood Flow Metab 2006; 26(2): 218-29.
19. Blanco M, Moro MA, Davalos A, *et al.* Increased plasma levels of 15-deoxyDelta prostaglandin J2 are associated with good outcome in acute atherothrombotic ischemic stroke. Stroke 2005;36(6):1189-94.
20. Wick A, Wick W, Waltenberger J, Weller M, Dichgans J, Schulz JB. Neuroprotection by hypoxic preconditioning requires sequential activation of vascular endothelial growth factor receptor and Akt. J Neurosci 2002; 22(15): 6401-7.
21. Kielian T, Esen N. Effects of neuroinflammation on glia-glia gap junctional intercellular communication: a perspective. Neurochem Int 2004; 45(2-3): 429-36.
22. Nakase T, Yoshida Y, Nagata K. Enhanced connexin 43 immunoreactivity in penumbral areas in the human brain following ischemia. Glia 2006; 54(5): 369-75.
23. Siushansian R, Bechberger JF, Cechetto DF, Hachinski VC, Naus CC. Connexin43 null mutation increases infarct size after stroke. J Comp Neurol 2001; 440(4): 387-94.
24. Farahani R, Pina-Benabou MH, Kyrozis A, *et al.* Alterations in metabolism and gap junction expression may determine the role of astrocytes as "good samaritans" or executioners. Glia 2005; 50(4): 351-61.

25. Nedergaard M, Dirnagl U. Role of glial cells in cerebral ischemia. Glia 2005; 50(4): 281-6.

26. Kimelberg HK. Current concepts of brain edema. Review of laboratory investigations. J Neurosurg 1995; 83(6): 1051-9.

27. Romanic AM, White RF, Arleth AJ, Ohlstein EH, Barone FC. Matrix metalloproteinase expression increases after cerebral focal ischemia in rats: inhibition of matrix metalloproteinase-9 reduces infarct size. Stroke 1998; 29(5): 1020-30.

28. Planas AM, Sole S, Justicia C, Farre ER. Estimation of gelatinase content in rat brain: effect of focal ischemia. Biochem Biophys Res Commun 2000; 278(3): 803-7.

29. Nielsen S, Nagelhus EA, Amiry-Moghaddam M, Bourque C, Agre P, Ottersen OP. Specialized membrane domains for water transport in glial cells: high-resolution immunogold cytochemistry of aquaporin-4 in rat brain. J Neurosci 1997; 17(1): 171-80.

30. Manley GT, Fujimura M, Ma T, et al. Aquaporin-4 deletion in mice reduces brain edema after acute water intoxication and ischemic stroke. Nat Med 2000; 6(2): 159-

31. Iadecola C, Xu X, Zhang F, el-Fakahany EE, Ross ME. Marked induction of calcium-independent nitric oxide synthase activity after focal cerebral ischemia. J Cereb Blood Flow Metab 1995; 15(1): 52-9.

32. Bal-Price A, Brown GC. Inflammatory neurodegeneration mediated by nitric oxide from activated glia-inhibiting neuronal respiration, causing glutamate release and excitotoxicity. J Neurosci 2001; 21(17): 6480-91.

33. Pérez-Asensio FJ, Hurtado O, Burguete MC, et al. Inhibition of iNOS activity by 1400W decreases glutamate release and ameliorates stroke outcome after experimental ischemia. Neurobiol Dis 2005; 18(2): 375-84.

34. Hewett SJ, Csernansky CA, Choi DW. Selective potentiation of NMDA-induced neuronal injury following induction of astrocytic iNOS. Neuron 1994; 13(2): 487-94.

35. Zhang J, Dawson VL, Dawson TM, Snyder SH. Nitric oxide activation of poly(ADP-ribose) synthetase in neurotoxicity. Science 1994; 263(5147): 687-9.

36. Costa S, Planchenault T, Charriere-Bertrand C, et al. Astroglial permissivity for neuritic outgrowth in neuron-astrocyte cocultures depends on regulation of laminin bioavailability. Glia 2002; 37(2): 105-13.

37. Morioka T, Kalehua AN, Streit WJ. The microglial reaction in the rat dorsal hippocampus following transient forebrain ischemia. J Cereb Blood Flow Metab 1991; 11(6): 966-73.

38. Hanisch UK. Microglia as a source and target of cytokines. Glia 2002;40(2):140-

39. del Zoppo G, Ginis I, Hallenbeck JM, Iadecola C, Wang X, Feuerstein GZ. Inflammation and stroke: putative role for cytokines, adhesion molecules and iNOS in brain response to ischemia. Brain Pathol 2000; 10(1): 95-112.

40. Nakashima MN, Yamashita K, Kataoka Y, Yamashita YS, Niwa M. Time course of nitric oxide synthase activity in neuronal, glial, and endothelial cells of rat striatum following focal cerebral ischemia. Cell Mol Neurobiol 1995; 15(3): 341-9.

41. Gibson CL, Coughlan TC, Murphy SP. Glial nitric oxide and ischemia. Glia 2005; 50(4): 417-26.

42. Planas AM, Sole S, Justicia C. Expression and activation of matrix metalloproteinase-2 and -9 in rat brain after transient focal cerebral ischemia. Neurobiol Dis 2001; 8(5): 834-46.

43. Rosenberg GA, Cunningham LA, Wallace J, et al. Immunohistochemistry of matrix metalloproteinases in reperfusion injury to rat brain: activation of MMP-9 linked to stromelysin-1 and microglia in cell cultures. Brain Res 2001; 893(1-2): 104-12.

44. Lai AY, Todd KG. Microglia in cerebral ischemia: molecular actions and interactions. Can J Physiol Pharmacol 2006; 84(1): 49-59.

45. Vassalli JD, Sappino AP, Belin D. The plasminogen activator/plasmin system. J Clin Invest 1991; 88(4): 1067-72.

46. Tsirka SE, Gualandris A, Amaral DG, Strickland S. Excitotoxin-induced neuronal degeneration and seizure are mediated by tissue plasminogen activator. Nature 1995; 377(6547): 340-4.

47. Wang YF, Tsirka SE, Strickland S, Stieg PE, Soriano SG, Lipton SA. Tissue plasminogen activator (tPA) increases neuronal damage after focal cerebral ischemia in wild-type and tPA-deficient mice. Nat Med 1998; 4(2): 228-31.

48. Sheehan JJ, Zhou C, Gravanis I, et al. Proteolytic activation of monocyte chemoattractant protein-1 by plasmin underlies excitotoxic neurodegeneration in mice. J Neurosci 2007; 27(7): 1738-45.

49. Nicole O, Docagne F, Ali C, et al. The proteolytic activity of tissue-plasminogen activator enhances NMDA receptor-mediated signaling. Nat Med 2001; 7(1): 59-64.

50. Zhuo M, Holtzman DM, Li Y, et al. Role of tissue plasminogen activator receptor LRP in hippocampal long-term potentiation. J Neurosci 2000; 20(2): 542-9.

51. Imai F, Suzuki H, Oda J, et al. Neuroprotective effect of exogenous microglia in global brain ischemia. J Cereb Blood Flow Metab 2007; 27(3): 488-500.

52. Lalancette-Hebert M, Gowing G, Simard A, Weng YC, Kriz J. Selective ablation of proliferating microglial cells exacerbates ischemic injury in the brain. J Neurosci 2007; 27(10): 2596-605.

53. Panickar KS, Norenberg MD. Astrocytes in cerebral ischemic injury: morphological and general considerations. Glia 2005;50(4):287-98.

54. Ellison JA, Barone FC, Feuerstein GZ. Matrix remodeling after stroke. De novo expression of matrix proteins and integrin receptors. Ann N Y Acad Sci 1999; 890: 204-

55. Beschorner R, Simon P, Schauer N, et al. Reactive astrocytes and activated microglial cells express EAAT1, but not EAAT2, reflecting a neuroprotective potential following ischaemia. Histopathology 2007; 50(7): 897-910.

56. Dewar D, Underhill SM, Goldberg MP. Oligodendrocytes and ischemic brain injury. J Cereb Blood Flow Metab 2003; 23(3): 263-74.

57. Tanaka K, Nogawa S, Ito D, et al. Phosphorylation of cyclic adenosine monophosphate response element binding protein in oligodendrocytes in the corpus callosum after focal cerebral ischemia in the rat. J Cereb Blood Flow Metab 2001; 21(10): 1177-88.

Chapter 10. Extracellular proteolysis and neurotoxicity

A. BARON, C. ALI AND D. VIVIEN

INSERM U919 «serine proteases and pathophysiology
of the neurovascular unit (SPZU)
GIP CYCERON – Caen University
Caen Cedex, France

Address for correspondence
GIP CYCERON – Caen University
Dr. D. Vivien
vivien@cyceron.fr

1   Overview

The brain parenchyma contains many proteases which are implicated in a wide array of physiological functions and dysfunctions, in both the developing and the adult brain. For instance, some extracellular proteases have been described as modulating synaptic adhesion, long term potentiation (LTP) or long term depression (LTD), synaptic plasticity/remodelling and neurotoxicity. Although it is well accepted that proteases expressed in the brain parenchyma can drive such processes, it is also important to consider that circulating proteases can also influence endothelial cell responses and/or reach the brain parenchyma, even in the absence of any alteration of blood-brain barrier integrity, thus influencing both neuronal and glial outcome.

This chapter mainly addresses the pivotal roles of serine proteases in the control of neurotoxicity, with a particular emphasis placed on the best characterized, i.e. plasminogen activators (PA) and thrombin.

Peptidases or proteases (i.e. enzymes that catalyse the hydrolysis of covalent peptidic bonds through a nucleophilic attack) comprise two groups of enzymes: endopeptidases (or proteinases) and exopeptidases, which cleave peptide bonds at points within the protein and remove amino acids sequentially from either N- or C-terminus respectively. Four mechanistic classes of proteinases are recognized by the International Union of Biochemistry and Molecular Biology: serine proteinases, cysteine proteinases, aspartic proteinases and metalloproteinases. Serine proteases are a class of peptidases that are characterised by the presence of a serine residue in the active site of the enzyme. They are grouped into six large clans (proteases within the same clan might have a common ancestor), which share the same structural homology and are then further sub-grouped into families (coded S1 to S35), which share a close sequence homology, especially with regard to catalytic domains. Like most proteases, many serine proteases are synthesized and secreted as inactive forms called zymogens and are subsequently activated by proteolysis. This changes the architecture of the catalytic site, which is shaped as a cleft where the polypeptide substrate binds. The major clans found in humans include the chymotrypsin-like, the subtilisin-like, the a/b hydrolase, and signal peptidase clans. Serine proteases are sequence specific and participate in a wide range of functions in the body: cascades of protease activations control blood clotting and complement activation, recruitment of specific signalling pathways, enzyme activation and degradative functions in different cellular or extracellular compartments.

2 Plasminogen activators (PAs)

Two distinct physiologic plasminogen activators, which differ mainly in the organization and functions of their non-catalytic regions, have been identified in mammals:

- the fibrin-specific PA, tissue-type plasminogen activator (tPA).
- the non-fibrin-specific PA, urokinase-type plasminogen activator (uPA).

tPA and uPA are encoded by two distinct genes, secreted as single-chain (sc) proteins and processed as double chain proteases (dc). These two PAs display differential tissue distributions, which might reflect different biological functions that could result from the binding of each PA to different substrates/receptors.

2.1 *Tissue-type plasminogen activator (tPA)*

• **Structure and functions**

Structure: tPA has two molecular forms, single-chain tPA (sctPA) and double-chain tPA (dctPA), which have the same molecular weight (about 70,000 daltons). The double-chain form has about 10 times higher activity for activation of plasminogen than the single-chain form. However, it is known that sctPA has a stronger capacity to bind to fibrin than dctPA and, once bound to fibrin, it is quickly converted to dctPA by plasmin. Hydrolysis occurs on the Arg 275- Ile 276 peptide bond of human sctPA, and the structure is then held by one interchain disulfide bond (Lijnen, 2001; Rijken *et al.*, 1982).

tPA contains a finger region (homologous to fibronectin type 1), two kringle domains (triple-looped protein domains linked by disulfide bonds, so-named for their resemblance to the Danish pastries, *kringlers*), which allow it to bind to fibrin and other

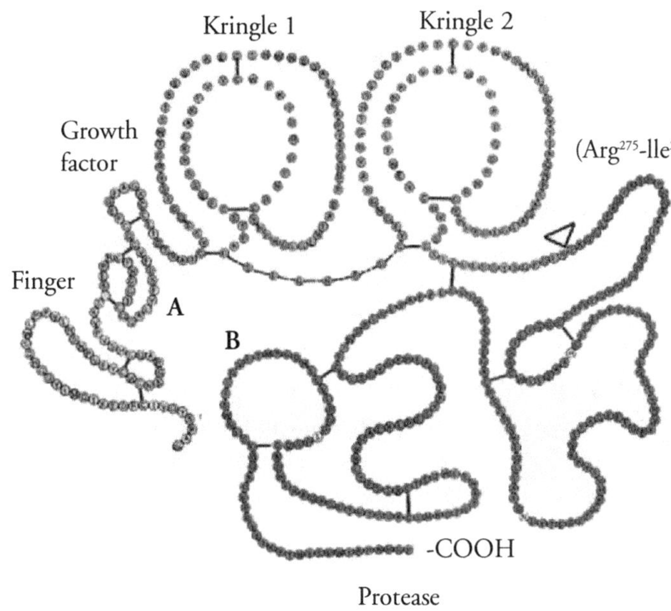

Figure 1. The primary structure of tPA. tPA is composed of two chains. Chain A contains the finger domain (yellow), the EGF domain (orange), two kringle domains (green) and chain B contains the catalytic domains (blue). The arrow indicates the site of cleavage inducing the conversion from the single-chain to the double-chain form of tPA.

components of the extracellular matrix (ECM), an epidermal growth factor (EGF) domain and the serine protease domain (Lijnen and Collen, 1993) (see figure 1).

Physiological functions of tPA in the brain: Endogenous tPA, released by endothelial cells within the vasculature, is a thrombolytic enzyme that activates the inactive zymogen plasminogen into the broad spectrum serine protease plasmin (Collen and Lijnen, 1991). Plasminogen can associate with fibrin and other proteins via its lysine-binding sites located in the kringle domains of its non-catalytic domain (Plow and Miles, 1990). The principal substrate of plasmin in the circulation is fibrin, which accumulates with clot formation. Apart from this primary function in the regulation of intravascular fibrinolysis, the tPA/plasmin proteolytic system has been implicated in other physiological processes, such as cell growth, differentiation and remodelling during development and in adults.

From the mid 1980s, it was suspected that the action of tPA might not be restricted to the vascular compartment, as its activity was also detected in the CNS. In 1993, a detailed map of tPA mRNA expression in the adult mouse brain was proposed by Sappino *et al.* They reported a widespread *in situ* hybridisation signal, especially in regions with a high neuron density (hippocampus, cerebellum), and to a lesser extent, within the cerebral cortex, the amygdala, the olfactory bulb and in the thalamic and hypothalamic nuclei. This regional distribution of tPA mRNA was later confirmed in humans as well (Thewke and Seeds, 1999; Teesalu *et al.*, 2002). At the post-translational level, very little information is available regarding the distribution of tPA immunoreactivity apart from the demonstration of a selective expression of the tPA antigen in the hippocampal mossy fibre pathway, and of an ubiquitous distribution in the vascular endothelium in mice (Salles and Strickland, 2002). However, tPA bioactivity (reflecting the balance between the protease and its potential endogenous inhibitors) is far better documented. *In situ* and *ex vivo* zymography analyses in rodents reveal that tPA catalytic activity generally fits tPA mRNA localisation, with proteolytic activity detected throughout the meninges and within the hippocampus (except for the CA1 field) (Sappino *et al.*, 1993; Salles and Strickland, 2002). At the cellular level, virtually all cell types within the brain are potential sources of tPA (Vivien and Buisson, 2000). Under depolarising conditions, PC12 cells release bioactive tPA in the extracellular space (Gualandris *et al.*, 1996). This release is not due to an increased expression but can be abolished by the co-application of calcium channel blockers. It was also demonstrated that in cortical cell cultures, this release of tPA upon neuronal activity is an exocytotic process, which, together with other evidence (such as an astrocytic re-uptake of the tPA released in the synaptic cleft), led to proposals that this serine protease is a neuromodulator of the glutamatergic system (Nicole *et al.*, 2001; Fernandez-Monreal *et al.*, 2004a; Baranes *et al.*, 1998).

During ontogenesis, growing axons of cerebellar granular neurons secrete tPA, suggesting an implication of tPA in neuronal migration, a critical phase of brain development (Sumi *et al.*, 1992; Seeds *et al.*, 1999). tPA was also reported to influence neuritogenesis (Salles *et al.*, 1990), learning and memory processes. Indeed, hippocampal LTP and cerebellar motor learning are modified in mice overexpressing or lacking tPA. For example, mice deficient in tPA display a selective reduction during the late phase of LTP (L-LTP in the hippocampal mossy fibre and Schaffer collateral pathways) (Huang *et al.*, 1996; Madani *et al.*, 1999; Seeds *et al.*, 2003). Interestingly, physiological functions of tPA in the cerebral parenchyma are not restricted to the hippocampal formation, as the expression of tPA is increased during complex motor learning tasks in the cerebellum (Seeds *et al.*, 1995), and stress in the amygdala (Pawlack *et al.*, 2003).

Several mechanisms have been proposed to explain how tPA could influence these processes:

– LTP induction (Baranes *et al.*, 1998) and synaptic plasticity may require tPA to induce extracellular proteolysis, leading to a remodelling of the ECM and a destruction or cleavage of cell adhesion molecules (Hoffman *et al.*, 1998). The tPA-dependent proteolysis of ECM could intensify learning behaviours because increased proteolytic activity of tPA enhanced the hippocampal neural plasticity, as evidenced by performances in LTP experiments and in spatial learning tasks (Madani *et al.*, 1999, 2003). There is also some evidence indicating that the tPA-plasmin system is associated with the regenerative processes and appears to enhance neurite outgrowth (Nagata *et al.*, 1993).
– The level of tPA available in the extracellular environment is partly regulated by its internalization/uptake through its interaction with the low density lipoprotein re-

ceptor-like protein (LRP) on neuronal and glial cell surfaces (Bu *et al.*, 1992; Fernandez-Monreal *et al.*, 2004a). The binding of tPA to the neuronal LRP could also activate protein kinase A (PKA), known as a key factor in the control of L-LTP. Indeed, inhibition of the tPA-LRP interaction by RAP leads to a reduced magnitude of L-LTP (Zhuo *et al.*, 2000). Surprisingly, the binding of tPA to LRP does not require its protease activity (Orth *et al.*, 1994).

– Fiumelli *et al* (1999) have demonstrated that brain-derived neurotrophic factor (BDNF) stimulates the expression, proteolytic activity and release of tPA in cortical neurons. This activation of tPA by BDNF may contribute to structural changes associated with development or synaptic plasticity. However, another study suggests that tPA, by activating the extracellular protease plasmin, converts the precursor pro-BDNF to the mature BDNF (mBDNF), a critical step for L-LTP expression in the mouse hippocampus (Pang *et al.*, 2004).

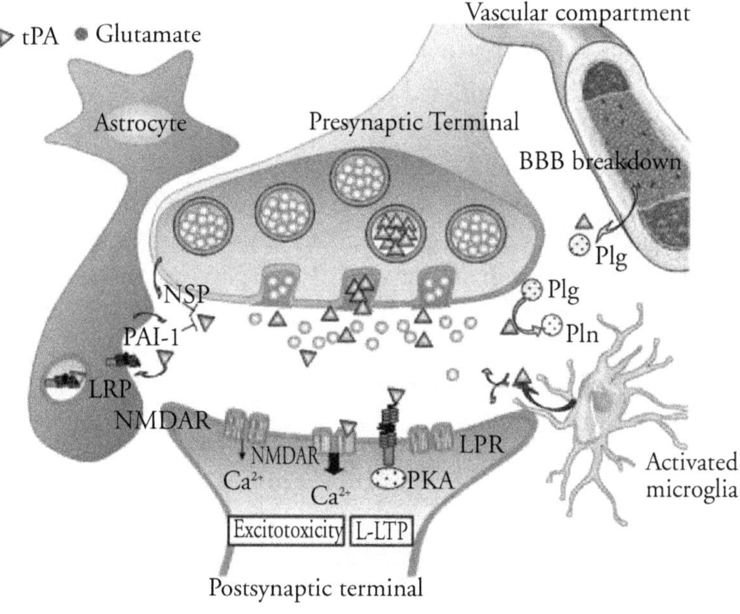

Figure 2. Pleiotropic functions of tPA in the brain parenchyma. tPA can control various physiological and physiopathological brain functions. tPA is synthesised by neurons and stored in synaptic vesicles. When neurons are depolarized, tPA is released by exocytosis, together with glutamate. Moreover, tPA is released by activated microglia or from the vascular compartment (intact or injured blood-brain barrier). In the extracellular compartment, tPA can be inhibited by serpins, such as neuroserpin (NSP) and type-1 plasminogen activator inhibitor (PAI-1), and/or can be reuptaken by astrocytes through the low-density-lipoprotein receptor-related protein (LRP). The activation of plasminogen (Plg) into plasmin (Pln) by tPA could exacerbate the extracellular matrix degradation. Moreover, tPA can control the activation of microglia. By interacting with NMDA receptors, tPA leads to the increase in Ca2+ influx. tPA can also interact with LRP, leading to activation of protein kinase A (PKA). All these mechanisms influence both physiological and pathological processes, such as late-phase long-term potentiation (L-LTP) and excitotoxicity.

– The binding to, and cleavage of the NR1 subunit of the NMDA receptor by tPA has been shown to enhance NMDA-dependent intracellular Ca^{2+} influx in neurons (Nicole *et al.*, 2001; Fernandez-Monreal *et al.*, 2004b; Benchenane *et al.*, 2007).
– Finally, it appears that tPA is also implicated in the dopaminergic transmission. Indeed, Centonze *et al.* (2002) have shown that tPA ablation interferes with the induction of corticostriatal LTP and with the dopamine receptor-mediated control of cholinergic interneurons. tPA was especially suggested to facilitate D1-mediated signalling and reduce D2 receptor level. Strangely, Nagai *et al.* (2004) have observed a reduced dopamine release in the nucleus accumbens (NAcc) and an attenuation of morphine-induced hyperlocomotion in tPA knockout mice. These effects can be reversed by tPA or plasmin microinjection into the NAcc prior to morphine administration.

• **Deleterious effects of tPA in the cerebral parenchyma**

Potentiation of excitotoxic and ischaemic insults: tPA seems to play an important role in acute and chronic brain pathologies such as seizure (Tsirka *et al.*, 1995; Wu *et al.*, 2000), ischaemic brain injury (Wang *et al.*, 1998; Benchenane *et al.*, 2005a) and multiple sclerosis (Gveric *et al.*, 2001; Lu *et al*, 2002), probably due to its ability to exacerbate the excitotoxic cascade initiated by glutamate.

Indeed, around the time that tPA was to be approved by the FDA for ischaemic stroke treatment, a major discovery raised some alarms about the safety of tPA in stroke management. The authors observed a drastic reduction of neuronal loss in tPA-deficient mice compared to wild-type littermates, after the intra-hippocampal injection of kainate, a glutamatergic neurotoxin (Tsirka *et al.*, 1995). The lesion size in tPA-deficient mice could be restored to a normal level, when exogenous tPA was injected locally before the excitotoxin infusion (Tsirka *et al.*, 1996). Furthermore, in wild-type mice, inhibition of tPA proteolytic activity through injection of its inhibitor type-1 plasminogen activator inhibitor (PAI-1) dramatically reduced the necrotic lesion. In direct relation to these observations, tPA has also been demonstrated to potentiate N-methyl-D-aspartate (NMDA)-induced striatal degeneration (Nicole *et al.*, 2001; Liberatore *et al.*, 2003) in rodents, even when administered intravenously, due to its ability to cross the BBB (Benchenane *et al.*, 2005a and 2005b).

On the basis of all this, it became obvious that in the brain parenchyma, tPA exerts a potentiating effect of the excitotoxic cascade initiated by glutamate, which might be of particular relevance within the context of cerebral ischaemia. To investigate the role of tPA in the parenchyma, irrespective of its beneficial thrombolytic activity, in 1998 Wang and colleagues used a model of transient embolic stroke in mice, induced by the intraluminal insertion of a filament up to the middle cerebral artery. The lesion volume in tPA-deficient mice was reduced by 50% when compared to wild-type mice. Interestingly, the systemic administration of tPA in these tPA-deficient mice fully restored the extent of infarction. Similarly, in this model of mechanical reperfusion, intravenous administration of tPA exacerbated ischaemic damage in wild-type mice. However, radically opposed conclusions were drawn from a study reporting that tPA deficiency leads to increased cerebrovascular fibrin depositions, and consequently, a more severe oedema and larger infarct volumes (Tabrizi *et al.*, 1999). The main difference between both studies lay in the type of thread used. In the first case it does not lead to microvascular thrombus formation, whereas it does in the second. Another possible explanation for these discrepancies might be, depending on the severity of the ischaemic insult, that the balance between all the actions of tPA is displaced either towards clinical benefit or worsening. In support of this, it was suggested in a model of photochemical ischaemia, (Nagai *et al.*, 2002) that for a moderate insult, endogenous tPA improves the outcome by degrading microthrombi, while for more severe injuries, tPA deleterious effects become prominent. In overall terms, and despite controversial data, several arguments favour the idea that in addition to the beneficial vascular activity, tPA has potentially damaging properties in the cerebral parenchyma, which might be associated with a potentiation of the excitotoxic cascade.

Apart from this deleterious effect of tPA on the control of excitotoxic neuronal death, it is interesting to note that, independent of its proteolytic activity, this serine protease could act as a cytokine-like molecule with anti-apoptotic properties (for more details see below). This is suggested from the neuroprotection reported in vivo in a model of intraperitoneal kainate-induced hippocampal neuronal death (Kim *et al.*, 1999) and in vitro, in cultured cortical neurons subjected to serum deprivation (Liot *et al.*, 2006).

Mechanisms: The first mechanism proposed to explain the deleterious effect of tPA in excitotoxicity-mediated neuronal degeneration relied on its ability to convert plasminogen into plasmin. Plasminogen deficient mice are resistant to excitotoxic death (Tsirka *et al.*, 1997). Hyperexcitation of hippocampal neurons induces the extracellular release of tPA, which sensitizes hippocampal neurons to cell death by degradation of the ECM surrounding the cell. A critical event appeared to be the plasmin-mediated degradation of laminin that preceded the onset of neuronal death, phenomena that were abolished in tPA knockout mice. Accordingly, tPA, by cleaving plasminogen into plasmin, and initiating the proteolytic cascade, might contribute to the final damage induced by stroke, by disrupting the laminin-mediated cell- ECM interaction (Chen and Strickland, 1997).

Moreover, plasmin, formed after tPA or uPA action is also known to play an important role in the *in vivo* activation of several proMMPs (Cuzner and Opdenakker, 1999). MMPs are members of a family of zinc-dependent proteases that can degrade ECM and cause BBB disruption (Yong *et al.*, 2001; Rosenberg *et al.*, 2002). MMPs are largely absent from the normal CNS and their up-regulation contributes to damage in stroke injury, including intracerebral haemorrhages (ICH) (Montaner *et al.*, 2003; Cunningham *et al.*, 2005; Wang and Tsirka, 2005). After acute brain injury, the influx of inflammatory cells provides a major source of MMP activity (Cuzner and Opdenakker, 1999). In addition to the BBB, MMP-mediated degradation of parenchymal laminin may affect cell survival (Chen and Strickland, 1997); this indirect influence leads to "anoikis", or apoptosis resulting from the loss of cell-matrix homeostasis (Gary and Mattson, 2001).

Of the MMP family members, MMP-9 appears to be particularly relevant to ICH in humans (Rosell *et al.*, 2006). Upregulation of MMP-9 mRNA, protein and enzymatic activity has been noted following early kainate administration in the hippocampus and neocortex after seizures (Szklarczyk *et al.*, 2002; Zhang *et al.*, 2000; Abilleira *et al.*, 2003). Endogenous tPA is able to induce upregulation of MMP-9 expression following recruitment of the LRP. MMP-9 may be the critical mediator in focal cerebral ischaemia. In fact, MMP-9 knockout mice have significantly smaller lesion volumes compared to wild-type littermates (Wang *et al.*, 2000). It has also been suggested that tPA deficiency in mice can retard the migration of neutrophils and macrophages, the predominant source of MMPs, to the site of injury, thus reducing the infarct volumes after ischaemic insults (Siao and Tsirka, 2002).

Matrix metalloproteinases (MMPs)

MMPs belong to a family of structurally related zinc-dependent metalloproteinases. MMPs are divided into three domains: an amino-terminal propeptide region, an amino-terminal catalytic domain, and a carboxy-terminal domain involved in substrate binding (see figure 3).

MMPs are produced as proforms and require activation by autocatalysis or cleavage by other proteases (Yong *et al.*, 2001; Rosenberg, 2002).

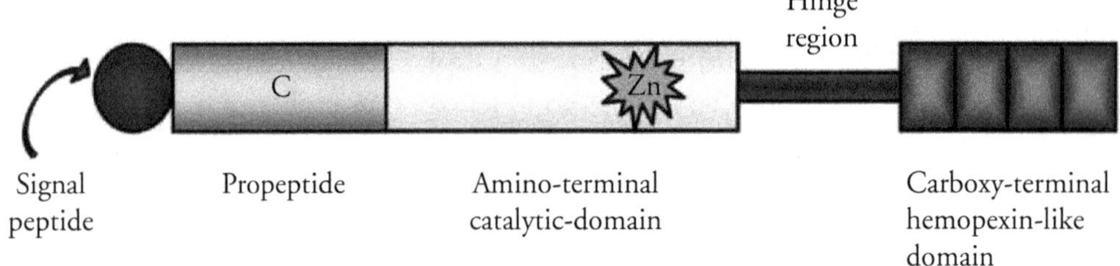

Figure 3. Domain structure of MMPs: Most MMP family members present this structure. The hemopexin-like module of MMPs contains four repeat units. The cysteine residue («C») at the propeptide region ligates the zinc in the catalytic domain to keep the enzyme inactive.

MMPs are crucial for neural development and are implicated in neurogenesis, axonal growth and axonal regeneration. However, the role of MMPs in non-pathological synaptic plasticity and function in intact adult brains has not been extensively studied. The formation of neurites and the activity of growth cones during development are associated with the expression of several MMPs. This relationship is functionally coupled; as the reduction of MMP activity decreases neurite outgrowth and affects guidance decisions. Ayoub *et al.* (2005) have shown that both MMP-2 and MMP-9 are expressed and involved in cerebellar post-natal morphogenesis. Indeed, the MMP activity is localised in the growth cones of the neurons, and the inhibition of MMP activity reduces growth cone motility. A recent study reveals that non-pathological synaptic function and plasticity (LTP) in mature hippocampus are regulated by MMP-mediated proteolysis (Bozdagi *et al.*, 2007).

Although kainate-induced seizure propagation was attenuated in tPA-knockout mice, no such effect was observed in plasminogen-knockout mice (Nagai *et al.*, 1999). These results point towards a plasminogen-independent effect of tPA on kainate-induced seizures. Therefore, another mechanism has been proposed, in which tPA is involved in microglia activation. Microglia from tPA-deficient mice shows attenuated activation after kainate injections. Infusions of either catalytically active or inactive tPA into these mice prior to kainate injection restored microglial activation (Rogove *et al.*, 1998). Microglial cells, activated by neuron-secreted tPA, then release tPA in turn. This results in a proteolysis of ECM components and consequent neuronal loss (Siao *et al.*, 2003). Accordingly, the deleterious microglial activation is independent of plasminogen activation by tPA and is probably achieved instead via its finger domain, through binding to annexin II on the microglial cell surface (Siao and Tsirka, 2002).

In addition, tPA has been shown to promote NMDA receptor-dependent signalling (Nicole *et al.*, 2001). Indeed, tPA was reported to bind to and then to cleave the NMDA receptor NR1 subunit at the Arg260, within its N-terminal domain (Nicole *et al.*, 2001; Fernandez-Monreal *et al.*, 2004), leading to an increase in calcium influx through the activated receptor. Thus, tPA potentiates NMDA receptor-mediated calcium influx, which might be of particular relevance in several physiological and pathological brain conditions. In the same series of experiments, injection of tPA with NMDA increased NMDA-induced brain lesion size by 50 % (Nicole *et al.*, 2001). Accordingly, Benchenane *et al.* (2007) have recently developed an anti-NR1 N-terminal-domain vaccination targeting the interaction of tPA with NR1 in vivo. It appeared that this active immunisation prevents the interaction of tPA with the NR1 subunit leading to a reduction of both NMDA-mediated and ischaemia-induced brain damage in mice. Interestingly, immunised mice also show a deficit for spatial memory, as previously reported in tPA deficient mice. Thus, reducing the release of neuronal tPA or modulating its interaction with the NR1 subunit may be envisaged as a therapy for neurodegenerative diseases involving a tPA-dependent over-activation of NMDA receptors.

The harmful cerebral effects of tPA arising from animal models have suggested that tPA derived from cerebral parenchyma as well as tPA of vascular origin exert a potentially pro-excitotoxic effect. The fact that systemic tPA can injure the parenchyma is attributable to its ability to cross the blood-brain barrier. In fact, it has been recently demonstrated that tPA injected intravenously can reach the brain parenchyma by crossing the intact BBB *in vivo* and *in vitro*. This effect is independent of its proteolytic activity and mediated by a receptor-dependent mechanism, identified as a member of the LRP receptor family (Benchenane *et al.*, 2005b). Altogether, potentially deleterious side effects include amplification of neurotoxicity through interactions with NMDA receptors and MMP-9 dysregulation leading to compromised BBB and neurovascular matrix, increased oedema and risk of haemorrhage. Interestingly, it was shown that the activation of MMPs leading to a compromised BBB could be mediated by the ability of tPA to bind with LRPs.

NMDA receptors (NMDARs)

NMDA receptors are members of the glutamate ionotropic receptor family. They have special characteristics, including voltage-dependent block by magnesium, calcium permeability, and slow deactivation kinetics (Dingledine *et al.*, 1999). NMDA receptors are implicated in memory formation and synaptic plasticity. In addition, NMDA receptor dysfunction is implicated in numerous neurological and psychiatric disorders, such as Alzheimer's disease, Parkinson's disease, stroke, etc.

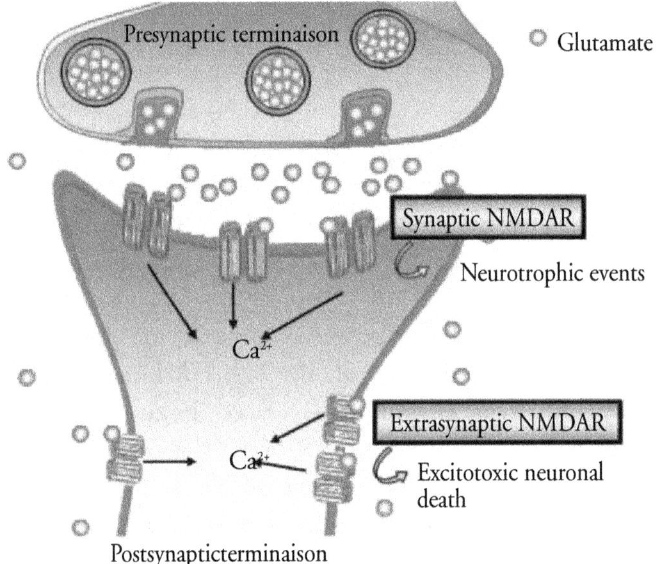

Overactivation of the NMDA subtype of glutamate receptors is the primary step leading to neuronal injury after insults of stroke and brain trauma (Lipton and Rosenberg, 1994; Arundine and Tymianski, 2004). They are believed to be tetrameric protein complexes composed of NR1 subunits with at least one type of NR2 subunit. NR2 subtypes confer distinct electrophysiological and pharmacological properties to the receptor and couple them with different signalling machineries. NR2A- and NRB-containing NMDA receptors have opposing roles in influencing the direction of synaptic plasticity (Liu *et al.*, 2004; Massey *et al.*, 2004). Because NR2A and NR2B are the predominant NR2 subunits in the adult brain, NR2A- and NR2B-containing receptors may have differential roles in mediating neuronal death or survival, and have opposing impacts on excitotoxic brain damage after acute brain insults.

Hardingham *et al.* (2002) have suggested that synaptic and extrasynaptic NMDA receptors have opposite effects on signalling: stimulation of synaptic NMDA receptors has anti-apoptotic activity, whereas stimulation of extrasynaptic NMDA receptors leads to cell death.

A second hypothesis is that the receptor subcellular localization has little influence on the differential roles of NMDA receptors in promoting cell survival or death. However, activation of synaptic or extrasynaptic NR1/NR2B NMDA receptors, initiates apoptotic signalling cascades and promotes neuronal death, whereas selective activation of NR2A containing receptors stimulates prosurvival signalling (Liu *et al.*, 2007).

tPA and apoptosis: In addition to its pro-excitotoxic effect, tPA is also involved in apoptotic neuronal death. However, its implication is debatable. In fact, some studies *in vivo* and *in vitro* present tPA as a pro-apoptotic agent (Lu *et al.*, 2002; Liu *et al*, 2004; Medina *et al.*, 2005) but another considers that tPA presents anti-apoptotic properties. Flavin and Zhao (2001) have demonstrated that tPA completely protected hippocampal neurons from oxygen/glucose deprivation-produced neuronal death through a non-proteolytic action. Similarly, Liot *et al.*, (2006) have shown that tPA protects cultured cortical neurons from serum deprivation-induced apoptosis in a proteolytic activity-independent manner. In fact, tPA-stop or neuroserpin, inhibitors of the tPA proteolytic activity, did not prevent this neuroprotection. However, the tPA anti-apoptotic effect was not altered by the inhibition of the interaction between tPA and LRP (Liot *et al.*, 2006). These results were recently confirmed by the group of Koh, demonstrating that the anti-apoptotic effect of tPA in neurons could be mediated by its ability to bind to annexin II (Lee *et al.*, 2007).

2.2 *Urokinase-type plasminogen activator (uPA)*

- **Structure and functions**

Structure: uPA, secreted as an inactive single-chain molecule (pro-urokinase), can be converted to a disulfide-linked two-chain active enzyme after proteolytic cleavage by plasmin, kallikrein, Factor XIIa or cathepsin B (Lijnen, 2001). The amino terminal fragment of uPA contains a growth factor domain, which directs the binding of the enzyme to a plasma membrane receptor (uPA receptor, uPAR) (Lijnen, 2001).

Functions: The source of uPA that binds to the uPAr may differ, depending on the cell types. In certain cases, uPA is synthesised by receptor-bearing cells, and binds in an autocrine way after secretion (Blasi *et al.*, 1990). Pro-uPA is also present in the plasma and could bind to receptors of either circulating cells or resting endothelial cells of the vascular wall. Activation of pro-uPA is markedly increased when it is receptor-bound and when plasminogen is simultaneously present on the cell surface, and this in turn accelerates plasmin formation, which results in the breakdown of fibrin polymers of blood clots. It specifically catalyzes the cleavage of the arg-val bond in plasminogen (Ellis *et al.*, 1989). In addition to its fibrinolytic action, the uPA/plasmin system is implicated in cell migration through the degradation of the ECM. uPA binding to its receptor was also reported to stimulate the differentiation or proliferation of a number of different cell types (Nusrat and Chapman, 1991). So, uPA should perhaps be considered as a bifunctional molecule, with both growth factor and proteolytic activities. For instance, uPA is largely expressed in the CNS, where it is implicated in tissue remodelling during brain development and regeneration (Kohsata *et al.*, 1996). UPA-overexpressing mice have impaired water maze learning abilities, a hippocampus-dependent task (Meiri *et al.*, 1994). However, it is unclear whether the involvement of uPA in plasticity is dependent on plasmin-related modification of ECM, as reported for tPA.

- **Neurotoxicity**

Because uPA induces activation of plasmin-like tPA, it may also be implicated in the potentiation of the final stroke damages by activation of several MMPS through a plasmin-dependent mechanism leading to a subsequent disruption of the BBB (Cuzner and Opdenakker, 1999) and degradation of parenchymal laminin disrupting the cell-matrix homeostasis (anoikis) (Chen and Strickland, 1997; Gary and Mattson, 2001).

2.3 *Desmoteplase (DSPA)*

Desmoteplase is a recombinant PA derived from DSPAα1, a highly fibrin-specific PA, present in the saliva of the vampire bat, *Desmodus rotundus* (Schleuning *et al.*, 1992). The main difference between both PAs, is the absence of the kringle 2 domain of tPA in DSPA, that probably confers different biochemical properties. DSPA has been studied in mouse models of ischaemia (Liberatore *et al.*, 2003) and has been compared to tPA in two models of neurodegeneration. In both models, DSPA did not cause additional neurotoxicity. It was recently shown, using an *in vitro* model of BBB, that Desmoteplase crosses the intact BBB by an LRP-dependent transcytosis, as previously reported for tPA; However, although tPA crosses the injured BBB through a mechanism which becomes LRP independent, the ability of DSPA to cross the injured BBB (ischaemic-like conditions) remains a LRP dependent mechanism (Lopez-Atalaya *et al.*, 2007). Interestingly, in contrast to tPA, desmoteplase does not exacerbate NMDA-induced neuronal death. Moreover, the intravenous but not intrastriatal administration of Desmoteplase antagonizes the neurotoxicity induced by intravenous tPA. This action may be caused by Desmoteplase competing with tPA for LRP binding at the BBB, thus effectively blocking tPA access to the brain parenchyma (Lopez-Atalaya *et al.*, 2007).

3 Thrombin

- **Structure and functions**

Structure: Thrombin, a blood-derived serine protease with *Mr* 36.000, produced by the enzymatic cleavage of two sites on prothrombin by activated Factor X (Xa). The activity of factor Xa is greatly enhanced by binding to activated Factor V (Va), termed the prothrombinase complex.

Function: Thrombin converts fibrinogen to an active form that assembles into fibrin. Thrombin also activates factor XI, factor V and factor VIII. This positive feedback accelerates the production of thrombin. Factor XIII is also activated by thrombin that catalyzes the formation of covalent bonds in fibrin, which increases the stability of the fibrin clot. In addition to its activity in the coagulation cascade, thrombin also promotes platelet activation via activation of protease-activated receptors on the platelet.

In summary, thrombin is an essential component of the coagulation cascade and is abundant in haematoma. When BBB is disrupted, it becomes permeable to large molecular weight proteins, such as elements of the coagulation cascade, including prothrombin. This results in an increased level of thrombin in the parenchyma (Xi *et al.*, 2003). In addition, the brain is also able to produce prothrombin. In vitro, it was demonstrated that prothrombin mRNA is expressed in the cells of the nervous system (Dihanich *et al.*, 1991). Thrombin modulates and reverses neuroblastoma neurite outgrowth (Gurwitz and Cunningham, 1988) and has been involved in synthesis and secretion of nerve growth factor in glial cells, it reverses process-bearing stellate astrocytes to epithelial-like astrocytes, stimulates astrocyte proliferation and modulates the cytoskeleton of endothelial cells (Grand *et al.*, 1996).

• Thrombin and its dual role in neurotoxicity

Three protease-activated receptors (PARs), PAR-1, -3 and -4 can be activated by thrombin in the brain and are linked to a wide variety of intracellular signalling cascades (Coughlin, 2000). Thrombin receptor mRNA expression is found in neurons and astrocytes (Weistein *et al.*, 1995).

Thrombin is abundantly present in haematoma, intracerebral hemorrhage (hemorrhagic stroke or rupture of cerebral aneurysms), amyloid angiopathy and other insults that increase BBB permeability (Garcia *et al.*, 1994). Several studies have implicated thrombin in neurodegenerative processes observed after traumatic brain injury or stroke. Because the mRNA for Factor X is present in the brain (Shikamoto and Morita, 1999), prothrombin mRNA in the parenchyma can be up-regulated after cerebral ischaemia and spinal cord injury, even if the BBB remains intact, and cause brain injury (Citron *et al.*, 2000; Riek-Burchardt *et al.*, 2002; Xi *et al.*, 2003). High concentrations of thrombin cause brain damage. Uncontrolled thrombin activity after intracerebral haemorrhage (ICH) could cause neuronal cell death as well as brain oedema. Thrombin inhibitors, such as hiridin, inhibit oedema formation in a rat intracerebral haemorrhage model (Striggow *et al*, 2000) and in human intracerebral haemorrhage (Hamada *et al.*, 2000). Thrombin activity is increased in the cerebrospinal fluid and may also contribute to brain injury in subarachnoid haemorrhage (Kasuya *et al.*, 1998). Thrombin may also play crucial roles in brain injury after cerebral ischaemia. Thrombin activity is increased in the ischaemic core zone and prothrombin gene expression is also up-regulated after middle artery occlusion in the rat (Xi *et al.*, 2003). Furthermore, an up-regulation of thrombin receptors is observed in the hippocampus after an oxygen/glucose deprivation *in vitro* (Striggow *et al.*, 2001). Accordingly, high concentrations of thrombin are required to kill neurons and astrocytes *in vitro* (Jiang *et al.*, 2002).

However, in stressed cells, cell death can be induced by much lower concentrations of thrombin (Weinstein *et al.*, 1998). Therefore, in conditions of cerebral ischaemia, very low concentrations of exogenous thrombin might exacerbate brain injury *in vivo* (Xi *et al.*, 2003)

Thrombin receptor (PAR1) activation induces neurite retraction in mouse neuroblastoma (Gurwitz and Cunningham, 1988). Thus, in pathological conditions, thrombin might antagonize the ability of neurites to make appropriate connections by causing retraction of neuronal processes.

Mechanisms: Thrombin induces cell death with characteristics of apoptosis in cultured neurons and astrocytes (Donovan *et al.*, 1997). Intrastriatal injection of thrombin increases apoptotic cell death and causes brain damage (Xue and Del Bigio, 2001). Moreover, thrombin treatment causes morphological changes in cultured astrocytes (Loret *et al.*, 1989; Nelson *et al.*, 1990). Accordingly, the direct infusion of very high concentrations of thrombin into the striatum causes inflammation and reactive gliosis (Nishino *et al.*, 1993; Xue and Del Bigio, 2001). It has been suggested that brain injury results in glial proliferation and the production of reactive astrocytes in response to neuronal damage. *In vitro* and *in vitro* studies have demonstrated that thrombin can cause the death of nigral dopaminergic neurons by activating microglia to produce pro-inflammatory cytokines and cytotoxic molecules (Choi *et al.*, 2003; Katsuki *et al.*, 2006). The detrimental effects of thrombin are considered to be one of the major causes of intracerebral-hemorrhage (ICH)-induced neurological deficits (Gingrich and Traynelis, 2000). Inhibition of microglial activation by minocycline attenuated thrombin-induced damage, suggesting that reactive microglia were responsible for thrombin-induced neuronal death (Fujimoto *et al.*, 2007). Activation of the thrombin receptor, PAR-1, potentiates NMDA receptor responses in CA1 pyramidal cells (Gingrich *et al.*, 2000) and activates rodent microglia *in vitro* (Moller *et al.*, 2000), factors that underlie the ability of thrombin to increase neuronal excitability and enhance brain injury. Thrombin-induced NMDA receptor potentiation is reduced in PAR-1 knockout mice (Gingrich *et al.*, 2000). Furthermore, thrombin-induced oedema is potentiated by thrombolytics such as tPA (Figuero *et al.*, 1998). Thrombin is also implicated in MMPs activation, since MMP-2 activation can also be achieved by thrombin (Nguyen *et al.*, 1999). In addition thrombin mediated MMP-7 activation leading to ligand FasL-dependent apoptosis can be up-regulated after brain injury (Kieser *et al.*, 1998). Moreover, thrombin and MMP-9 have individual and additive effects on neuronal death, *in vitro* and after ICH, *in vivo* (Xue *et al.*, 2006).

Despite considerable evidence of thrombin's neurotoxicity, low concentrations of thrombin have also been shown to be neuroprotective *in vitro* and *in vivo*. *In vitro* studies have shown that thrombin protects rat primary astrocytes from hypoglycaemia or oxidative stress induced cell death. Thrombin also protects rat primary hippocampal neurons from cell death produced by hypoglycaemia, hypoxia or growth supplement deprivation (Vaughan *et al.*, 1995; Striggow *et al.*, 2000). In addition to this, thrombin attenuates neuronal death and modulates astrocytes reactivity induced by β-amyloid *in vitro* (Pike *et al.*, 1996). Pretreatment with a low dose of thrombin has been reported to attenuate the brain oedema induced by a large dose of thrombin or an intracerebral hemorrhage *in vitro* (Jiang *et al.*, 2002; Xi *et al.*, 1999) and *in vivo*. In fact, the brain injury following an intracerebral infusion of a high dose of thrombin, an intracerebral haemorrhage or cerebral ischaemia can be reduced by an intracerebral infusion a low doses of thrombin (Xi *et al.* 1999; Masada *et al.*, 2000; Xi *et al.*, 2000).

Furthermore, *in vitro*, cells attached to an ECM are much less susceptible to thrombin-induced death (Cunningham and Donovan, 1997). Therefore, the ECM seems to be an important factor that regulates thrombin excitotoxicity.

Thrombin has been shown to be a mediator of neurotoxicity in Alzheimer's disease (AD) through cerebral ventricle enlargement, astrogliosis and alteration state of cytoskeletal proteins (Akiyama *et al.*, 1992; Mhatre *et al.*, 2004). Thrombin exposure may cause aberrant phosphorylation, resulting in abnormal trafficking of neurofilament in neurons that leads to dystrophy of neurons or neuronal loss observed in *in vitro* and *in vivo* studies (Dickson *et al.*, 2001).

This alternation between thrombin-induced brain injury and thrombin-induced brain protection was not clearly defined. However, it seems to depend on the extent to which one type of receptor is activated and shares the same initial signalling pathway involving activation of thrombin receptors (Donovan and Cunningham, 1998).

4   Conclusion

Some proteases have been described as contributing to brain damage. In addition to brain derived-proteases, blood-derived proteases and precursors which are able to enter brain tissue, mediate potentially neuronal effects. If thrombin, tPA and/or plasminogen extrusion from the vasculature during injury promotes neuronal death, interference with these protease actions in the CNS could be beneficial. Understanding protease functions in the brain could improve our understanding of the neuropathologies. However, many questions concerning mechanisms and interactions between proteases and neurotoxicity remain unanswered. Accordingly, research into the effects of tPA, thrombin, plasmin and their inhibitors in *in vivo* models of ischaemia, head trauma, epilepsy could evaluate the therapeutic potential of modulating serine-proteases signalling system in the brain.

BIBLIOGRAPHY

1. Abilleira S, Montaner J, Molina CA, Monasterio J, Castillo J, Alvarez-Sabin J. Matrix metalloproteinase-9 concentration after spontaneous intracerebral hemorrhage. J Neurosurg. 2003; 99(1): 65-70.

2. Akiyama H, Ikeda K, Kondo H, McGeer PL. Thrombin accumulation in brains of patients with Alzheimer's disease. Neurosci Lett. 1992; 146(2): 152-54.

3. Arundine M, Tymianski M. Molecular mechanisms of glutamate-dependent neurodegeneration in ischemia and traumatic brain injury. Cell Mol Life Sci. 2004; 61(6): 657-68.

4. Ayoub AE, Cai TQ, Kaplan RA, Luo J. Developmental expression of matrix metalloproteinases 2 and 9 and their potential role in the histogenesis of the cerebellar cortex. J Comp Neurol. 2005; 481(4): 403-15.

5. Baranes D, Lederfein D, Huang YY, Chen M, Bailey CH, Kandel ER. Tissue plasminogen activator contributes to the late phase of LTP and to synaptic growth in the hippocampal mossy fiber pathway. Neuron. 1998; 21(4): 813-25.

6. Benchenane K, Berezowski V, Fernandez-Monreal M, Brillault J, Valable S, Dehouck MP, Cecchelli R, Vivien D, Touzani O, Ali C. Oxygen glucose deprivation switches the transport of tPA across the blood-brain barrier from an LRP-dependent to an increased LRP-independent process. Stroke. 2005a; 36(5):1065-70.

7. Benchenane K, Berezowski V, Ali C, Fernandez-Monreal M, Lopez-Atalaya JP, Brillault J, Chuquet J, Nouvelot A, MacKenzie ET, Bu G, Cecchelli R, Touzani O, Vivien D. Tissue-type plasminogen activator crosses the intact blood-brain barrier by low-density lipoprotein receptor-related protein-mediated transcytosis. Circulation. 2005b; 111(17):2241-49.

8. Benchenane K, Castel H, Boulouard M, Bluthe R, Fernandez-Monreal M, Roussel BD, Lopez-Atalaya JP, Butt-Gueulle S, Agin V, Maubert E, Dantzer R, Touzani O, Dauphin F, Vivien D, Ali C. Anti-NR1 N-terminal-domain vaccination unmasks the crucial action of tPA on NMDA-receptor-mediated toxicity and spatial memory. J Cell Sci. 2007; 120(Pt 4):578-85.

9. Blasi F, Behrendt N, Cubellis MV, Ellis V, Lund LR, Masucci MT, Moller LB, Olson DP, Pedersen N, Ploug M, *et al.* The urokinase receptor and regulation of cell surface plasminogen activation. Cell Differ Dev. 1990; 32(3): 247-53.

10. Bozdagi O, Nagy V, Kwei KT, Huntley GW. In vivo roles for matrix metalloproteinase-9 in mature hippocampal synaptic physiology and plasticity. J Neurophysiol. 2007, in press.

11. Bu G, Williams S, Strickland DK, Schwartz AL. Low density lipoprotein receptor-related protein/alpha 2-macroglobulin receptor is an hepatic receptor for tissue-type plasminogen activator. Proc Natl Acad Sci U S A. 1992; 89(16): 7427-31.

12. Centonze D, Napolitano M, Saulle E, Gubellini P, Picconi B, Martorana A, Pisani A, Gulino A, Bernardi G, Calabresi P. Tissue plasminogen activator is required for corticostriatal long-term potentiation. Eur J Neurosci. 2002; 16(4): 713-21.

13. Chen ZL, Strickland S. Neuronal death in the hippocampus is promoted by plasmin-catalyzed degradation of laminin. Cell. 1997; 91(7): 917-25.

14. Choi SH, Joe EH, Kim SU, Jin BK. Thrombin-induced microglial activation produces degeneration of nigral dopaminergic neurons in vivo. J Neurosci. 2003; 23(13): 5877-86.

15. Citron BA, Smirnova IV, Arnold PM, Festoff BW. Upregulation of neurotoxic serine proteases, prothrombin, and protease-activated receptor 1 early after spinal cord injury. J Neurotrauma. 2000; 17(12): 1191-203.

16. Collen D, Lijnen HR. Basic and clinical aspects of fibrinolysis and thrombolysis. Blood. 1991; 78(12): 3114-24.

17. Coughlin SR. Thrombin signalling and protease-activated receptors. Nature. 2000; 407(6801): 258-64. Review.

18. Cunningham DD, Donovan FM. Regulation of neurons and astrocytes by thrombin and protease nexin-1. Relationship to brain injury. Adv Exp Med Biol. 1997; 425: 67-75.

19. Cunningham LA, Wetzel M, Rosenberg GA. Multiple roles for MMPs and TIMPs in cerebral ischemia. Glia. 2005; 50(4): 329-39.

20. Cuzner ML, Opdenakker G. Plasminogen activators and matrix metalloproteases, mediators of extracellular proteolysis in inflammatory demyelination of the central nervous system. J Neuroimmunol. 1999; 94(1-2): 1-14.

21. Davies BJ, Pickard BS, Steel M, Morris RG, Lathe R. Serine proteases in rodent hippocampus. J Biol Chem. 1998; 273(36): 2304-11.

22. Dickson TC, Vickers JC. The morphological phenotype of beta-amyloid plaques and associated neuritic changes in Alzheimer's disease. Neuroscience. 2001; 105(1): 99-107.

23. Dihanich M, Kaser M, Reinhard E, Cunningham D, Monard D. Prothrombin mRNA is expressed by cells of the nervous system. Neuron. 1991; 6(4): 575-81.

24. Dingledine R, Borges K, Bowie D, Traynelis SF. The glutamate receptor ion channels. Pharmacol Rev. 1999; 51(1): 7-61.

25. Donovan FM, Cunningham DD. Signaling pathways involved in thrombin-induced cell protection. J Biol Chem. 1998; 273(21): 12746-52.

26. Donovan FM, Pike CJ, Cotman CW, Cunningham DD. Thrombin induces apoptosis in cultured neurons and astrocytes via a pathway requiring tyrosine kinase and RhoA activities. J Neurosci. 1997; 17(14): 5316-26.

27. Ellis V, Scully MF, Kakkar VV. Plasminogen activation initiated by single-chain urokinase-type plasminogen activator. Potentiation by U937 monocytes. J Biol Chem. 1989; 264(4): 2185-88.

28. Fernandez-Monreal M, Lopez-Atalaya JP, Benchenane K, Leveille F, Cacquevel M, Plawinski L, MacKenzie ET, Bu G, Buisson A, Vivien D. Is tissue-type plasminogen activator a neuromodulator? Mol Cell Neurosci. 2004a; 25(4): 594-601.

29. Fernandez-Monreal M, Lopez-Atalaya JP, Benchenane K, Cacquevel M, Dulin F, Le Caer JP, Rossier J, Jarrige AC, Mackenzie ET, Colloc'h N, Ali C, Vivien D. Arginine 260 of the amino-terminal domain of NR1 subunit is critical for tissue-type plasminogen activator-mediated enhancement of N-methyl-D-aspartate receptor signaling. J Biol Chem. 2004b; 279(49): 50850-56.

30. Figueroa BE, Keep RF, Betz AL, Hoff JT. Plasminogen activators potentiate thrombin-induced brain injury. Stroke. 1998; 29(6): 1202-07.

31. Fiumelli H, Jabaudon D, Magistretti PJ, Martin JL. BDNF stimulates expression, activity and release of tissue-type plasminogen activator in mouse cortical neurons. Eur J Neurosci. 1999; 11(5):1639-46.

32. Flavin MP, Zhao G. Tissue plasminogen activator protects hippocampal neurons from oxygen-glucose deprivation injury. J Neurosci Res. 2001; 63(5): 388-94.

33. Fujimoto S, Katsuki H, Ohnishi M, Takagi M, Kume T, Akaike A. Thrombin induces striatal neurotoxicity depending on mitogen-activated protein kinase pathways in vivo. Neuroscience. 2007; 144(2):694-701.

34. Garcia JH, Ho KL, Caccamo DV. Intracerebral hemorrhage: pathology of selected topics. In: Kase CS, Caplan LR, eds. Intracerebral Hemorrhage. Boston, Mass: Butterworth-Heinemann; 1994: 45-72.

35. Gary DS, Mattson MP. Integrin signaling via the PI3-kinase-Akt pathway increases neuronal resistance to glutamate-induced apoptosis. J Neurochem. 2001; 76(5): 1485-96.

36. Gingrich MB, Traynelis SF. Serine proteases and brain damage - is there a link? Trends Neurosci. 2000; 23(9): 399-407.

37. Gingrich MB, Junge CE, Lyuboslavsky P, Traynelis SF. Potentiation of NMDA receptor function by the serine protease thrombin. J Neurosci. 2000; 20(12): 4582-95.

38. Grand RJ, Turnell AS, Grabham PW. Cellular consequences of thrombin-receptor activation. Biochem J. 1996; 313 (Pt 2):353-68.

39. Gualandris A, Jones TE, Strickland S, Tsirka SE. Membrane depolarization induces calcium-dependent secretion of tissue plasminogen activator. J Neurosci. 1996; 16(7):2220-25.

40. Gurwitz D, Cunningham DD. Thrombin modulates and reverses neuroblastoma neurite outgrowth. Proc Natl Acad Sci U S A. 1988; 85(10):3440-44.

41. Gveric D, Hanemaaijer R, Newcombe J, van Lent NA, Sier CF, Cuzner ML. Plasminogen activators in multiple sclerosis lesions: implications for the inflammatory response and axonal damage. Brain. 2001; 124(Pt 10): 1978-88.

42. Hamada R, Matsuoka H. Antithrombin therapy for intracerebral hemorrhage. Stroke. 2000; 31(3): 794-95.

43. Hardingham GE, Fukunaga Y, Bading H. Extrasynaptic NMDARs oppose synaptic NMDARs by triggering CREB shut-off and cell death pathways. Nat Neurosci. 2002; 5(5): 405-14.

44. Hoffman KB, Martinez J, Lynch G. Proteolysis of cell adhesion molecules by serine proteases: a role in long term potentiation? Brain Res. 1998; 811(1-2):29-33.

45. Huang YY, Bach ME, Lipp HP, Zhuo M, Wolfer DP, Hawkins RD, Schoonjans L, Kandel ER, Godfraind JM, Mulligan R, Collen D, Carmeliet P. Mice lacking the gene encoding tissue-type plasminogen activator show a selective interference with late-phase long-term potentiation

in both Schaffer collateral and mossy fiber pathways. Proc Natl Acad Sci U S A. 1996; 93(16):8699-704.

46. Jiang Y, Wu J, Hua Y, Keep RF, Xiang J, Hoff JT, Xi G. Thrombin-receptor activation and thrombin-induced brain tolerance. J Cereb Blood Flow Metab. 2002; 22(4): 404-10.

47. Katsuki H, Okawara M, Shibata H, Kume T, Akaike A. Nitric oxide-producing microglia mediate thrombin-induced degeneration of dopaminergic neurons in rat midbrain slice culture. J Neurochem. 2006; 97(5): 1232-42.

48. Kieseier BC, Kiefer R, Clements JM, Miller K, Wells GM, Schweitzer T, Gearing AJ, Hartung HP. Matrix metalloproteinase-9 and -7 are regulated in experimental autoimmune encephalomyelitis. Brain. 1998; 121 (Pt 1): 159-66.

49. Kim YH, Park JH, Hong SH, Koh JY. Nonproteolytic neuroprotection by human recombinant tissue plasminogen activator. Science. 1999; 284(5414): 647-50.

50. Kohsaka S, Hamanoue M, Nakajima K. Functional implication of secretory proteases derived from microglia in the central nervous system. Keio J Med. 1996; 45(3): 263-69.

51. Lee HY, Hwang IY, Im H, Koh JY, Kim YH. Nonproteolytic neurotrophic effects of tissue plasminogen activator on cultured mouse cerebrocortical neurons. J Neurochem. 2007; 101(5): 1236-47.

52. Liberatore GT, Samson A, Bladin C, Schleuning WD, Medcalf RL. Vampire bat salivary plasminogen activator (desmoteplase): a unique fibrinolytic enzyme that does not promote neurodegeneration. Stroke. 2003; 34(2): 537-43.

53. Lijnen HR. Elements of the fibrinolytic system. Ann N Y Acad Sci. 2001; 936: 226-36.

54. Lijnen HR, Collen D. Molecular interactions between tissue-type plasminogen activator and plasminogen. Methods Enzymol. 1993; 223: 197-206.

55. Lipton SA, Rosenberg PA. Excitatory amino acids as a final common pathway for neurologic disorders. N Engl J Med. 1994; 330(9): 613-22.

56. Liot G, Roussel BD, Lebeurrier N, Benchenane K, Lopez-Atalaya JP, Vivien D, Ali C. Tissue-type plasminogen activator rescues neurones from serum deprivation-induced apoptosis through a mechanism independent of its proteolytic activity. J Neurochem. 2006; 98(5): 1458-64.

57. Liu L, Wong TP, Pozza MF, Lingenhoehl K, Wang Y, Sheng M, Auberson YP, Wang YT. Role of NMDA receptor subtypes in governing the direction of hippocampal synaptic plasticity. Science. 2004; 304(5673): 1021-24.

58. Liu D, Cheng T, Guo H, Fernandez JA, Griffin JH, Song X, Zlokovic BV. Tissue plasminogen activator neurovascular toxicity is controlled by activated protein C. Nat Med. 2004; 10(12): 1379-83.

59. Liu Y, Wong TP, Aarts M, Rooyakkers A, Liu L, Lai TW, Wu DC, Lu J, Tymianski M, Craig AM, Wang YT. NMDA receptor subunits have differential roles in mediating excitotoxic neuronal death both in vitro and in vivo. J Neurosci. 2007; 27(11): 2846-57.

60. Lopez-Atalaya JP, Roussel BD, Ali C, Maubert E, Petersen KU, Berezowski V, Cecchelli R, Orset C, Vivien D. Recombinant Desmodus rotundus salivary plasminogen activator crosses the blood-brain barrier through a low-density lipoprotein receptor-related protein-dependent mechanism without exerting neurotoxic effects. Stroke. 2007; 38(3): 1036-43.

61. Loret C, Sensenbrenner M, Labourdette G. Differential phenotypic expression induced in cultured rat astroblasts by acidic fibroblast growth factor, epidermal growth factor, and thrombin. J Biol Chem. 1989; 264(14): 8319-27.

62. Lu W, Tsirka SE. Partial rescue of neural apoptosis in the Lurcher mutant mouse through elimination of tissue plasminogen activator. Development. 2002; 129(8): 2043-50.

63. Madani R, Hulo S, Toni N, Madani H, Steimer T, Muller D, Vassalli JD. Enhanced hippocampal long-term potentiation and learning by increased neuronal expression of tissue-type plasminogen activator in transgenic mice. EMBO J. 1999; 18(11): 3007-12.

64. Madani R, Kozlov S, Akhmedov A, Cinelli P, Kinter J, Lipp HP, Sonderegger P, Wolfer DP. Impaired explorative behavior and neophobia in genetically modified mice lacking or overexpressing the extracellular serine protease inhibitor neuroserpin. Mol Cell Neurosci. 2003; 23(3): 473-94.

65. Masada T, Xi G, Hua Y, Keep RF. The effects of thrombin preconditioning on focal cerebral ischemia in rats. Brain Res. 2000; 867(1-2): 173-79.

66. Massey PV, Johnson BE, Moult PR, Auberson YP, Brown MW, Molnar E, Collingridge GL, Bashir ZI. Differential roles of NR2A and NR2B-containing NMDA receptors in cortical long-term potentiation and long-term depression. J Neurosci. 2004; 24(36): 7821-28.

67. Medina MG, Ledesma MD, Dominguez JE, Medina M, Zafra D, Alameda F, Dotti CG, Navarro P. Tissue plasminogen activator mediates amyloid-induced neurotoxicity via Erk1/2 activation. EMBO J. 2005; 24(9): 1706-16.

68. Meiri N, Masos T, Rosenblum K, Miskin R, Dudai Y. Overexpression of urokinase-type plasminogen activator in transgenic mice is correlated with impaired learning. Proc Natl Acad Sci U S A. 1994; 91(8): 3196-200.

69. Mhatre M, Nguyen A, Kashani S, Pham T, Adesina A, Grammas P. Thrombin, a mediator of neurotoxicity and memory impairment. Neurobiol Aging. 2004; 25(6): 783-93.

70. Moller T, Hanisch UK, Ransom BR. Thrombin-induced activation of cultured rodent microglia. J Neurochem. 2000; 75(4): 1539-47.

71. Montaner J, Molina CA, Monasterio J, Abilleira S, Arenillas JF, Ribo M, Quintana M, Alvarez-Sabin J. Matrix metalloproteinase-9 pretreatment level predicts intracranial hemorrhagic complications after thrombolysis in human stroke. Circulation. 2003; 107(4): 598-603.

72. Nagai N, De Mol M, Lijnen HR, Carmeliet P, Collen D. Role of plasminogen system components in focal cerebral ischemic infarction: a gene targeting and gene transfer study in mice. Circulation. 1999; 99(18): 2440-44.

73. Nagai N, Zhao BQ, Suzuki Y, Ihara H, Urano T, Umemura K. Tissue-type plasminogen activator has paradoxical roles in focal cerebral ischemic injury by thrombotic middle cerebral artery occlusion with mild or severe photochemical damage in mice. J Cereb Blood Flow Metab. 2002 Jun; 22(6): 648-51.

74. Nagai T, Yamada K, Yoshimura M, Ishikawa K, Miyamoto Y, Hashimoto K, Noda Y, Nitta A, Nabeshima T. The tissue plasminogen activator-plasmin system participates in the rewarding effect of morphine by regulating dopamine release. Proc Natl Acad Sci U S A. 2004; 101(10): 3650-55.

75. Nagata K, Nakajima K, Takemoto N, Saito H, Kohsaka S. Microglia-derived plasminogen enhances neurite outgrowth from explant cultures of rat brain. Int J Dev Neurosci. 1993; 11(2): 227-37.

76. Nelson RB, Siman R. Thrombin and its inhibitors regulate morphological and biochemical differentiation of astrocytes in vitro. Brain Res Dev Brain Res. 1990; 54(1): 93-104.

77. Nguyen M, Arkell J, Jackson CJ. Thrombin rapidly and efficiently activates gelatinase A in human microvascular endothelial cells via a mechanism independent of active MT1 matrix metalloproteinase. Lab Invest. 1999; 79(4): 467-75.

78. Nicole O, Docagne F, Ali C, Margaill I, Carmeliet P, MacKenzie ET, Vivien D, Buisson A. The proteolytic activity of tissue-plasminogen activator enhances NMDA receptor-mediated signaling. Nat Med. 2001; 7(1): 59-64.

79. Nishino A, Suzuki M, Ohtani H, Motohashi O, Umezawa K, Nagura H, Yoshimoto T. Thrombin may contribute to the pathophysiology of central nervous system injury. J Neurotrauma. 1993; 10(2): 167-79.

80. Nusrat AR, Chapman HA Jr. An autocrine role for urokinase in phorbol ester-mediated differentiation of myeloid cell lines. J Clin Invest. 1991; 87(3): 1091-97.

81. Orth K, Willnow T, Herz J, Gething MJ, Sambrook J. Low density lipoprotein receptor-related protein is necessary for the internalization of both tissue-type plasminogen activator-inhibitor complexes and free tissue-type plasminogen activator. J Biol Chem. 1994; 269(33): 21117-22.

82. Pang PT, Teng HK, Zaitsev E, Woo NT, Sakata K, Zhen S, Teng KK, Yung WH, Hempstead BL, Lu B. Cleavage of proBDNF by tPA/plasmin is essential for long-term hippocampal plasticity. Science. 2004; 306(5695): 487-91.

83. Pawlak R, Strickland S. Tissue plasminogen activator and seizures: a clot-buster's secret life. J Clin Invest. 2002; 109(12): 1529-31.

84. Pawlak R, Magarinos AM, Melchor J, McEwen B, Strickland S. Tissue plasminogen activator in the amygdala is critical for stress-induced anxiety-like behavior. Nat Neurosci. 2003; 6(2): 168-74.

85. Pike CJ, Vaughan PJ, Cunningham DD, Cotman CW. Thrombin attenuates neuronal cell death and modulates

astrocyte reactivity induced by beta-amyloid in vitro. J Neurochem. 1996; 66(4): 1374-82.86. Plow EF, Miles LA. Plasminogen receptors in the mediation of pericellular proteolysis. Cell Differ Dev. 1990; 32(3): 293-98.

87. Riek-Burchardt M, Striggow F, Henrich-Noack P, Reiser G, Reymann KG. Increase of prothrombin-mRNA after global cerebral ischemia in rats, with constant expression of protease nexin-1 and protease-activated receptors. Neurosci Lett. 2002; 329(2): 181-84.

88. Rijken DC, Hoylaerts M, Collen D. Fibrinolytic properties of one-chain and two-chain human extrinsic (tissue-type) plasminogen activator. J Biol Chem. 1982; 257(6): 2920-25.

89. Rogove AD, Tsirka SE. Neurotoxic responses by microglia elicited by excitotoxic injury in the mouse hippocampus. Curr Biol. 1998; 8(1): 19-25.

90. Rogove AD, Siao C, Keyt B, Strickland S, Tsirka SE. Activation of microglia reveals a non-proteolytic cytokine function for tissue plasminogen activator in the central nervous system. J Cell Sci. 1999; 112 (Pt 22): 4007-16.

91. Rosell A, Ortega-Aznar A, Alvarez-Sabin J, Fernandez-Cadenas I, Ribo M, Molina CA, Lo EH, Montaner J. Increased brain expression of matrix metalloproteinase-9 after ischemic and hemorrhagic human stroke. Stroke. 2006; 37(6): 1399-406.

92. Rosenberg GA. Matrix metalloproteinases in neuroinflammation. Glia. 2002; 39(3): 279-91.

93. Salles FJ, Strickland S. Localization and regulation of the tissue plasminogen activator-plasmin system in the hippocampus. J Neurosci. 2002; 22(6): 2125-34.

94. Salles FJ, Schechter N, Strickland S. A plasminogen activator is induced during goldfish optic nerve regeneration. EMBO J. 1990; 9(8): 2471-77.

95. Schleuning WD, Alagon A, Boidol W, Bringmann P, Petri T, Kratzschmar J, Haendler B, Langer G, Baldus B, Witt W, *et al*. Plasminogen activators from the saliva of Desmodus rotundus (common vampire bat): unique fibrin specificity. Ann N Y Acad Sci. 1992; 667: 395-403.

96. Sappino AP, Madani R, Huarte J, Belin D, Kiss JZ, Wohlwend A, Vassalli JD. Extracellular proteolysis in the adult murine brain. J Clin Invest. 1993; 92(2): 679-85.

97. Seeds NW, Williams BL, Bickford PC. Tissue plasminogen activator induction in Purkinje neurons after cerebellar motor learning. Science. 1995; 270(5244): 1992-94.

98. Seeds NW, Basham ME, Haffke SP. Neuronal migration is retarded in mice lacking the tissue plasminogen activator gene. Proc Natl Acad Sci U S A. 1999; 96(24): 14118-23.

99. Seeds NW, Basham ME, Ferguson JE. Absence of tissue plasminogen activator gene or activity impairs mouse cerebellar motor learning. J Neurosci. 2003; 23(19): 7368-75.

100. Shikamoto Y, Morita T. Expression of factor X in both the rat brain and cells of the central nervous system. FEBS Lett. 1999; 463(3): 387-89.

101. Siao CJ, Tsirka SE. Tissue plasminogen activator mediates microglial activation via its finger domain through annexin II. J Neurosci. 2002; 22(9): 3352-58.

102. Siao CJ, Fernandez SR, Tsirka SE. Cell type-specific roles for tissue plasminogen activator released by neurons or microglia after excitotoxic injury. J Neurosci. 2003; 23(8): 3234-42.

103. Striggow F, Riek M, Breder J, Henrich-Noack P, Reymann KG, Reiser G. The protease thrombin is an endogenous mediator of hippocampal neuroprotection against ischemia at low concentrations but causes degeneration at high concentrations. Proc Natl Acad Sci U S A. 2000; 97(5): 2264-69.

104. Striggow F, Riek-Burchardt M, Kiesel A, Schmidt W, Henrich-Noack P, Breder J, Krug M, Reymann KG, Reiser G. Four different types of protease-activated receptors are widely expressed in the brain and are up-regulated in hippocampus by severe ischemia. Eur J Neurosci. 2001; 14(4): 595-608.

105. Sumi Y, Dent MA, Owen DE, Seeley PJ, Morris RJ. The expression of tissue and urokinase-type plasminogen activators in neural development suggests different modes of proteolytic involvement in neuronal growth. Development. 1992; 116(3): 625-37.

106. Szklarczyk A, Lapinska J, Rylski M, McKay RD, Kaczmarek L. Matrix metalloproteinase-9 undergoes expression and activation during dendritic remodeling in adult hippocampus. J Neurosci. 2002; 22(3): 920-30.

107. Tabrizi P, Wang L, Seeds N, McComb JG, Yamada S, Griffin JH, Carmeliet P, Weiss MH, Zlokovic BV. Tissue plasminogen activator (tPA) deficiency exacerbates cerebrovascular fibrin deposition and brain injury in a murine stroke model: studies in tPA-deficient mice and wild-type mice on a matched genetic background. Arterioscler Thromb Vasc Biol. 1999 Nov; 19(11): 2801-06.

108. Teesalu T, Kulla A, Asser T, Koskiniemi M, Vaheri A. Tissue plasminogen activator as a key effector in neurobiology and neuropathology. Biochem Soc Trans. 2002; 30(2): 183-89. Review.

109. Thewke DP, Seeds NW. The expression of mRNAs for hepatocyte growth factor/scatter factor, its receptor c-met, and one of its activators tissue-type plasminogen activator show a systematic relationship in the developing and adult cerebral cortex and hippocampus. Brain Res. 1999; 821(2): 356-67.

110. Tsirka SE, Rogove AD, Bugge TH, Degen JL, Strickland S. An extracellular proteolytic cascade promotes neuronal degeneration in the mouse hippocampus. J Neurosci. 1997; 17(2): 543-52.

111. Tsirka SE, Rogove AD, Strickland S. Neuronal cell death and tPA. Nature. 1996;384(6605):123-24

112. Tsirka SE, Gualandris A, Amaral DG, Strickland S. Excitotoxin-induced neuronal degeneration and seizure are mediated by tissue plasminogen activator. Nature. 1995; 377(6547): 340-44.

113. Vaughan PJ, Pike CJ, Cotman CW, Cunningham DD. Thrombin receptor activation protects neurons and astrocytes from cell death produced by environmental insults. J Neurosci. 1995; 15(7 Pt 2): 5389-401.

114. Vivien D, Buisson A. Serine protease inhibitors: novel therapeutic targets for stroke? J Cereb Blood Flow Metab. 2000; 20(5): 755-64. Review.

115. Wang YF, Tsirka SE, Strickland S, Stieg PE, Soriano SG, Lipton SA. Tissue plasminogen activator (tPA) increases neuronal damage after focal cerebral ischemia in wild-type and tPA-deficient mice. Nat Med. 1998; 4(2): 228-31.

116. Wang J, Tsirka SE. Neuroprotection by inhibition of matrix metalloproteinases in a mouse model of intracerebral haemorrhage. Brain. 2005; 128(Pt 7): 1622-33.

117. Wang X, Jung J, Asahi M, Chwang W, Russo L, Moskowitz MA, Dixon CE, Fini ME, Lo EH. Effects of matrix metalloproteinase-9 gene knock-out on morphological and motor outcomes after traumatic brain injury. J Neurosci. 2000; 20(18): 7037-42.

118. Wang YF, Tsirka SE, Strickland S, Stieg PE, Soriano SG, Lipton SA. Tissue plasminogen activator (tPA) increases neuronal damage after focal cerebral ischemia in wild-type and tPA-deficient mice. Nat Med. 1998; 4(2): 228-31.

119. Weinstein JR, Gold SJ, Cunningham DD, Gall CM. Cellular localization of thrombin receptor mRNA in rat brain: expression by mesencephalic dopaminergic neurons and codistribution with prothrombin mRNA. J Neurosci. 1995; 15(4): 2906-19.

120. Weinstein JR, Lau AL, Brass LF, Cunningham DD. Injury-related factors and conditions down-regulate the thrombin receptor (PAR-1) in a human neuronal cell line. J Neurochem. 1998; 71(3): 1034-50.

121. Wu YP, Siao CJ, Lu W, Sung TC, Frohman MA, Milev P, Bugge TH, Degen JL, Levine JM, Margolis RU, Tsirka SE. The tissue plasminogen activator (tPA)/plasmin extracellular proteolytic system regulates seizure-induced hippocampal mossy fiber outgrowth through a proteoglycan substrate. J Cell Biol. 2000; 148(6): 1295-304.

122. Xi G, Keep RF, Hua Y, Xiang J, Hoff JT. Attenuation of thrombin-induced brain edema by cerebral thrombin preconditioning. Stroke. 1999; 30(6): 1247-55.

123. Xi G, Hua Y, Keep RF, Hoff JT. Induction of colligin may attenuate brain edema following intracerebral hemorrhage. Acta Neurochir Suppl. 2000; 76: 501-05.

124. Xi G, Reiser G, Keep RF. The role of thrombin and thrombin receptors in ischemic, hemorrhagic and traumatic brain injury: deleterious or protective? J Neurochem. 2003; 84(1): 3-9.

125. Xue M, Del Bigio MR. Acute tissue damage after injections of thrombin and plasmin into rat striatum. Stroke. 2001; 32(9): 2164-69.

126. Xue M, Hollenberg MD, Yong VW. Combination of thrombin and matrix metalloproteinase-9 exacerbates neurotoxicity in cell culture and intracerebral hemorrhage in mice. J Neurosci. 2006; 26(40): 10281-91.

127. Yepes M, Sandkvist M, Coleman TA, Moore E, Wu JY, Mitola D, Bugge TH, Lawrence DA. Regulation of seizure spreading by neuroserpin and tissue-type plasminogen activator is plasminogen-independent. J Clin Invest. 2002; 109(12): 1571-78.

128. Yong VW, Power C, Forsyth P, Edwards DR Metalloproteinases in biology and pathology of the nervous system. Nat Rev Neurosci. 2001; 2(7): 502-11.

129. Zhang Z, Zhang L, Yepes M, Jiang Q, Li Q, Arniego P, Coleman TA, Lawrence DA, Chopp M. Adjuvant treatment with neuroserpin increases the therapeutic window for tissue-type plasminogen activator administration in a rat model of embolic stroke. Circulation. 2002; 6(6): 740-45.

130. Zhang JW, Deb S, Gottschall PE. Regional and age-related expression of gelatinases in the brains of young and old rats after treatment with kainic acid. Neurosci Lett. 2000; 295(1-2): 9-12.

131. Zhuo M, Holtzman DM, Li Y, Osaka H, DeMaro J, Jacquin M, Bu G. Role of tissue plasminogen activator receptor LRP in hippocampal long-term potentiation. J Neurosci. 2000; 20(2): 542-49.

Capítulo 11. Plasticidad, neurogénesis y angiogénesis

I. LIZASOAIN, M. A. MORO, D. FERNÁNDEZ-LÓPEZ,
J. M. PRADILLO, T. SOBRINO[1], J. CASTILLO[1]

Departamento de Farmacología
Facultad de Medicina
Universidad Complutense de Madrid
Madrid

Servicio de Neurología
División de Neurología Vascular[1]
Laboratorio de Investigación en Neurociencias Clínicas
Hospital Clínico Universitario
Universidad de Santiago de Compostela
Santiago de Compostela

Dirección para correspondencia
Universidad Complutense de Madrid
Dr. Ignacio Lizasoain
ignacio.lizasoain@med.ucm.es

Abreviaturas: BDNF: factor neurotrófico de origen cerebral *(brain-derived neurotrophic factor)*; bFGF: factor de crecimiento fibroblástico básico *(basic fibroblast growth factor)*; CPNs: células progenitoras/madre neurales; EGF: factor de crecimiento epidérmico; EPO: eritropoyetina; GD: giro dentado; G-CSF: factor estimulante de colonias de granulocitos *(granulocyte-colony stimulating factor)*; LTD: depresión perdurable; LTP: potenciación perdurable; MCAO: oclusión de la arteria cerebral media *(middle cerebral artery occlusion)*; PDGF: factor de crecimiento derivado de plaquetas *(platelet-derived growth factor)*; TGF-b: factor de crecimiento transformante b *(transforming growth factor b)*; SNC: sistema nervioso central; VEGF: factor de crecimiento endotelio-vascular *(vascular endothelial growth factor)*; ZSG: zona subgranular; ZSV: zona subventricular.

1 Introducción

El ictus es la segunda-tercera causa de muerte en el mundo occidental y la prinicipal causa de discapacidad en el adulto. Sin embargo, menos del 0,5% de los pacientes con ictus reciben el único tratamiento actualmente disponible, es decir, el fibrinolítico. Teniendo en cuenta que la incidencia de la enfermedad está creciendo, parece obligada la búsqueda de nuevos tratamientos. Después de un ictus, hay que diferenciar dos momentos en los que actuar farmacológicamente:

a) La fase aguda, con los fármacos neuroprotectores.
b) La fase crónica, con los fármacos neuroreparadores.

Mientras la ventana terapéutica de los fármacos neuroprotectores es pequeña (de 0, 3 y 6 horas, en el mejor de los casos), la ventana terapéutica de la neurorreparación es mucho más amplia (días y semanas, e incluso meses). Se puede afirmar, por lo tanto, que, después de un ictus, la mayoría de pacientes pueden recibir algún tratamiento de tipo farmacológico.

Tras el ictus, se sabe que existe un proceso lento, espontáneo y persistente de recuperación; a nivel clínico, este proceso puede observarse durante meses. Durante los primeros días, la recuperación se debe, fundamentalmente, a la recuperación del edema y a la recuperación de neuronas de la zona de penumbra; sin embargo, una gran parte de la recuperación posterior se debe a los procesos de plasticidad cerebral, tanto ipsilesional como contralesional. Los procesos de neurogénesis y angiogénesis también contribuyen de forma importante a la recuperación postictus. El estudio de los mecanismos que regulan estos procesos, así como de las herramientas farmacológicas disponibles, ayudarán, sin duda, a determinar el papel futuro de la neurorreparación.

2   Mecanismos de recuperación funcional tras un ictus

Existen varios mecanismos que pueden intervenir en la recuperación funcional postictus.[1]

2.1   Restitución de la zona de penumbra

La restitución de la zona de penumbra implica que el tejido afectado posee energía suficiente para sobrevivir durante un corto período de tiempo pero no para ejercer su función. Teniendo en cuenta que las neuronas de esta zona son capaces de ser recuperadas, limitar el área de infarto se convierte en la máxima prioridad. De hecho, la zona de penumbra constituye el principal objetivo de tratamiento durante la fase aguda después del ictus, y se considera que una reperfusión eficaz es responsable de la restitución del tejido y, por lo tanto, del proceso de recuperación funcional espontánea que se observa en los primeros días. Para aumentar dicho proceso, los fármacos neuroprotectores pueden ser de gran utilidad.[2]

2.2   Plasticidad cerebral

Uno de los mecanismos más importantes que contribuyen a la recuperación funcional tras un ictus es la plasticidad cerebral. Ésta se define como *aquellos cambios anatómicos y funcionales del SNC que se producen con el fin de mejorar la recuperación funcional.* Dichos cambios son, en definitiva, la respuesta a los estímulos fisiológicos y secundarios que acontecen tras un ictus y a su consecuencia más inmediata, el daño cerebral.[3,4] Los mecanismos responsables de estos cambios plásticos son:

a) La regulación de circuitos cerebrales con activación de vías paralelas para llevar a cabo funciones dañadas.
b) El desenmascaramiento de vías funcionales silentes.
c) La formación de nuevos brotes y espinas dendríticas de neuronas supervivientes con creación de nuevas sinapsis.[1,5]

El perfil temporal de los cambios refleja diferentes mecanismos. Así, los cambios a corto plazo se deben, fundamentalmente, al reforzamiento de circuitos neuronales existentes por desenmascaramiento de sinapsis que están silentes a través de modular mecanismos GABAérgicos. Los cambios a largo plazo engloban, no sólo el desenmascaramiento de sinapsis, sino también la regeneración axonal con formación y cambios en la forma, el número y el tipo de sinapsis.[5]

Lesiones agudas cerebrales, como las que se producen tras un ictus, desencadenan los fenómenos llamados diasquisis.[6] Se entiende por diasquisis a la pérdida brusca de función en zonas remotas al cerebro pero con conexiones anatómicas a la zona dañada. Uno de los mecanismos responsables de esta depresión de la actividad neuronal es la excitotoxicidad por glutámico. En este sentido, la resolución de la diasquisis contribuye a la recuperación funcional tras un ictus,[6,7] y en dicha resolución no sólo están implicados ambos hemisferios (el ipsilesional y el contralesional) sino también la médula espinal y el cerebelo.[7]

El desenmascaramiento de sinapsis silentes, en particular a nivel cortical, se debe a rápidos desbloqueos de la inhibición GABAérgica existente. Hay quienes sugieren que también podría deberse a procesos relacionados con la potenciación y la depresión perdurables (LTP y LTD), dos procesos que han sido asociados a los aumentos y cambios morfológicos de las espinas dendríticas.[8,9]

La formación de nuevos brotes y espinas dendríticas y la sinaptogénesis son, probablemente, los principales responsables de la plasticidad cerebral a largo plazo.[10] Las espinas dendríticas son las dianas postsinápticas más importantes en la transmisión glutamatérgica del cerebro adulto y una de las principales dianas de la plasticidad sináptica.[11] Las espinas dendríticas y las propias dendritas están sometidas a un constante remodelaje por la acción de neurotransmisores, factores neurotróficos, proteínas sinápticas de nueva síntesis y por la expresión de genes.[12] Por último, es evidente que uno de los principales determinantes de la sinaptogénesis es el entrenamiento.[13,14]

2.3 Neurogénesis

El descubrimiento de la neurogénesis adulta está considerada como un nuevo componente de la recuperación funcional y podría revolucionar la terapéutica del ictus.[15] En 1962, Joseph Altman describió, por primera vez, nuevas neuronas en el cerebro adulto [16] y un año más tarde sugirió que la neurogénesis en mamíferos es un proceso que continúa después del nacimiento.[17] En 1977, Kaplan y Hinds confirmaban esta hipótesis y demostraban la formación de nuevas neuronas en el giro dentado y en el bulbo olfatorio de ratas adultas.[18] Desde la década de los 90 del siglo pasado, la investigación en este área ha sido exponencial: desde entonces se ha demostrado que existe neurogénesis en el sistema nervioso adulto –incluido el humano– y que ésta puede ser estimulada después del daño cerebral que sigue al ictus.[19,20] En 1998, Liu *et al.*[21] describieron por primera vez neurogénesis en el giro dentado a partir de una isquemia global en jerbos.

Regiones implicadas en la neurogénesis: La generación de nuevas neuronas o neurogénesis a partir de células progenitoras/madre neurales (CPNs) ocurre fundamentalmente en dos áreas específicas del cerebro adulto: la zona subgranular (ZSG) del giro dentado hipocampal, desde donde las neuronas migran hacia la capa celular granular; y la zona subventricular (ZSV) del cerebro anterior, desde donde las neuronas migran por la vía rostral migratoria al bulbo olfatorio (véase la figura 1).[1] También se ha descrito neurogénesis en

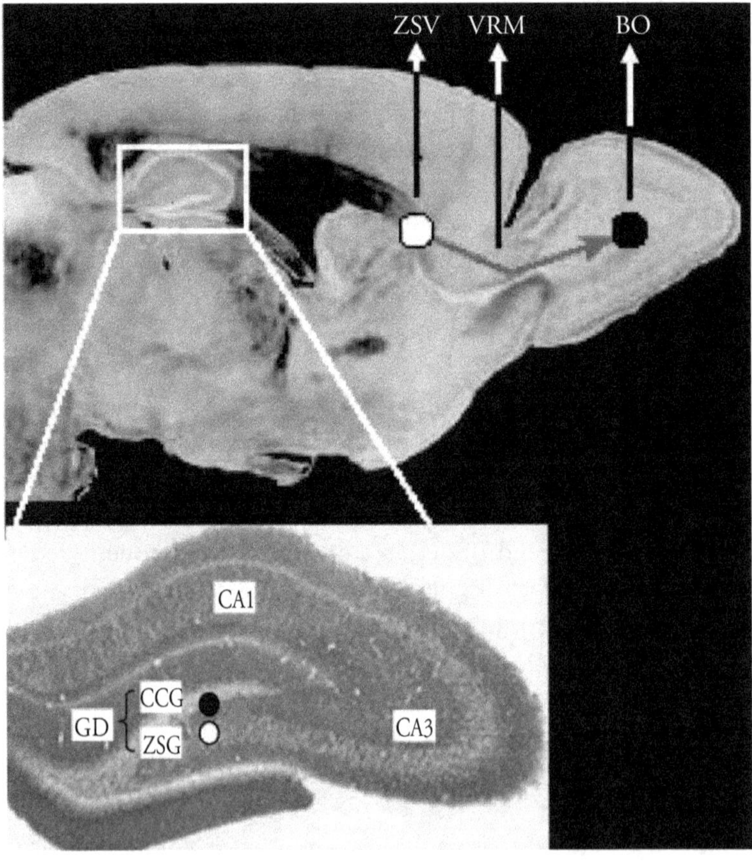

Figura 1. Neurogénesis en la zona subventricular (ZSV). Las neuronas migran por la vía rostral migratoria (VRM) al bulbo olfatorio (BO). Neurogénesis en la zona subgranular (ZSG) del giro dentado (GD). Las neuronas migran a la capa celular granular (CCG).

algunas áreas corticales, en la sustancia negra y en las zonas periinfarto, pero en torno a estas otras posibilidades existe un debate que, hoy por hoy, todavía permanece abierto.

Las CPN están presentes durante el desarrollo embrionario y postnatal y persisten durante la vida adulta. Las CPN son células que tienen capacidad para:

1) Regenerar copias exactas de sí mismas.
2) Producir un crecimiento y una división celular de tipo exponencial.
3) Producir neuronas maduras y glía.
4) Producir estirpes neuronales y gliales que migran y maduran en respuesta a una variedad de señales, incluida la isquemia.

Las CPN también pueden ser aisladas de la médula espinal, el diencéfalo y otras regiones cerebrales.[22]

Los procesos de isquemia cerebral producen un incremento de la neurogénesis, tanto en la zona subgranular[23] como en la zona subventricular.[24]

Regulación de la neurogénesis: Se han descrito una serie de factores internos y externos que regulan la neurogénesis. Entre los factores internos destacan los genéticos (genes como Notch, BMP, Noggin, etc.), los factores de crecimiento (BDNF, EGF, VEGF, etc.), los neurotransmisores (glutámico, serotonina, noradrenalina, dopamina, etc.), las hormonas (estrógenos) y la edad. Y entre los factores externos sobresalen los ambientales (la actividad física, los ambientes enriquecidos, etc.) y los patológicos (el estrés, la isquemia, etc.). El proceso de neurogénesis se desarrolla en 3 fases en las cuales actúan diferentes mecanismos de regulación (véase la figura 2):[1]

a) *Proliferación*: En esta fase se implican diferentes factores de crecimiento, como el bFGF, el EGF y el BDNF; así como otras moléculas como neurotransmisores, hormonas, eritropoyetina, inhibidores de caspasa y diversos fármacos antiinflamatorios.
b) *Migración*: Regulan esta fase los factores quimiotrópicos, como las integrinas, las efrinas y las reelinas.
c) Regulación molecular de la *diferenciación, integración y supervivencia*: esta última fase parece que la llevan a cabo los astrocitos.

En circunstancias patológicas, se han descrito otros factores que también pueden estar involucrados en la regulación de la neurogénesis. En relación con los factores de crecimiento, la isquemia cerebral es un potente inductor de la expresión de EGF, bFGF, BDNF y VEGF, los cuales, a su vez, inducen —como ya se ha comentado— los procesos de neurogénesis. Los mecanismos glutamatérgicos también ejercen un papel muy importante en la regulación de la neurogénesis.

El proceso de supervivencia es de gran importancia. Según se ha comprobado, tras un ictus, más del 80 % de las nuevas neuronas mueren durante las primeras semanas.[25] En este contexto, por lo tanto, para mejorar la recuperación funcional, no sólo se debe aten-

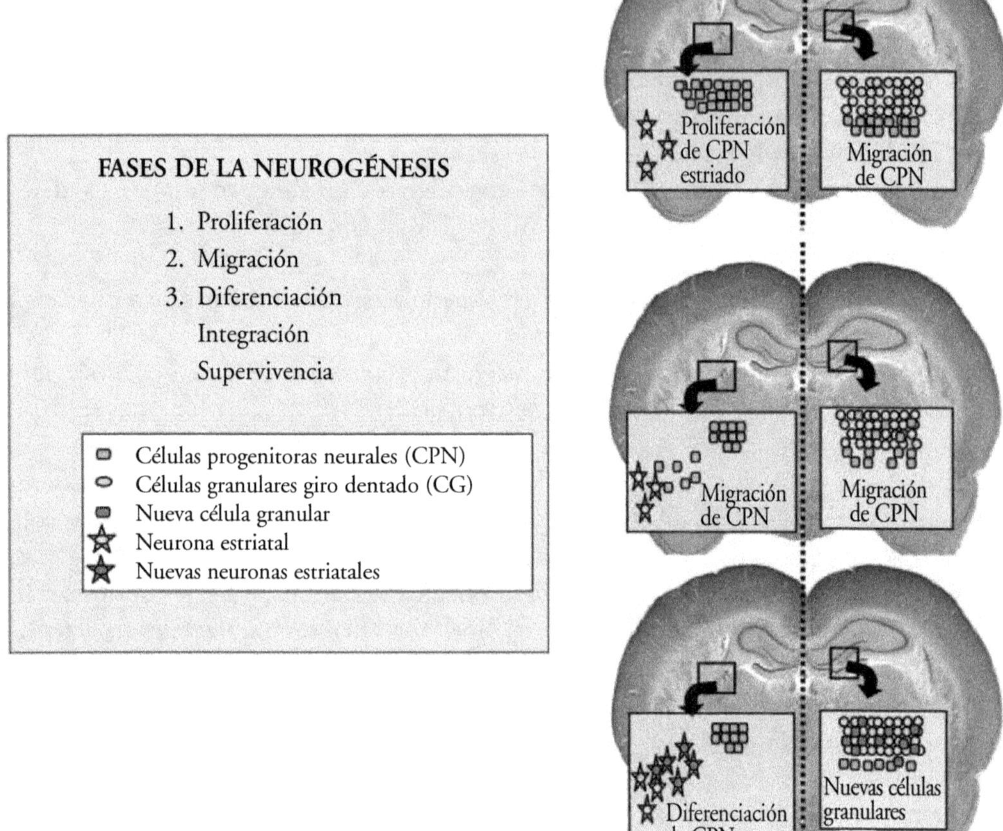

Figura 2. Fases de la neurogénesis. (Modificada de Hurtado et al.)[1]

der a la proliferación, sino también a los fenómenos de supervivencia y, por supuesto, a los de diferenciación.

2.4 *Angiogénesis*

Estimulando la angiogénesis se producen nuevos vasos con el fin de incrementar la circulación colateral. Se trata de un proceso directamente relacionado con la neurogénesis, ya que el aporte sanguíneo es necesario para la supervivencia y el desarrollo de las nuevas neuronas.[26] La angiogénesis se produce en el cerebro humano después de un ictus, pero también puede ser estimulada con diferentes agentes. Se han descrito factores pro-angiogénicos, entre los cuales se encuentran: citoquinas proinflamatorias (IL-1β, TNF-α), el NO, factores de crecimiento (TGF-β, PDGF, VEGF, FGF, etc.) que, además, son expresados o liberados después de un proceso isquémico.

VEGF, por ejemplo, desempeña un papel muy importante en la respuesta vascular tras una isquemia cerebral. La isquemia estimula la expresión de este factor y éste, a su vez, promueve la formación de nuevos vasos cerebrales. Además, se ha descrito que la administración de VEGF produce tanto neurogénesis como angiogénesis tras el daño isquémico.

Según se ha expuesto y a modo de conclusión, los tres procesos que se encuentran implicados en la neurorreparación (neurogénesis, angiogénesis y plasticidad sináptica) se producen en el cerebro adulto de forma natural, y tras diferentes situaciones patológicas. Sin embargo, son procesos que también se pueden mimetizar utilizando la terapia celular o estimulando los fenómenos de neurorreparación endógena mediante diversos tratamientos farmacológicos.

3   Terapia celular

El objetivo primordial de la terapia celular es mimetizar los procesos de neurorreparación que, de forma natural, se producen en el cerebro. El transplante celular es una técnica que está bien establecida como tratamiento de algunas enfermedades hematopoyéticas o autoinmunes; en el ictus, sin embargo, todavía existen multitud de cuestiones por resolver.[27]

A nivel experimental las células humanas que se han utilizado para transplantar en modelos animales de isquemia cerebral son de tres tipos:

a) Células progenitoras/madre neurales (CPN) obtenidas de tejido fetal.
b) Líneas celulares neurales.
c) Células estromales y progenitoras hematopoyéticas/endoteliales derivadas de la médula ósea, de sangre del cordón umbilical, de sangre periférica o de tejido adiposo.[27]

Tanto las CPN como las líneas celulares han sido estudiadas en modelos animales con cierto éxito, aunque según se ha visto no siempre existe una correlación entre la recuperación funcional observada en los animales y la diferenciación o supervivencia celular tras el transplante. A nivel clínico, sólo existen dos ensayos clínicos finalizados: uno de fase II (12 pacientes) y otro de fase III (18 pacientes). Los pacientes diagnosticados de infarto de ganglios basales fueron tratados con implantes de neuronas generadas de la línea celular de teratocarcinoma humano (NT era-2) en la zona infartada. El tratamiento fue seguro y ningún sujeto presentó efectos adversos relacionados con el transplante celular, incluso 5 años después del tratamiento. Sin embargo, no se objetivó ninguna mejoría funcional significativa cuando se compararon los resultados con los del grupo control.[28] (www.strokecenter.org/trials/).

Las células estromales y hematopoyéticas también han sido empleadas a nivel experimental con resultados similares a los descritos anteriormente. Al igual que en las CPN, la correlación entre la mejoría funcional y el número o tipo de células transplantadas tampoco está clara. Este tipo de células presentan unas ventajas especialmente destacables: en primer lugar, no es necesario asociar tratamientos inmunosupresores ya que se trata de trasplantes autologos; y en segundo lugar no plantean los problemas éticos que pueden darse con otros tipos de células. Existe un ensayo clínico en marcha con células sanguíneas humanas derivadas del cordón umbilical para el tratamiento del traumatismo cerebral.

Como se ha sugerido anteriormente, existen muchas preguntas todavía por resolver: ¿Qué paciente es el más óptimo para recibir un transplante? ¿Qué tipo de células es mejor transplantar? ¿En qué cantidad o concentración? ¿En qué momento administrarlas? ¿Qué efectos adversos puede producir este tipo de tratamiento (efectos tumorigénicos, etc.)? Todas estas cuestiones deberán estudiarse para que la terapia celular se convierta en otra opción terapéutica más para el tratamiento del ictus.

4 Terapia farmacológica

La terapia farmacológica está orientada a estimular los procesos endógenos de neurorreparación. En ausencia de terapia farmacológica, la rehabilitación es el tratamiento más útil para mejorar la recuperación funcional tras un ictus.[14,29] Según los resultados publicados del ensayo EXCITE,[14] la terapia de movimiento inducida por restricción ha demostrado ser beneficiosa durante al menos un año. Ésta consiste, básicamente, en la restricción de los movimientos del miembro superior no lesionado y la ejecución en forma intensiva de ejercicios y diversas actividades con el miembro superior lesionado.

En la tabla 1 se relacionan los diferentes fármacos que han sido implicados en procesos de neurorreparación.[30,31] Entre los que afectan la transmisión noradrenérgica destacan la anfetamina, el metilfenidato y la levodopa; en modelos animales de isquemia cerebral, se ha demostrado que todos ellos estimulan los procesos implicados en la neurorreparación.[29,30] De todas formas, a nivel clínico, no existen suficientes estudios para recomendar su uso. Los ensayos clínicos existentes, en general, demuestran que los fármacos son seguros, pero el número de pacientes incluidos es pequeño y no se tienen unos resultados contrastados. Actualmente, existe un ensayo clínico en marcha con anfetamina (AESR *–amphetamine enhanced stroke recovery trial–*) para incrementar el número de pacientes (www.strokecenter.org/trials/).

Los inhibidores selectivos de la recaptación de serotonina (fluoxetina y paroxetina) también son eficaces a nivel experimental, pero a nivel clínico la mejoría en la recuperación funcional no difiere con respecto a los grupos con placebo.

En modelos animales, otro tratamiento que ha demostrado mejorar la plasticidad sináptica es el tratamiento con factores de crecimiento (VEGF, bFGF, BDNF, G-CSF). Sin embargo, un ensayo clínico en fase III con bFGF tuvo que detenerse antes de finalizar ya que se detectó que existía una mayor mortalidad. Algunos de los efectos adversos encontrados fueron leucocitosis y disminución de la presión arterial. STEMS (*stem cell trial of recovery enhancement after stroke*) es un ensayo clínico con G-CSF finalizado que demuestra la seguridad del tratamiento pero sin eficacia terapéutica. (www.strokecenter.org/trials/).

Terapia farmacológica
1. Fármacos noradrenérgicos
– Anfetamina
– Metilfenidato
– Levodopa
2. Inhibidores selectivos de la recaptación de serotonina
– Fluoxetina
– Paroxetina
3. Inhibidores de mielina
– Anticuerpos anti-Nogo A
4. Toxina botulínica A
5. Citicolina
6. Factores de crecimiento
– VEGF
– bFGF
– BDNF
– G-CSF
7. Estatinas
8. Fármacos nitrérgicos
– Inhibidores 5 fosfodiesterasa (sildenafil)
– Donantes de NO (deta-nonoato)
– Análogos de GMP cíclico
9. Eritropoyetina

Tabla 1. Fármacos que estimulan los procesos de neurogénesis, angiogénesis y plasticidad sináptica.

Por otro lado, un factor importante que limita la plasticidad sináptica tras las lesiones cerebrales es la presencia de mielina en las proteínas que inhiben el crecimiento axonal (Nogo-A).[32] Los inhibidores de mielina, como los anticuerpos anti-Nogo-A, producen recuperación funcional y neurorreparación a nivel experimental.

Las estatinas son un grupo de fármacos que merecen una mención especial, ya que su seguridad y tolerabilidad ha sido demostrada suficientemente en múltiples ensayos clínicos llevados a cabo con un elevado número de pacientes. Además, modelos experimentales de isquemia cerebral han aportado evidencias claras de que las estatinas ejercen un efecto beneficioso como neurorreparadores. A nivel clínico, no hay ensayos en marcha de neurorreparación.

La toxina botulínica A es eficaz para el tratamiento de la espasticidad tras un ictus y existen diferentes ensayos clínicos en marcha para confirmar los resultados. A pesar de ello, no existe una correlación clara entre la mejoría y los cambios funcionales observados.

Los fármacos que actúan a nivel nitrérgico, como los donantes de NO (DETA-NONOato), los inhibidores de la fosfodiesterasa tipo V (sildenafil) o los análogos del GMP cíclico, son eficaces para estimular los procesos de neurorreparación pero sólo a nivel experimental y con resultados contradictorios debido al papel dual que tiene el NO en la neurogénesis cerebral.[33]

La eritropoyetina es una hormona de crecimiento eritropoyético que regula la supervivencia, proliferación y diferenciación de células progenitoras eritroides. Su eficacia ha sido demostrada a nivel experimental y existen ensayos clínicos para demostrar la seguridad del compuesto.

Por último, recientemente hemos demostrado a nivel experimental que un tratamiento crónico con citicolina en ratas isquémicas produce una mejoría de la integración sensorimotora y de la función motora asimétrica que se asocia con un aumento de la plasticidad sináptica.[34] Citicolina es un neuroprotector catalogado como estabilizador de membranas, que es bien tolerado por los pacientes y que ha demostrado su seguridad en ensayos clínicos con un número amplio de pacientes.[35] Nuestros resultados poseen importantes implicaciones en el futuro tratamiento rehabilitador de pacientes con ictus.

5   Conclusiones

La ventana terapéutica de los fármacos neurorreparadores es mucho más amplia que la ventana terapéutica de los fármacos neuroprotectores. Esto explica que la terapia neurorreparadora pueda extenderse a la mayoría de los pacientes después de un ictus.

En este contexto, existe un proceso espontáneo y persistente de recuperación que incluye neurogénesis, angiogénesis y plasticidad sináptica. Estos procesos pueden también ser mimetizados o estimulados con terapia celular o farmacológica, respectivamente. El estudio de los mecanismos que regulan estos procesos, así como de las herramientas farmacológicas disponibles, aportarán datos muy útiles que ayudarán a determinar el papel futuro de la neurorreparación.

BIBLIOGRAFÍA

1. Hurtado O, Pradillo JM, Alonso-Escolano D, Lorenzo P, Sobrino T, Castillo J, Lizasoain I, Moro MA. Neurorepair versus neuroprotection in stroke. Cerebrovasc Dis. 2006; 21: 54-63.
2. Phan TG, Wright PM, Markus R, Howells DW, Davis SM, Donnan GA. Salvage the ischemic penumbra: More than just reperfusion? Clin Exp Pharmacol Physiol. 2002; 29: 1-10.
3. Johansson BB. Regeneration and plasticity in the brain and spinal cord. J Cereb Blood Flow Metab. 2007 Mar 28.
4. Lee RG, van Donkelaar P. Mechanisms underlying functional recovery after stroke. Can J Neurol Sci. 1995; 22: 257-63.

5. Calabresi P, Centonze D, Pisani A, Cupini LM, Bernardi G. Synaptic plasticity in the ischemic brain. Lancet Neurol. 2003; 2: 622-29.
6. Carmichael ST, Tatsukawa K, Katsman D, Tsuyuguchi N, Kornblum HI. Evolution of diaschisis in a focal stroke model. Stroke. 2004; 35: 758-63.
7. Seitz RJ, Azari NP, Kmorr U, Binkofsky F, Herzog H, Freund HJ. The role of diaschisis in stroke recovery. Stroke 1999; 30: 1844-850.
8. Hess G, Aizenmann C, Donoghue JP. Conditions for the induction of long-term potentiation in layer II/III horizontal connections of the rat motor cortex. J Neurophysiol. 1996; 75: 1765-778.

9. Hess G, Donoghue JP. Long-term depression of horizontal connections in rat motor cortex. Eur J Neurosci. 1996; 8: 658-65.

10. Toni N, Buchs PA, Nikonenko CR, Bron CR, Muller D. LTP promotes formation of multiple spine synapses between a single axon terminal and a dendrite. Nature. 1999; 402: 421-25.

11. Stroemer RP, Kent TA, Hulsebosch CE. Neocortical neural sprouting, synaptogenesis, and behavioural recovery after neocortical infarcts in rats. Stroke. 1995; 26: 2135-144.

12. Kawamata T, Dietrich WD, Schallert T, Gotts JE, Cocke RR, Benowitz LI, Finklestein SP. Intracisternal basic fibroblast growth factor enhanced functional recovery and upregulates the expression of a molecular marker of neuronal sprouting following focal cerebral infarction. Proc Natl Acad Sci USA. 1997; 94: 8179-184.

13. Johansson BB, Ohlsson AL. Environment, social interaction, and physical activity as determinants of functional outcome after cerebral infarction in the rat. Exp Neurol. 1996; 139: 322-27.

14. Wolf SL, Winstein CJ, Miller JP, Taub E, Uswatte G, Morris D, Giuliani C, Light E, Nichols-Larsen D. Effect of constraint-induced movement therapy on upper extremity function 3-9 months after stroke. JAMA. 2006; 296: 2095-104.

15. Nadareishvili Z, Hallenbeck J. Neural regeneration after stroke. New Engl J Med. 2003; 348: 2355-356.

16. Altman J. Are new neurons formed in the brains of adult mammals? Science. 1962; 135: 1127-128.

17. Altman J. Autoradiographic investigation of cell proliferation in the brians of rats and cats. Anatomical Records. 1963; 145: 573-91.

18. Kaplan MS, Hinds JW. Neurogenesis in the adult rat: electron microscopic analysis of ligth radioautograps. Science. 1977; 197: 1092-94.

19. Eriksson PS, Perfilieva E, Bjork-Eriksson T, Alborn AM, Nordborg C, Peterson DA, Gage FH. Neurogenesis in the adult human hippocampus. Nat. Med. 1998; 4: 1313-317.

20. Kokaia Z, Lindvall O. Neurogenesis after ischaemic brain insults: Curr Opin Neurobiol. 2003; 13: 127-32.

21. Liu J, Solway K, Messing RO, Sharp FR. Increased neurogenesis in the dentate gyrus after trasient global ischemia in gerbils. J Neurosci. 1998; 18: 7768-778.

22. Weiss S, Dunne C, Hewson J, Wohl C, Wheatley M, Peterson AC, Reynolds BA. Multipotent CNS stem cells are present in the adult mammalian spinal cord and ventricular neuroaxis. J Neurosci. 1996; 16: 7599-609.

23. Arvidsson A, Kokaia Z, Lindvall O. N-methyl-D-aspartate receptor-mediated increase of neurogenesis in adult rat dentate gyrus following stroke. Eur J Neurosci. 2001; 14: 10-18.

24. Jin K, Minami M, Lan JQ, Mao XO, Batteur S, Simon RP, Greenberg DA. Neurogenesis in dentate subgranular zone and rostral subventricular zone after focal cerebral ischemia in the rat. Proc Natl Acad Sci USA. 2001; 98: 4710-715.

25. Arvidsson A, Collin T, Kirik D, Kokaia Z, Lindvall O. Neuronal replacement form endogenous precursors in the adult brain after stroke. Nat Med. 2002; 8: 963-70.

26. Slevin M, Kumar P, Gaffney J, Kumar S, Krupinski J. Can angiogenesis be exploited to improve stroke outcome? Mechanisms and therapeutic potential. Clinical Sci. 2006; 111: 171-83.

27. Bliss T, Guzman R, Daadi M, Steinberg GK. Cell transplantation therapy for stroke. Stroke. 2007; 38: 817-26.

28. Kondziolka D, Wechsler L, Goldstein S, Meltzer C, Thulborn KR, Gebel J, Jannetta P, DeCesare S, Elder EM, McGrogan M, Reitam MA, Bynum L. Transplantation of cultured human neuronal cells for patients with stroke. Neurology. 2000; 55: 565-69.

29. Dobkin BH. Strategies for stroke rehabilitation. Lancet Neurol. 2004; 3: 528-36.

30. Chen J, Chopp M. Neurorestorative treatment of stroke: cell and pharmacological approaches. NeuroRx. 2006; 3: 466-73.

31. Hesse S. Recovery of gait and other motor functions after stroke: Novel physical and pharmacological treatment strategies. Restor Neurol Neurosci. 2004; 22: 359-69.

32. Schwab ME. Myelin-associated inhibitors of neurite growth and regeneration in the CNS. Trends Neurosci. 1990; 13: 452-56.

33. Cárdenas A, Moro MA, Hurtado O, Leza JC, Lizasoain I. Dual role of nitric oxide in adult neurogenesis. Brain Res Rev. 2005; 50: 1-6.

34. Hurtado O, Cárdenas A, Pradillo JM, Morales JR, Ortego F, Sobrino T, Castillo J, Moro MA, Lizasoain I. A chronic treatment with CDP-choline improves functional recovery and increases neuronal plasticity after experimental stroke. Neurobiol Dis. 2007; 26: 105-11.

35. Dávalos A, Castillo J, Alvarez-Sabín J, Secades JJ, Mercadal J, Lopez S, Cobo E, Warach S, Sherman D, Clark WM, Lozano R. Oral citicoline in acute ischemic stroke. An individual patient data pooling analysis of clinical trials. Stroke. 2002; 33: 2850-857.

Capítulo 12. Visualización del flujo cerebral y del parénquima cerebral isquémico

A. M. Planas

Institut d'Investigacions Biomèdiques
de Barcelona (IIBB)
Consejo Superior de Investigaciones
Científicas (CSIC)
Institut d'Investigacions Biomèdiques
«August Pi i Sunyer» (IDIBAPS)
Barcelona

Dirección para correspondencia
Institut d'Investigacions
Biomèdiques de Barcelona (IIBB)
Dra. A. M. Planas
ampfat@iibb.csic.es

La intensidad y la duración de la caída del flujo sanguíneo determinan la gravedad de la lesión isquémica. Actualmente, en el ámbito hospitalario, existen de herramientas básicas que permiten visualizar y evaluar las alteraciones del flujo sanguíneo y de la lesión tisular, dos aspectos clave en el diagnóstico del ictus. De todas estas herramientas, la más esencial es el láser Doppler que, aplicado a nivel transcraneal, permite identificar alteraciones del flujo sanguíneo de manera muy precisa en zonas localizadas del cerebro.[1] Esta tecnología también se aplica en animales de experimentación, a los que se induce isquemia cerebral por MCAO o por oclusión de las arterias carótidas comunes, y resulta indispensable para determinar el éxito de la operación quirúrgica. Las técnicas de neuroimagen permiten visualizar el flujo sanguíneo y el estado del parénquima cerebral en zonas más amplias del cerebro mediante sistemas tomográficos. Aunque otras técnicas, como la angioradiografía y la tomografía computerizada (CT), se utilizan frecuentemente en la práctica clínica para el diagnóstico de oclusión y para descartar hemorragia, en este capítulo se describen qué aplicaciones tienen la resonancia magnética (RM) y la tomografía por emisión de positrones (TEP) en el ámbito del ictus isquémico.

1 Aplicaciones de la resonancia magnética en la isquemia cerebral

1.1 *La resonancia magnética por difusión*

La RM tiene un papel fundamental en el diagnóstico del ictus,[2] y adquiere una importancia clave gracias al concepto de *mismatch* o *discrepancia* entre la zona que muestra alteración de la difusión (DWI) y la zona con alteración de la perfusión (PWI). Este concepto asocia la zona de hipoperfusión que no se acompaña de lesión por difusión con la zona de riesgo o zona de penumbra isquémica. Esta hipótesis asume dos premisas que ahora se sabe que no son totalmente correctas. Por una parte, asume que la zona de hipoperfusión sufre alteración, lo cual no siempre es cierto porque existe la denominada *oligemia benigna*.[3] Esto significa que una caída muy ligera de la perfusión no comporta daño para el tejido y, por lo tanto, no tiene consecuencias neuropatológicas. De ahí que la PWI no tiene por qué estar indicando siempre tejido en riesgo. Por otra parte, el concepto de *mismatch* asume que la DWI demarca el tejido irreversiblemente lesionado, y esto puede que no sea siempre cierto. Así lo han demostrado el equipo de Baron y colaboradores, quienes utilizando tecnología TEP y RM en los mismos pacientes han visto que la zona de alteración por DWI incluye zonas de penumbra.[4] Estas últimas se han definido cuantificando por TEP la fracción de extracción de oxígeno. Además, estudios de espectroscopia RM han puesto de relieve que la zona de alteración de la DWI es una zona metabólicamente heterogénea que podría incluir zonas mínimamente lesionadas.[5] Aún así, hoy por hoy, el *mismatch* es la mejor herramienta para identificar la presencia de tejido en riesgo. La importancia para el paciente de la PWI y DWI reside en el concepto de que un posible tratamiento va a tener efectos beneficiosos si existe tejido en riesgo de desarrollar muerte neuronal (penumbra), pero no si todo el tejido afectado ya está lesionado. Sin embargo, se considera que no es necesario el criterio de *mismatch* para tomar decisiones terapéuticas.[6] Por este motivo, a efectos prácticos, si los pacientes no tienen riesgo de sangrado y si el tratamiento puede aplicarse durante las 3 primeras horas después del inicio de los síntomas, se les deberá administrar el tratamiento rtPA; en estas condiciones, e independientemente del *mismatch*, se ha demostrado que el tratamiento trombolítico es eficaz. Otra cuestión es si el tratamiento trombolítico se aplicara más allá de la ventana terapéutica de 3h.[7] En estos casos se piensa que, si se puede identificar la existencia de «penumbra», podría aplicarse trombolisis durante seis o incluso nueve horas, por lo que entonces sería importante disponer de la información de la DWI y de la PWI. Sin embargo, los recientes resultados del ensayo clínico DIAS2 elaborado con otro trombolítico, el Desmoteplase, y en el que se ha utilizado el criterio de *mismatch*, han puesto de manifiesto una elevada tasa de mortalidad.[8] De ahí que la utilidad del criterio de *mismatch* se ponga en entredicho, aunque probablemente la utilización de este criterio no haya influido en los resultados. De todos modos, hasta que no se realice un análisis más profundo sobre este ensayo clínico y se publiquen los resultados no se podrán sacar futuras conclusiones al respecto.

Después de estas consideraciones clínicas sobre la relevancia y controversia de la información obtenida por RM, cabe señalar otros aspectos de esta técnica que, de forma no invasiva, permiten conocer las alteraciones que tienen lugar en el cerebro isquémico. Sobre la alteración de la DWI hay que mencionar un hecho que, ocasionalmente, se puede observar en la clínica; se trata de la recuperación total de la neuroimagen después de trombolisis en períodos muy cortos de isquemia.[9] Este hecho también se ha demostrado en animales de experimentación,[10] y pone de manifiesto que la alteración de la DWI no es necesariamente atribuible a una lesión irreversible. La aplicación de la RM a animales de experimentación permite elaborar estudios secuenciales en los mismos individuos y realizar un estudio temporal detallado que se puede correlacionar después con alteraciones neuropatológicas, y así comprender mejor las bases biológicas de las alteraciones de la neuroimagen. La DWI se altera rápidamente cuando, debido al cese de movimiento neto de moléculas de agua en el tejido por fallo metabólico, se interrumpe el flujo sanguíneo.[11] Cuando la isquemia es de corta duración, la alteración de la DWI se recupera con la reperfusión. Sin embargo, a medida que transcurre el tiempo, la lesión por DWI reaparece a pesar de que haya reperfusión. Por este motivo, es necesario reconocer que en la alteración de la DWI existe un componente dinámico mediante el cual se explica que en los primeros minutos (y quizás horas) puedan haber zonas que no estén dañadas de manera irreversible.

En el futuro, es factible que la investigación en nuevas secuencias RM, agentes de contraste u otras técnicas de neuroimagen permitan añadir más información al respecto. Por lo tanto, en animales de experimentación, la normalización de la difusión con la reperfusión después de un período corto de isquemia no siempre indica que el tejido es viable: a medida que transcurre el tiempo (horas) pueden reaparecer alteraciones en la difusión y manifestarse un infarto.[12,13] Con los estudios de difusión se puede generar el correspondiente mapa del coeficiente de difusión del agua (ADC). Éste, a diferencia de la DWI, permite obtener valores absolutos y, por lo tanto, permite cuantificar la intensidad de la señal. En ratas se ha demostrado que, durante la fase de reperfusión que sigue a un episodio transitorio de isquemia, se pueden detectar cambios muy sutiles en el ADC; son cambios que no se aprecian a simple vista, pero que se demuestran cuantificando la señal. Estos pequeños cambios pueden predecir la aparición más tardía de alteraciones, patentes en el ADC y la DWI, que se corresponden con lesiones tisulares (véase figura 1).[12] Este efecto añade complejidad a la interpretación de la información de la RM y todavía se desconoce la relevancia que pueda tener en clínica. Quizás se podría encontrar un posible paralelismo con las situaciones de isquemia transitoria en humanos. Hasta hace poco los ataques transitorios de isquemia (AIT) se diferenciaban en dos grupos, según tuvieran o no, alteración en la neuroimagen. Un estudio en humanos mostró que, en pacientes clasificados como AITs (porque la recuperación completa del déficit neurológico se produjo en menos de 24 horas) pero con alteraciones RM, la disminución de la intensidad de la señal del ADC era menor y distinguible de la de los pacientes con ictus.[14] Sin embargo, una redefinición reciente de este concepto restringe la clasificación de AIT a las situaciones que no se asocian con alteración de la neuroimagen. Es posible que la situación que se genera en modelos experimentales de isquemia en animales se asemeje a la isquemia humana transitoria con alteración en la neuroimagen. Si fuera así, significaría que una pseudo-recuperación de la neuroimagen y de la clínica podría ser transitoria, y que una lesión tisular subyacente y activa podría finalmente desencadenar, de forma progresiva, una lesión irreversible manifiesta tanto a nivel clínico como tisular. Queda mucho por comprender y esperamos que la intensa investigación que se está llevando a cabo en el campo de la RM, tanto en humanos como en animales de experimentación, permita obtener más información sobre la dinámica de las alteraciones de la difusión y sus causas.

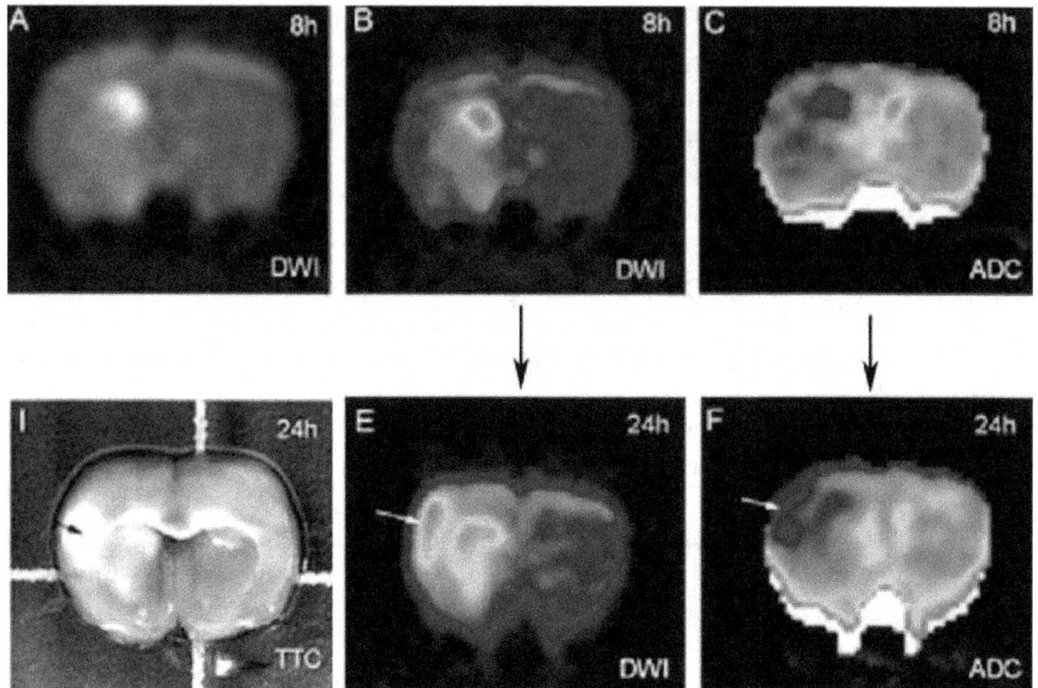

Figura 1. Progresión de la lesión de DWI en la rata. La rata se sometió a cirugía para isquemia focal transitoria (1h) por oclusión intraluminal de la arteria cerebral media. Se practicó resonancia a las 8h de reperfusión (A-C) y a las 24h (E,F). Se observa progresión de la lesión durante la fase de reperfusión, con aparición de alteración de la DWI y ADC en el córtex entre las 8 y las 24h. A) Imagen de difusión; B,E) difusión en falso color; C,F) ADC; D) imagen del tejido teñido con TTC en la que la zona blanca muestra el infarto. DWI: difusión; ADC: mapa ADC; TTC: lesión histológica postmortem a las 24h.

1.2 Perfusión por resonancia magnética

Se han desarrollado diferentes técnicas de imagen para estudiar la perfusión cerebral –para una revisión exhaustiva y un estudio comparativo véase Wintermark, *et al.*[15] Habitualmente, la perfusión del ictus en fase aguda se estudia mediante la RM con agentes de contraste (con gadolinio, por ejemplo). El contraste se inyecta por vía intravenosa como un bolo, y a su paso por el lecho vascular cerebral induce una señal negativa en el T2 o T2*. La alteración en la caída de la intensidad de la señal del bolo se puede medir y se asocia a una disminución del contenido de sangre por volumen de tejido (CBV, del inglés, *cerebral blood volume)*. También se pueden medir parámetros temporales, como el retraso en la llegada del bolo y el tiempo de su tránsito por el tejido. De esta forma, se obtienen varios parámetros que definen el flujo sanguíneo cerebral (CBF), como el tiempo medio de tránsito (MTT, del inglés, *mean transit time)* y el tiempo hasta el pico (TTP, del inglés, *time to peak)*. Estos parámetros permiten caracterizar la perfusión cerebral. En la perfusión se ha definido una discordancia o *mismatch* entre la zona de la alteración de CBV (núcleo isquémico) y la zona de la alteración del CBF (zona de penumbra). Esta técnica se utiliza en la práctica clínica en RM y también en TC-perfusión;[15] se puede aplicar también en animales de experimentación siguiendo el mismo principio y metodología, aunque en estos modelos se obtiene una definición mucho menor puesto que el cerebro de los animales también es más reducido.

1.3　*La resonancia magnética y la lesión tisular*

Así como la difusión tiene valor en la fase hiperaguda de la isquemia, otros parámetros (como el T2, el T1 o el FLAIR) pueden estar muy poco alterados o no dar ninguna señal observable, pero adquieren mayor importancia en fases más avanzadas de la isquemia y resultan de gran utilidad para definir el volumen de la lesión final.[16] Además, el T1 aplicado con agentes de contrastes (como, por ejemplo, el gadolinio) permite obtener información sobre la rotura de la BHE y las alteraciones que se producen en su permeabilidad. Este parámetro también es una herramienta de gran utilidad para los modelos experimentales de isquemia ya que permite evaluar el efecto de fármacos, potencialmente beneficiosos, sobre aspectos concretos de la funcionalidad de la vasculatura cerebral. La ventaja adicional de la RM en estudios experimentales es que permite efectuar un seguimiento temporal del curso de la lesión en un mismo animal y de cómo dicho curso puede alterarse con determinados tratamientos o en determinados grupos de animales, como en los que están modificados genéticamente. Además, se pueden elaborar estudios multiparamétricos que permiten caracterizar y predecir la lesión isquémica por técnicas de RM.[17] En humanos, comparar el estudio de la lesión final por RM con el estudio de la lesión inicial y combinar estos datos con la información de las escalas neurológicas también tiene utilidad. Sin embargo, ya se ha descrito que no siempre existe correlación entre el volumen de lesión determinado por RM y el déficit clínico. El ejemplo más reciente es el estudio FAST para el tratamiento de la hemorragia cerebral con Factor VII. Se observó en dicho estudio que pese a reducirse el volumen de la hemorragia por efecto del fármaco administrado no se detectaba recuperación funcional en las escalas neurológicas.[18] Todo ello pone en evidencia el valor del volumen de la lesión frente a la funcionalidad y refleja la necesidad de seguir investigando sobre esta cuestión.

1.4　*La resonancia magnética de alto campo*

La nueva generación de equipos de RM de alto campo permite obtener una información anatómica muy detallada tanto de humanos como de animales. Proporcionan unas imágenes que tienen una resolución espacial por debajo del mm y, en algunos casos, en función de los equipos y del campo magnético que pueden generar, alcanzan una resolución que incluso puede llegar al orden de las micras. Una aplicación muy interesante de alto campo es la RM funcional (fMRI). Esta técnica consiste en aplicar determinados estímulos que induzcan la activación de determinadas zonas del cerebro. La activación comporta un aumento de la actividad neuronal, consumo de oxígeno y aporte de sangre. La RM funcional se basa en el efecto denominado BOLD (del inglés, *blood oxigen dependent level*), que consiste en cuantificar el contraste generado por el cambio de hemoglobina a desoxihemoglobina cuando el tejido tiene demanda de oxígeno. La RM funcional se utiliza, principalmente, para estudios de fisiología cerebral en sujetos normales y de alteraciones en pacientes con desórdenes psiquiátricos; pero se aplican también para estudiar otras patologías del sistema nervioso, entre las que se encuentran el ictus. En particular puede ser útil para estudiar lesiones de gravedad menor, realizar un estudio de evolución en pacientes que han sufrido AITs o para evaluar la posible recuperación funcional de pacientes sometidos a tratamientos neuroregenerativos a largo plazo. Como este último apartado se encuentra en un estadio preliminar de investigación, su aplicabilidad se reduce, de momento, a los modelos experimentales en animales.[19]

Uno de los mayores inconvenientes para aplicar la RM a animales es la necesidad de practicar anestesia para evitar que éstos se muevan durante la exploración; además, la anestesia puede influir y alterar los resultados, por lo cual la anestesia constituye por sí misma un capítulo dentro de los estudios de neuroimagen funcional, y debe dársele la importancia que requiere a la hora de realizar estudios experimentales. Por todo ello hay que verificar que el tipo de anestesia escogido no altere la función que se quiere estudiar y elaborar también estudios preliminares de validación. Dicho esto se intuye que la anestesia limita enormemente la posibilidad de efectuar estímulos como los que se aplican en estudios en humanos; por otra parte, las limitaciones cognitivas de los animales de laboratorio respecto al hombre restringen mucho las posibilidades de la RM funcional en animales. Aún así, se pueden aplicar estímulos y obtener activación cerebral de forma consistente y reproducible.[19] Un campo de gran interés es el que genera la RM funcional farmacológica (ph-fMRI). Ésta consiste en aplicar estímulos farmacológicos (agonistas de neurotransmisores, por ejemplo) que activan determinadas zonas cerebrales. De esta manera, se puede estudiar cómo se altera la respuesta en animales lesionados y, en su caso, cómo se recupera la respuesta tras determinados tratamientos.[20]

La RM de alto campo se utiliza en estudios de lesión de la sustancia blanca y de regeneración de fibras. En estos casos, se aplica la tecnología de la tractografía tensorial (DTI) que permite estudiar las fibras mielinizadas según su orientación espacial. Esta técnica se aplica a estudios clínicos con aparatos de RM de 3T. También es posible aplicar esta técnica a pequeños animales de laboratorio utilizando máquinas de 7T o superiores.[21] Aunque los roedores no son los animales más indicados para estudiar la sustancia blanca por la baja proporción que tienen de la misma, comparados con los primates, se ha practicado DTI en ratas obteniendo valiosa información de degeneración y reparación de fibras.

1.5 Seguimiento de células por resonancia magnética

Un gran apartado de investigación experimental, en la isquemia cerebral y en otras patologías del sistema nervioso, es la regeneración con células madre. La RM permite realizar el seguimiento en el cerebro de células que, previamente han sido marcadas con partículas paramagnéticas. A pesar de las dificultades técnicas, mediante RM, algunos trabajos han conseguido marcar y seguir la migración de células madre. La RM es, por lo tanto, una herramienta de investigación relevante para los estudios de neuroregeneración con células madre. Una posible limitación, que también afecta a otras técnicas de imagen *in vivo* en este área, es que los macrófagos pueden fagocitar células marcadas; para subsanar este problema el seguimiento *in vivo* debe acompañarse de estudios *post-mortem* que demuestren que el marcaje corresponde a las células inyectadas y no a los macrófagos. Por otra parte, también se han realizado estudios de marcaje de leucocitos con partículas paramagnéticas para estudiar su infiltración al cerebro isquémico.

2 Aplicaciones de la tomografía por emisión de positrones en la isquemia cerebral

2.1 *Generalidades*

La TEP permite obtener información funcional y metabólica del cerebro. Su aplicación en la fase aguda del ictus, sin embargo, está mucho más limitada que la RM, ya que requiere una mayor preparación y en la práctica sólo se utiliza en determinados estudios de investigación clínica. Aunque cada vez hay más centros con cámaras TEP, hay que disponer de las moléculas radioactivas adecuadas en el momento preciso, y el margen de improvisación es escaso. Los hospitales que disponen de cámaras TEP, generalmente, no tienen un ciclotrón. El ciclotrón es un acelerador de partículas que genera isótopos radioactivos emisores de positrones. Los positrones se desintegran y los dos fotones que emiten, en direcciones opuestas, son detectados por el tomógrafo. Esta técnica permite cuantificar y determinar con precisión dónde se localiza la radioactividad en el tejido. Sin embargo, la resolución espacial de la TEP, en torno a los 1,5 mm, es inferior a la de la RM.

La TEP consiste en administrar al sujeto de la exploración una sustancia marcada con un isótopo radioactivo emisor de positrones. Este tipo de isótopos tiene una vida media muy corta (del orden de minutos), lo cual minimiza el tiempo de exposición del paciente a la radioactividad. Esto que es una ventaja, constituye una limitación práctica para elaborar los estudios. Un compuesto que se utiliza muy frecuentemente en TEP es la F-desoxiglucosa (F-DG[18]), un análogo de la glucosa que permite cuantificar el consumo de glucosa en el cerebro y que está marcado con Fluoro[18] (F[18]). Este isótopo tiene una vida media de aproximadamente 2 horas, un tiempo suficiente para que el producto radiactivo sea transportado del centro equipado con ciclotrón hasta el hospital que vaya a recibir los isótopos generados. Otros isótopos emisores de positrones, como el oxígeno[15] y el carbono[11], sin embargo, tienen una vida media de 2 y 20 minutos, respectivamente; son demasiado efímeros y, por lo tanto, requieren ser utilizados en instalaciones que estén ubicadas cerca del ciclotrón. La TEP exige tecnología específica de radiofarmacia que permita marcar los compuestos con el correspondiente isótopo radioactivo en un tiempo muy breve;

de ahí que esta tecnología sea una especialidad en sí misma. Además, para generar los compuestos marcados, se necesitan sistemas adecuados de radioprotección. Estos compuestos, normalmente, se utilizan como trazadores ya que se administran en cantidades mínimas, pero con una alta actividad específica. En muchos casos, la cuantificación requiere la obtención de muestras de sangre para llevar a cabo la cinética sanguínea del radiotrazador. Más allá de la síntesis del trazador, de la administración al paciente y de la recogida de muestras, la TEP requiere personal especializado que reconstruya y cuantifique las imágenes con complejos modelos matemáticos. Además, la falta de información anatómica de la TEP requiere que se realicen co-registros de las imágenes con imágenes radiológicas, o preferentemente de RM de los mismos sujetos, para poder localizar las regiones de interés. En definitiva, la TEP es una tecnología compleja y difícil de aplicar, pero es también una herramienta complementaria a la RM y puede aportar información única y de gran interés.

En los últimos años se han desarrollado equipos TEP para animales de experimentación. Se trata de una buena herramienta de investigación, aunque de uso limitado por los pocos equipos disponibles y por su elevado coste. Alternativamente, en animales se pueden elaborar estudios de autorradiografía con otros isótopos radioactivos; con el carbono-14 o el tritio, por ejemplo, también se puede obtener información espacial sobre la distribución de un compuesto radioactivo en el cerebro. Sin embrago, estos últimos estudios requieren sacrificar los animales y, por lo tanto, son limitados temporalmente. La TEP, en cambio, permite confeccionar estudios secuenciales y estudiar el curso temporal de manera no invasiva en los mismos sujetos; y esto, evidentemente, representa una ventaja insustituible.

2.2 *El flujo sanguíneo por tomografía por emisión de positrones*

La TEP no es la técnica habitual para estudiar el flujo sanguíneo. Como ya se ha visto, lleva asociadas importantes dificultades y ofrece una baja resolución espacial. Sin embargo, permite estudiar este parámetro y se elegirá como técnica cuando además se vaya a realizar otro estudio TEP en el mismo sujeto. El estudio de flujo es muy rápido. Se utilizan isótopos de vida media muy corta (pocos minutos), como el O^{15} o el N^{13} que marcan, respectivamente, H_2O o NH_3, y por ello no se interfiere en estudios posteriores con otros trazadores. El marcador se inyecta por vía intravenosa y se puede efectuar una cuantificación muy precisa del flujo sanguíneo, especialmente utilizando H_2O^{15}. Así se ha definido el flujo sanguíneo de la penumbra [4] en mayor que 8.4 mL $\cdot$ 100mL^{-1} $\cdot$ min^{-1} y menor que 20 mL $\cdot$ 100 mL^{-1} $\cdot$ min^{-1}.

En animales de experimentación, como en roedores también se puede estudiar el flujo sanguíneo. Para ello se utilizan estos trazadores *in vivo*, aunque la resolución espacial es muy baja y la calidad de las imágenes en cerebros tan pequeños es bastante deficiente. Debido a esto, los estudios cuantitativos del flujo sanguíneo cerebral en rata con isótopos radioactivos se basan en la técnica de la ^{14}C-iodoantipirina que requiere el sacrificio del animal y la posterior autorradiografía. Son estudios, por lo tanto, que están limitados a un tiempo concreto.

2.3 El consumo cerebral de glucosa

En la TEP, la F-DG[18] es el trazador más utilizado. Este compuesto permite estudiar la tasa de consumo de glucosa por volumen de tejido y su amplia utilización clínica viene dada, en parte, por su aplicación oncológica en el diagnóstico de tumores. Inicialmente, sin embargo, la F-DG empezó a utilizarse para saber cuánta glucosa consumía el cerebro, y derivó de la técnica autoradiográfica original de Sokoloff, *et al.*,[22] aplicada al cerebro de rata con desoxiglucosa marcada con carbono-14. La F-DG es un análogo de la glucosa que penetra en el cerebro a través de los mismos transportadores que los de la glucosa, y es fosforilada por la misma enzima, la hexokinasa, para transformarse en desoxiglucosa-6-fosfato (DG-P). Sin embargo, la DG-P, al contrario que la glucosa-6-fosfato, no es reconocida por la siguiente enzima de la glucólisis y no se metaboliza, de manera que queda atrapada en el cerebro. Este principio permite estudiar *in vivo* la tasa de utilización de glucosa a través de la acumulación de radioactividad en el cerebro, y en condiciones fisiológicas este parámetro está acoplado al flujo sanguíneo cerebral.[23]

Durante la isquemia cerebral se ha descrito que en el núcleo isquémico el consumo de glucosa cae, mientras que en la zona de penumbra el consumo de glucosa aumenta. Este aumento viene dado por una mayor demanda metabólica que, en parte, se puede explicar por la denominada *propagación de la despolarización* (*spreading depression*) inducida por la liberación de potasio al medio extracelular. Sin embargo, según se demuestra por autoradiografía, en la fase de reperfusión, se produce una caída muy temprana del consumo de glucosa.[24] Este descenso en el consumo de glucosa también se observa *in vivo* por TEP.[25] Según se ha podido observar por TEP en rata después de la isquemia, esta caída precede a la muerte celular y marca la zona lesionada (resultados no publicados). Una aplicación de interés de la F-DG[18] en investigación cerebrovascular es la detección de placa de ateroma activa mediante TEP. La base de esta aplicación reside en que la placa activa acumula macrófagos que presentan un elevado consumo de glucosa. Esta aplicación puede tener interés diagnóstico.

2.4 La penumbra isquémica según el coeficiente de extracción de oxígeno

En la isquemia se produce una disminución del consumo de oxígeno que es cuantificable.[26] Sin embargo, según se demuestra por imagen TEP tras la administración de oxígeno-15 a los pacientes por inhalación, el aumento de la demanda metabólica en la zona de penumbra induce un incremento en el consumo de oxígeno ($CMRO_2$) y en el correspondiente coeficiente de extracción de oxígeno (OEF).[27] Este aumento es cuantificable y se ha determinado que OEF superior al 70 % define la zona de penumbra, mientras que un $CMRO_2$ inferior a 0,87 mL·100mL^{-1}·min^{-1} corresponde al núcleo isquémico.[4] Estos estudios son cuantitativamente muy precisos, pero difíciles de aplicar en clínica: requieren un dispositivo especial que permite el suministro de oxígeno-15 directamente desde su lugar de síntesis al paciente mediante un sistema de canalización del gas. Por este motivo, son estudios que están restringidos a laboratorios de investigación TEP.

2.5   *La neuroquímica* in vivo

La TEP constituye una herramienta única para estudiar la neurotransmisión *in vivo* y en este campo ninguna otra técnica de imagen, como la RM, puede competir con ella. Lo que más se acerca a este tipo de estudios es la tomografía computerizada de fotón simple (SPECT) que, aunque tiene más limitaciones para realizar estudios cuantitativos, en los últimos años, ha experimentado un gran desarrollo y ofrece también muchas posibilidades. Numerosas moléculas pueden ser marcadas con isótopos radioactivos, como por ejemplo agonistas y antagonistas de receptores de neurotransmisores. El ámbito de aplicación de la TEP en enfermedades psiquiátricas y neurológicas es muy amplio y la información que proporciona sobre la función del cerebro en humanos es indiscutible. En una de las primeras aplicaciones se estudió la enfermedad de Parkinson mediante el marcaje de la L-dopa con F^{18}. En el ictus, el estudio de la neurotransmisión por la TEP no está muy desarrollado ya que en fase aguda resulta más importante analizar otros parámetros; aun así, tiene relevancia en estudios a más largo plazo enfocados a valorar el déficit neurológico y la recuperación funcional. Obviamente, este tipo de estudios son aplicables a animales de experimentación y tienen interés en investigación básica en modelos experimentales de isquemia cerebral. Si este tipo de estudios se utilizan tan poco, probablemente, se deba al elevado coste y a la dificultad técnica de los experimentos.

2.6   *La inflamación por tomografía por emisión de positrones*

La inflamación es un componente de la lesión isquémica en el cerebro y, según se ha demostrado, contribuye a la progresión de la lesión. Actualmente, el estudio de la neuroinflamación mediante técnicas TEP es un campo muy activo. Su aplicación depende de la disposición de marcadores adecuados. En los últimos años, una diana que se ha estudiado extensamente por TEP es el receptor periférico de benzodiazepinas (PBR),[28] con un antagonista del mismo, el PK-11191 marcado con carbono-11. La expresión de PBR en el cerebro sano es muy baja, pero aumenta enormemente cuando se produce una reacción glial en condiciones patológicas. Se piensa que el PK-11195 es un marcador de microglía reactiva y macrófagos.[29] Este trazador se ha aplicado con éxito en estudios de ictus.[30-32] Sin embargo, se está elaborando una intensa investigación para encontrar radioligandos superiores al PK-11195 porque el grado de penetrabilidad de éste al cerebro es muy baja. Recientemente, el equipo de trabajo dirigido por la doctora A. M. Planas ha realizado un estudio con C-PK-11195[11] en rata isquémica y en los resultados de esta investigación se ha observado un marcaje intenso del núcleo isquémico a los 4 y 7 días. Sin embargo, demuestran también que el PBR es una diana compleja ya que su expresión no es homogénea en toda la población de microglía reactiva y macrófagos, y se observan subgrupos de células con una expresión muy elevada de PBR que coinciden con macrófagos con capacidad de eritrofagocitosis que se sitúan alrededor de zonas de microhemorragias.[33] Se necesita investigar sobre nuevos marcadores, pero en cualquier caso los estudios TEP sobre neuroinflamación resultan interesantes no sólo en experimentación básica, sino también en estudios clínicos.

2.7 Nuevas perspectivas

Un aspecto especialmente relevante es la detección *in vivo* de la muerte neuronal. En este sentido, se están realizando estudios con marcadores de apoptosis para aplicación en TEP y SPECT. En un futuro, es posible que se consiga visualizar, de manera no invasiva, el proceso de muerte neuronal; por ahora, estos estudios se encuentran en una fase experimental y todavía no son concluyentes. Futuras aplicaciones de la TEP dependen de la síntesis de radioligandos específicos para determinadas aplicaciones. Entre ellas está la posibilidad de estudiar alteraciones de la sustancia blanca[34] o la activación de proteinasas de la matriz extracelular.[35]

Además de las tecnologías de la imagen ya mencionadas, la imagen óptica ofrece posibilidades complementarias y un nuevo campo de investigación de futuro. Con los actuales desarrollos tecnológicos se espera que las técnicas de neuroimagen permitan obtener información molecular *in vivo*, y que este aspecto, que ya se está desarrollando en animales de investigación, tenga aplicabilidad clínica.

BIBLIOGRAFÍA

1. Devuyst G, Darbellay GA, Vesin JM, Kemény V, Ritter M, Droste DW, Molina C, Serena J, Sztajzel R, Ruchat P, Lucchesi C, Dietler G, Ringelstein EB, Despland PA, Bogousslavsky J. Automatic classification of HITS into artifacts or solid or gaseous emboli by a wavelet representation combined with dual-gate TCD. Stroke 2001; 32: 2803-9.

2. Warach S, Gaa J, Siewert B, Wielopolski P, Edelman RR. Acute human stroke studied by whole brain echo planar diffusion-weighted magnetic resonance imaging. Ann Neurol. 1995; 37: 231-41.

3. Parsons MW, Yang Q, Barber PA, Darby DG, Desmond PM, Gerraty RP, Tress BM, Davis SM. Perfusion magnetic resonance imaging maps in hyperacute stroke: relative cerebral blood flow most accurately identifies tissue destined to infarct. Stroke 2001; 32: 1581-7.

4. Guadagno JV, Warburton EA, Aigbirhio FI, Smielewski P, Fryer TD, Harding S, Price CJ, Gillard JH, Carpenter TA, Baron JC. Does the acute diffusion-weighted imaging lesion represent penumbra as well as core? A combined quantitative PET/MRI voxel-based study. J Cereb Blood Flow Metab 2004; 24: 1249-54.

5. Nicoli F, Lefur Y, Denis B, Ranjeva JP, Confort-Gouny S, Cozzone PJ. Metabolic counterpart of decreased apparent diffusion coefficient during hyperacute ischemic stroke: a brain proton magnetic resonance spectroscopic imaging study. Stroke 2003; 34: e82-7.

6. Kane I, Sandercock P, Wardlaw J. Magnetic resonance perfusion diffusion mismatch and thrombolysis in acute ischaemic stroke: a systematic review of the evidence. J Neurol Neurosurg Psychiatr 2007; 78: 485–90.

7. Chamorro A. Magnetic resonance perfusion diffusion mismatch, thrombolysis, and clinical outcome in acute stroke. J. Neurol. Neurosurg. Psychiatry 2007; 78: 443.

8. DIAS-2: No Benefit of Desmoteplase in Acute Ischemic Stroke (http://www.medscape.com/viewarticle/557663).

9. Kidwell CS, Alger JR, Saver JL.Beyond mismatch: evolving paradigms in imaging the ischemic penumbra with multimodal magnetic resonance imaging. Stroke 2003; 34: 2729-35.

10. Minematsu K, Li L, Sotak CH, Davis MA, Fisher M. Reversible focal ischemic injury demonstrated by diffusion-weighted magnetic resonance imaging in rats. Stroke, 1992; 23: 1304-10.

11. Hoehn-Berlage M, Norris DG, Kohno K, Mies G, Leibfritz D, Hossmann K-A. Evolution of regional changes in apparent diffusion coefficient during focal ischemia of rat brain: the relationship of quantitative diffusion

NMR imaging to reduction in cerebral blood flow and metabolic disturbances. J Cereb Blood Flow Metab. 1995; 15: 1002-11.

12. Rojas S, Martín A, Justicia C, Falcon C, Bargalló N, Chamorro A, Planas AM. Modest MRI signal intensity changes precede delayed cortical necrosis after transient focal ischemia in the rat. Stroke 2006; 37: 1525-32.

13. Ringer TM, Neumann-Haefelin T, Sobel RA, Moseley ME, Yenari MY. Reversal of early diffusion-wighted magnetic resonance imaging abnormalities does not necessarily reflect tissue salvage in experimental cerebral ischemia. Stroke. 2001; 32: 2362-9.

14. Winbeck K, Bruckmaier K, Etgen T, von Einsiedel HG, Röttinger M, Sander D. Transient ischemic attack and stroke can be differentiated by analyzed early diffusion-weighted imaging signal intensity changes. Stroke. 2004; 35: 1095-9.

15. Wintermark M, Flanders AE, Velthuis B, Meuli R, van Leeuwen M, Goldsher D, Pineda C, Serena J, van der Schaaf I, Waaijer A, Anderson J, Nesbit G, Gabriely I, Medina V, Quiles A, Pohlman S, Quist M, Schnyder P, Bogousslavsky J, Dillon WP, Pedraza S. Perfusion-CT assessment of infarct core and penumbra: receiver operating characteristic curve analysis in 130 patients suspected of acute hemispheric stroke. Stroke. 2006; 37: 979-85.

16. Mintorovitch J, Moseley ME, Chileuitt L, Shimizu H, Cohen Y, Weinstein PR. Comparison of diffusion- and T2-weighted MRI for the early detection of cerebral ischemia and reperfusion in rats. Magn Reson Med. 1991; 18: 39-50.

17. Wu O, Sumii T, Asahi M, Sasamata M, Ostergaard L, Rosen BR, Lo EH, Dijkhuizen RM. Infarct prediction and treatment assessment with MRI-based algorithms in experimental stroke models. J Cereb Blood Flow Metab. 2007; 27: 196-204.

18. FAST Trial Shows No Benefit of Factor VII in Treatment of ICH. http://www.medscape.com/viewarticle/557558.

19. Weber R, Ramos-Cabrer P, Wiedermann D, van Camp N, Hoehn M. A fully noninvasive and robust experimental protocol for longitudinal fMRI studies in the rat. Neuroimage 2006; 29: 1303-10.

20. Pattinson KTS, Rogers R, Mayhew SD, Tracey I, Wise RG. Pharmacological FMRI: measuring opioid effectson the BOLD response to hypercapnia. Journal of Cerebral Blood Flow & Metabolism 2007; 27: 414–23.

21. Sizonenko SV, Camm EJ, Garbow JR, Maier SE, Inder TE, Williams CE, Neil JJ, Huppi PS (2007) Developmental Changes and Injury Induced Disruption of the Radial Organization of the Cortex in the Immature Rat Brain Revealed by In Vivo Diffusion Tensor MRI. Cereb Cortex. Feb 27; [Epub ahead of print].

22. Sokoloff L, Reivich M, Kennedy C, Des Rosiers MH, Patlak CS, Pettigrew KD, Sakurada O, Shinohara M. The [14C]deoxyglucose method for the measurement of local cerebral glucose utilization: theory, procedure, and normal values in the conscious and anesthetized albino rat. J Neurochem. 1977; 28: 897-916.

23. Hargreaves RJ, Planas AM, Cremer JE, Cunningham VJ. Studies on the relationship between cerebral glucose transport and phosphorylation using 2-deoxyglucose. J Cereb Blood Flow Metab 1986; 6: 708-16.

24. Belayev L, Zhao W, Busto R, Ginsberg MD. Transient middle cerebral artery occlusion by intraluminal suture: I. Three-dimensional autoradiographic image-analysis of local cerebral glucose metabolism-blood flow interrelationships during ischemia and early recirculation. J Cereb Blood Flow Metab. 1997; 17: 1266-80.

25. Heiss W-D, Graf R, Löttgen Ja, Ohta K, Fujita T, Wagner R, Grond M, Weinhard K. Repeat Positron Emission Tomographic Studies in Transient Middle Cerebral Artery Occlusion in Cats: Residual Perfusion and Efficacy of Postischemic Reperfusion. J Cereb Blood Flow Metab 1997; 17: 388–400.

26. Heiss WD, Huber M, Fink GR, Herholz K, Pietrzyk U, Wagner R, Wienhard K. Progressive derangement of periinfarct viable tissue in ischemic stroke. J Cereb Blood Flow Metab 1992; 12: 193–203.

27. Raichle ME., MacLeod AM, Snyder AZ, Powers WJ,. Gusnard DA, Shulman GL. A default mode of brain function. PNAS 2001; 98: 676-82.

28. Papadopoulos V, Baraldi M, Guilarte TR, Knudsen TB, Lacapere JJ, Lindemann P, Norenberg MD, Nutt D, Weizman A, Zhang MR, Gavish M. Translocator protein (18kDa): new nomenclature for the peripheral-type benzodiazepine receptor based on its structure and molecular function. Trends Pharmacol Sci 2006; 27: 402-9.

29. Myers R, Manjil LG, Cullen BM, Price GW, Frackowiak RSJ, Cremer JE. Macrophage and astrocyte populations in relation to [3H]-PK 11195 binding in rat cerebral cortex following a local ischaemic lesion. J Cereb Blood Flow Metab 1991; 11: 314-22.

30. Gerhard A, Schwarz J, Myers R, Wise R, Banati RB. Evolution of microglial activation in patients after ischemic stroke: a [11C](R)-PK11195 PET study. NeuroImage 2005; 24: 591-5.

31. Pappata S, Levasseur M, Gunn RN, Myers R, Crouzel C, Syrota A, Jones T, Kreutzberg GW, Banati RB. Thalamic microglial activation in ischemic stroke detected in vivo by PET and [11C]PK11195. Neurology 2000; 55: 1052-4.

32. Price CJ, Wang D, Menon DK, Guadagno JV, Cleij M, Fryer T, Aigbirhio F, Baron JC, Warburton EA. Intrinsic activated microglia map to the peri-infarct zone in the subacute phase of ischemic stroke. Stroke 2006; 37: 1749-53.

33. Rojas S, Martín A, Arranz MJ, Pareto D, Purroy J, Verdaguer E, Llop J, Gómez V, Gispert JD, Millán O, Chamorro A, and Planas AM. Imaging brain inflammation with [11C]PK11195 by PET and induction of the peripheral-type benzodiazepine receptor after transient focal ischemia in rats. 34. Stankoff B, Wang Y , Bottlaender M, Aigrot M-S, Dolle F, Wu C,Feinstein D, Huang G-F, Semah F, Mathis CA, Klunk W, Gould RM, Lubetzki C, Zalc B. Imaging of CNS myelin by positron emission tomography. PNAS 2006; 103: 9304-9.